Massoterapia

Princípios e práticas orientais e ocidentais

Dados Internacionais de Catalogação na Publicação (CIP)
(Jeane Passos de Souza - CRB 8ª/6189)

Ferraz, Juliano Amato
    Massoterapia: princípios e práticas orientais e ocidentais
/ Juliano Amato Ferraz, Maria Clara Piazza Bergamini. – São
Paulo Editora Senac São Paulo, 2017.

    Bibliografia.
    ISBN 978-85-396-1314-4

    1. Massoterapia I. Bergamini, Maria Clara Piazza. II. Título.

17-591s   CDD – 615.822
                                          BISAC MED003060

Índice para catálogo sistemático:
        1. Massoterapia   615.822

Juliano Amato Ferraz
Maria Clara Piazza Bergamini

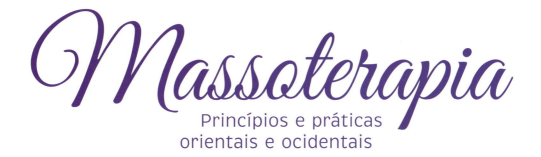

Massoterapia
Princípios e práticas orientais e ocidentais

Editora Senac São Paulo – São Paulo – 2017

ADMINISTRAÇÃO REGIONAL DO SENAC NO ESTADO DE SÃO PAULO
Presidente do Conselho Regional: Abram Szajman
Diretor do Departamento Regional: Luiz Francisco de A. Salgado
Superintendente Universitário e de Desenvolvimento: Luiz Carlos Dourado

EDITORA SENAC SÃO PAULO
Conselho Editorial: Luiz Francisco de A. Salgado
Luiz Carlos Dourado
Darcio Sayad Maia
Lucila Mara Sbrana Sciotti
Luís Américo Tousi Botelho

Gerente/Publisher: Luís Américo Tousi Botelho
Coordenação Editorial: Verônica Pirani de Oliveira
Prospecção: Andreza Fernandes dos Passos de Paula, Dolores Crisci Manzano, Paloma Marques Santos
Administrativo: Marina P. Alves
Comercial: Aldair Novais Pereira
Comunicação e Eventos: Tania Mayumi Doyama Natal

Edição e Preparação de Texto: Heloisa Hernandez e Luiz Guasco
Fotografias: Cristiano Lopes
Modelo: Lis Ribeiro
Ilustrações: Hatawata
Coordenação de Revisão de Texto: Marcelo Nardeli
Revisão de Texto: Sandra Regina Fernandes
Capa: Thiago Ferreira Mullon Planchart
Editoração Eletrônica: Sandra Regina Santana
Impressão e Acabamento: Gráfica CS

Proibida a reprodução sem autorização expressa.
Todos os direitos desta edição reservados à:
Editora Senac São Paulo
Av. Engenheiro Eusébio Stevaux, 823 – Prédio Editora – Jurubatuba
CEP 04696-000 – São Paulo – SP
Tel. (11) 2187 4450
editora@sp.senac.br
https://www.editorasenacsp.com.br

© Editora Senac São Paulo, 2017

SUMÁRIO

NOTA DO EDITOR 9

DEDICATÓRIAS 11

AGRADECIMENTOS 15

INTRODUÇÃO 19
    Massoterapia: muitas técnicas, uma arte 20
    História da massoterapia 22
    Identidade e prática profissional 25

1 – SISTEMAS DO CORPO HUMANO 29

CONCEITOS BÁSICOS 31
    Qual a importância do conhecimento da anatomofisiopatologia
    na atuação do massoterapeuta? 31
    Regiões e referências anatômicas 32
    Como é organizado o nosso corpo? 38

SISTEMA TEGUMENTAR 43
    Anatomia e fisiologia 43
    Principais patologias 46

SISTEMA ESQUELÉTICO 49
    Anatomia e fisiologia 49
    Sistema esquelético axial e apendicular 52
    Articulações e seus movimentos 65
    Principais patologias 75

SISTEMA MUSCULAR 79
Anatomia e fisiologia 79
Tecido muscular...81
Principais patologias 91

SISTEMA CARDIORRESPIRATÓRIO 95
Sistema respiratório... 95
Sistema circulatório 98
Principais patologias 102

SISTEMA LINFÁTICO 105
Anatomia e fisiologia 105
Principal patologia 110

SISTEMA DIGESTÓRIO 111
Anatomia e fisiologia 111
Principais patologias 115

SISTEMA URINÁRIO 117
Anatomia e fisiologia 117
Principais patologias 119

SISTEMA REPRODUTOR...121
Sistema reprodutor masculino.................................. 121
Sistema reprodutor feminino......................................122
Principais patologias 125

SISTEMA NERVOSO..127
Sistema nervoso central 129
Sistema nervoso periférico 130
Principais patologias do sistema nervoso 131

SISTEMA ENDÓCRINO 133
Anatomia e fisiologia 133
Principal patologia 134

2 – PRÁTICA E PRINCIPAIS TÉCNICAS DE MASSOTERAPIA .. 137

INTRODUÇÃO..139
- Organização do ambiente 139
- Instruções para o atendimento ao cliente....................140

MASSAGENS OCIDENTAIS 145
- Massagem clássica 145
- Quick massage (massagem na cadeira)........................155
- Drenagem linfática manual 163
- Reflexologia 207
- Aromaterapia 224
- Cromoterapia (ou colorterapia)...................................248

MASSAGENS ORIENTAIS..265
- Princípios básicos da medicina tradicional chinesa (MTC) 265
- Shiatsu 283
- Tuiná 325
- Auriculoterapia chinesa..345
- Recursos complementares da MTC 357

3 – EMPREENDEDORISMO EM MASSOTERAPIA 361
- Mercado de trabalho 363
- Atitude empreendedora 365
- Sustentabilidade 368
- Legislação 370
- Formação profissional 371
- Gestão de negócios massoterapêuticos 373

BIBLIOGRAFIA...377

ÍNDICE REMISSIVO 387

NOTA DO EDITOR

A Editora Senac São Paulo, reafirmando o seu compromisso com a publicação de livros que colaborem com o desenvolvimento da educação profissional, vem, por meio desta obra, contribuir para que estudantes de massoterapia possam ter em mãos uma fonte de estudo completa, abrangendo diferentes aspectos teóricos e práticos, imprescindíveis ao exercício de suas atividades.

Os princípios da formação em massoterapia já destacam a perspectiva integral do massoterapeuta, profissional que atua na promoção da saúde, entendida como condição de cidadania e qualidade de vida. Nesse sentido, *Massoterapia: princípios e práticas orientais e ocidentais* traz desde as origens dessa área de conhecimento até o estudo da anatomia e fisiologia humana, com base no qual o massoterapeuta poderá identificar as principais estruturas dos sistemas e aplicar as técnicas de massagem e terapias integrativas mais indicadas para cada caso. Para auxiliá-lo nessa tarefa, além de um cuidadoso conteúdo sobre massagens e terapias orientais e ocidentais, fotos e vídeos ilustram as principais manobras.

Esta publicação aborda também temas como postura profissional, ética e organização do ambiente de trabalho, assim como apresenta os requisitos fundamentais para a gestão sustentável de um negócio de massoterapia, estimulando a iniciativa e o empreendedorismo estratégico.

DEDICATÓRIAS

Dedico este livro à minha família, que transformou minha vida, me dá estrutura e me inspira no caminho do bem e do amor, em especial à minha esposa e alma gêmea Daniela, aos meus filhos João Vitor, Maria Eduarda e Maria Clara. Obrigado pela paciência que tiveram nos meus períodos de ausência.

Dedico também ao meu amado irmão Rodolfo, que deixou exemplos e marcas profundas de amor e alegria em nossos corações.

Além de todos os massoterapeutas, que por meio de suas mãos emanam luz e amor e trazem na alma o firme propósito de fazer o bem ao próximo, acalmando o sofrimento do corpo e da alma.

Juliano Amato Ferraz

Dedico este meu trabalho à memória dos meus pais, Lino e Eva, por tudo que me ensinaram, por tudo que deram; hoje sou reflexo de tudo que eles deixaram como exemplo de vida. À minha avó Clara, exemplo de dedicação ao próximo, que, mesmo sem saber, despertou em mim a vontade de cuidar das pessoas.

Aos meus irmãos, pelo carinho que sempre me deram, e a toda minha família, que sempre me apoiou em todas as etapas da minha vida; sem eles, eu nada realizaria.

Ao meu marido, Milton, pelo incentivo e estímulo em todas as minhas decisões; aos meus filhos Emílio (*in memoriam*) e Arthur, pelo amor incondicional; à minha nora Marcela e ao meu neto João Gabriel, a minha pequena grande adorada família.

Dedico minha vida a essa luz, a essa energia que chamo de Deus, por tudo que me tem proporcionado viver.

Maria Clara Piazza Bergamini

AGRADECIMENTOS

Agradeço primeiramente a Deus, pela inspiração e por me guiar pelo caminho do bem e do amor.

À minha parceira, profissional exemplar da massoterapia, Maria Clara Piazza Bergamini, com quem tive a honra de dividir a responsabilidade desta obra.

Aos meus pais, Maria Tereza e José Carlos, pela educação e pelos valores que me transmitiram, além de meus irmãos Jaqueline, José Carlos e Rodolfo.

Ao senhor Walter, a dona Zezé, Cris, Tia Rê e Melissa, obrigado pelo apoio incondicional, nos bons e nos maus momentos.

A todos os meus professores, que fizeram seu papel de ensinar e inspirar por meio de exemplos. Vocês são responsáveis pelo que eu me tornei, um educador.

Agradeço à equipe do Senac Santos, responsável direta pelo meu desenvolvimento profissional, apoiando-me, desenvolvendo-me profissionalmente e me aconselhando ao longo desta jornada – em especial a Andréia Melgaço, Cristina Ventura, Andréia Rodrigues, Kátia Cristina de Jesus, Mariangela de Paula Albertino, José Augusto Pires Vinhó, Aline Brentegani, Daniel Maia, Thânata Robert, Tânia Terras, entre tantos outros amigos, que não devem se sentir esquecidos.

Agradeço também a Silvia Helena Mussolini de Oliveira, da gerência de desenvolvimento do Senac São Paulo, pela indicação e confiança, que se demonstrou essencial na minha escalada profissional.

À Editora Senac São Paulo e a todas as equipes envolvidas no projeto, pela paciência, orientação e profissionalismo.

Ao Cristiano Lopes, Liz Ribeiro e Hatawata, pelo cuidado na execução das fotografias e ilustrações.

Agradeço também à escola CETN, ao Rogério Suguitani e a seus excepcionais professores, que me auxiliaram na busca do conhecimento do que há de mais belo da medicina tradicional chinesa.

Aos meus alunos de massoterapia e acupuntura, que ao longo desses anos me colocaram à prova e são responsáveis diretos pela visão de vida e saúde que tenho hoje.

Esta obra é para vocês!

Juliano Amato Ferraz

Este foi um trabalho difícil, desafiador, mas muito gratificante. Tenho muitas pessoas a agradecer; no entanto vou nominar apenas algumas porque o espaço é pequeno. Quero, no entanto, salientar que todas são muito importantes para mim e foram imprescindíveis para a realização deste trabalho.

A Silvia Helena Mussolini de Oliveira, por ter sempre confiado e incentivado o meu trabalho no Senac São Paulo, convidando-me para esta tão importante realização.

A Whisttila Munhoz, minha grande amiga e responsável pelo meu trabalho frente aos cursos da área de massoterapia do Senac Osasco, como docente e coordenadora durante doze anos.

Aos meus colegas da unidade Senac Osasco, com quem muito aprendi, para ser uma professora capaz de exercer o ato de ensinar com muita alegria, responsabilidade e seriedade.

Aos meus alunos, pelo muito que me ensinaram, pelo carinho que me deram, pelos anos que passamos juntos aprendendo cada dia mais como ser um profissional competente, disciplinado, organizado e feliz.

Aos meus clientes, que durante anos confiaram a mim o cuidado de sua saúde.

Ao encontro maravilhoso que este livro promoveu com Juliano, meu parceiro de jornada, compreensivo, sensível, capaz, humano. Hoje somos cúmplices de uma grande amizade.

Ao meu marido Milton, que muito contribuiu, compreendendo minhas horas intermináveis de trabalho durante a noite.

Ao meu filho, ao meu neto e à minha nora, por compreenderem minhas ausências.

E, finalmente, à Editora Senac São Paulo, pelo apoio e orientações em uma área totalmente desconhecida.

Maria Clara Piazza Bergamini

Acesso aos vídeos

Os vídeos disponíveis nesta publicação podem ser acessados por meio de QR Codes. Para isso, é preciso que você tenha um equipamento com câmera (smartphone ou tablet) e faça o *download* de aplicativos gratuitos para a leitura de QR Code. Após a instalação, abra o aplicativo e escaneie os QR Codes apresentados no livro. Assim, você será redirecionado automaticamente aos diferentes vídeos desta obra.

Se preferir, também é possível visualizar os vídeos acessando o endereço de internet correspondente a cada QR Code.

INTRODUÇÃO

Este livro tem como objetivo trazer informações claras sobre uma atividade terapêutica muito antiga, que na atualidade ganha cada vez mais espaço no cuidado com a saúde física, emocional e, por que não dizer, social.

No mundo moderno, o avanço muito rápido das tecnologias, transformando a maneira de pensar, de se relacionar, de ser e de viver, afastou as pessoas de si mesmas, do convívio com a família e com os amigos, ao mesmo tempo em que tornou o ambiente de trabalho mais competitivo, rústico e frio. Todos esses fatores são causas muito comuns de doenças psicossomáticas.

Temos hoje fobias, neuroses, estresse e dores que o ritmo da vida nos impõe, trazendo grandes transtornos, como afastamentos temporários do trabalho, pouca produtividade, baixa criatividade, etc.

Nesse contexto, a massoterapia vem ganhando cada vez mais reputação como arte terapêutica, sendo objeto de estudos científicos promovidos por profissionais da área da saúde, por dirigir um olhar global em relação ao ser humano, respeitando seu corpo, sua mente e seu espírito para ajudá-lo a buscar sempre o melhor caminho para sua saúde e bem-estar.

Este livro destina-se aos estudantes dos cursos técnicos em massoterapia, dos cursos de massagem de uma maneira geral e também aos profissionais da área, como fonte de consulta para atualização de conhecimento.

MASSOTERAPIA: MUITAS TÉCNICAS, UMA ARTE

Massoterapia é a arte de cuidar por meio do toque, muito importante para a saúde física e emocional do ser humano, ao promover uma interação do interior com o exterior. É também por meio do toque que aprendemos a delimitar o nosso corpo. Um bebê, por exemplo, ao entrar em contato com a mãe pelo toque, sente-se seguro, amado, fica tranquilo e tem um desenvolvimento mais saudável.

Já a massagem consiste em toques estruturados, cujo principal instrumento ou ferramenta de trabalho são as mãos do massoterapeuta, que, atuando com conhecimento, respeito, ética e carinho, de acordo com técnicas específicas, levará o seu cliente a um estado de interiorização e de autoconhecimento.

Essa experiência tem o potencial de promover uma conexão maior entre o "eu" interior e o exterior. Dessa forma, o organismo estará mais apto para sentir e reconhecer as disfunções físicas e emocionais, a fim de obter equilíbrio para retomar seu bom estado de saúde e de prazer, conquistando maior bem-estar. No entanto, cabe aqui uma ressalva: a massoterapia, por si só, não é um instrumento de cura; portanto, não se devem excluir os cuidados médicos e a continuidade de tratamentos medicinais ou fisioterápicos, nem a utilização ou indicação de medicamentos.

A massoterapia busca relaxar os músculos, tranquilizar a mente e o espírito, proporcionando o alívio de dores, o aceleramento da circulação sanguínea, a liberação de emoções, o equilíbrio energético e a diminuição do estresse, fatores importantes para a prevenção, a manutenção e a recuperação da saúde de todos: crianças, jovens, adultos e idosos.

Hoje, temos vários dispositivos e equipamentos, elétricos ou não, para auxiliar o massoterapeuta. Na realização da massagem, porém, sabemos que as mãos são as melhores ferramentas para os cuidados terapêuticos. Com o toque, a palpação, o conhecimento da anatomia e da fisiologia do corpo, o profissional consegue avaliar as condições físicas e energéticas, podendo assim escolher a técnica mais adequada para obter um melhor resultado terapêutico, quer aliviando dores, quer equilibrando energias, melhorando também o estado emocional de seu cliente.

Atualmente, temos muitas modalidades de massagem conhecidas e divulgadas; as de origem ocidental, por exemplo, atuam tendo como princípio os conceitos de anatomia e fisiologia. As mais conhecidas são a massagem clássica ou sueca, a drenagem linfática manual, a massagem relaxante, a reflexologia podal, a massagem rápida em cadeira (quick massage) a bambuterapia, a massagem miofascial, o método Rolfing, a massagem craniossacral, pedras quentes e muitas outras.

Massagem miofascial: são pressionados os pontos nervosos da musculatura, com o objetivo de eliminar as dores atuais e os vestígios de dores do passado.

Método Rolfing: criado por Ida Rolf (1896-1979), bioquímica e cientista americana, visa levar equilíbrio ao organismo com a manipulação profunda do tecido.

Massagem craniossacral: técnica de toques suaves e sutis que tem por intuito não só o tratamento de dores e lesões, mas a reorganização do ser humano de forma integral.

Shantala: massagem de origem indiana, para bebês, que previne prisão de ventre e cólicas.

Massagem indiana ou ayurvédica: originária da Índia, faz parte de um complexo sistema de medicina ayurvédica. Promove a saúde física e psíquica por meio de um sistema de chacras, que são centros energéticos.

Temos ainda as massagens ou técnicas orientais, cada vez mais difundidas entre nós, que têm como objeto principal a ativação energética e vêm ganhando mais espaço e adeptos, entre massoterapeutas ou terapeutas corporais e outros profissionais da área da saúde, além de, claro, clientes habituais, em razão dos excelentes resultados terapêuticos alcançados. Citamos aqui as mais conhecidas, como a anma (quick massage), o do-in (automassagem), o shiatsu, a tuiná, a shantala, a ayurvédica, a auriculoterapia e a acupressura; todas sempre buscando o equilíbrio da circulação energética por meio de pontos específicos, em canais ou meridianos energéticos, espalhados pelo nosso corpo, com o objetivo de promover uma melhor qualidade de vida às pessoas.

INTRODUÇÃO |21

Escolher a massoterapia como profissão é preparar-se para enxergar o ser humano de forma integral: suas emoções, seus pensamentos, suas crenças e seu modo de vida. Para tanto, é preciso conhecimento apurado das técnicas, ética e respeito ao cliente, fundamentais para o sucesso e a realização profissional.

HISTÓRIA DA MASSOTERAPIA

Etimologicamente, a palavra "massoterapia" deriva do grego *masso* (amassar) e *therapeia* (tratamento). O termo "massoterapia" foi incluído na Enciclopædia Britannica e na Barsa, e inserido nos verbetes dos dicionários brasileiros em 1985. Antes, tínhamos então a massagem e os massagistas, ambos depreciados na década de 1970, em virtude da grande publicidade dos anúncios das casas intituladas "massagem for men", reduto de prostitutas.

A massagem é uma técnica de cuidar ou tratar muito antiga, podemos dizer até que é instintiva; basta uma dor e automaticamente massageamos o local, assim como os animais que usam a língua com o mesmo intuito.

Já praticada na Pré-história, sua origem provém da China, Índia, Japão, Grécia e Roma. Na literatura, a referência mais antiga que conhecemos sobre o tema está na obra *Huang Di Nei Jing Su Wen (Tratado de medicina do Imperador Amarelo)*, em que o autor Huang Di (aproximadamente 2500 a.C.), também conhecido como Imperador Amarelo, aborda os fundamentos da medicina chinesa.

Hipócrates (460 a.C. - 370 a.C.), adotando o termo *anatripsis*, que significa "fricção" ou "esfregação", escreveu: "O médico deve ter experiência em muitas coisas, mas certamente deve ter habilidade na fricção... Porque a fricção pode unir uma junta que está com demasiada folga e afrouxar uma junta que está demasiadamente rígida".[1] Em *On The Articulations*, ele considera a massagem muito importante para a cura e descreve suas qualidades, elaborando indicações e contraindicações da técnica.

Na Antiguidade, médicos gregos e romanos faziam o uso de manobras de massagem para cuidar de seus pacientes e aliviar suas dores. Júlio César (100

---

[1] Hipócrates, *On the articulations*, parte 9. Disponível em http://classics.mit.edu/Hippocrates/artic.9.9.html. Acesso em 6-3-2017.

a.C. - 44 a.C.), imperador romano, acometido de epilepsia, era submetido a beliscões para alívio de suas dores de cabeça e sua nevralgia; Plínio (23 - 79), naturalista romano, recebia regularmente sessões de fricção, uma manobra de massagem, para alívio de suas crises de asma. Asclepíades (124 d.C. - 40 a.C.), médico grego, contribuiu muito para o desenvolvimento da massagem ao afirmar que existiam apenas três agentes ou formas de terapia: a hidroterapia, os exercícios e as técnicas de fricção. Já Galeno (129 d.C. - 199 d.C.), médico grego, escreveu dezesseis livros sobre o tema, que classificavam e descreviam detalhadamente as técnicas de massagem e seu papel relevante na análise dos efeitos que causavam.

A civilização grega não só cultuava o conhecimento mas também valorizava muito a saúde, a beleza e o porte atlético, pois os esportes competitivos eram uma tradição. Por conta disso, seus competidores recebiam uma massagem chamada de apoterapia, antes e depois de um evento, para cuidar da musculatura.

No século V, com a decadência do Império Romano, a medicina na Europa estagnou-se, não sendo realizados novos estudos na área.

No século X, Abu Ali al-Husayn ibn Abdullah ibn Sina (980-1037), mais conhecido como Avicena, médico e filósofo árabe, relata em seus manuscritos as características e as funções das manobras de massagem. Na obra *Al-Qanun* (O cânone da medicina), ele menciona "a dispersão das matérias estéreis ou esgotadas que se encontram nos músculos, e não são expelidas pelo exercício", referindo-se à atividade da massagem no corpo humano após o exercício físico.[2]

Temos um hiato na história, na Idade Média, quando todas as ciências ficaram subordinadas às regras da Igreja. Somente no século XVI, na França, Ambroise Paré (1510-1590) transcreveu e publicou as contribuições das fricções a partir de uma antiga literatura, afirmando também o próprio uso e aplicação em seus pacientes acometidos de cirurgias. Seu trabalho foi reconhecido, e então a terminologia francesa de muitas das manobras de massagem tornou-se consagrada mundo afora.

---

[2] O conteúdo digital desta obra está disponível, em inglês, em https://archive.org/stream/ AvicennasCanonOfMedicine/9670940-Canon-of-Medicine_djvu.txt. Acesso em 27-4-2017.

No século XVIII e início do século XIX, os cuidados com a saúde voltaram a receber um olhar mais atento, e os exercícios físicos foram incorporados aos cuidados com a saúde.

Datam desse período os estudos de Francis Fuller the Younger (1670-1706), na Inglaterra, e Joseph-Clément Tissot (1747-1826), na França, defendendo o trabalho físico de exercícios e movimentos. Esses dois pioneiros antecederam Per Henrik Ling (1776-1839), e devem tê-lo influenciado muito quanto às suas ideias e estudos sobre a ginástica e seus efeitos.

Per Henrik Ling conhecia as técnicas chinesa, egípcia, grega e romana, além de ter conhecimentos de ginástica e fisiologia, o que lhe permitiu desenvolver um sistema que une a massagem aos exercícios terapêuticos, conhecido na época como "ginástica médica", depois, como "massagem sueca" e, atualmente no Brasil, "massagem clássica".

O método de Ling chegou à Inglaterra em 1840, um ano após sua morte.

Dr. Mathias Roth (1818-1891) escreveu o primeiro livro em inglês sobre a ginástica e movimentos suecos, além de traduzir um artigo escrito por Ling, em que fazia referência e descrevia suas técnicas, aplicabilidade e efeitos.

Nos Estados Unidos, o Dr. George H. Taylor (1821-1896) publicou, em 1860 e 1890, artigos sobre cura, atribuindo os resultados às técnicas que ele utilizava, ensinadas a ele pelo próprio Ling. Seu irmão Charles Fayette Taylor (1827-1899), defensor incansável do movimento sueco, publicou vários artigos referindo-se aos estudos de George.

No fim do século XIX, a massagem era amplamente divulgada e praticada, e muitos confirmavam seus efeitos positivos para a saúde, bem como sua eficácia nos tratamentos médicos.

Nos Estados Unidos, nas décadas de 1940 e 1950, ocorreu uma grande incidência de casos de poliomielite. Elizabeth Kenny (1856-1952), enfermeira australiana, tratava os pacientes com compressas quentes nos membros afetados, manipulação e alongamento dos músculos, alcançando grandes resultados na diminuição das sequelas e gerando maior aceitação pública da massagem.

Um dos fatos marcantes para a divulgação e o conhecimento do tema foi a criação do Instituto Esalen, na Califórnia, em 1966, no qual a massagem era feita com um forte apelo intuitivo, com o objetivo de trabalhar o corpo e a mente.

No século XXI, com o crescimento do uso de terapias complementares no auxílio do tratamento de muitas enfermidades, a massagem ganha mais credibilidade, e mais pesquisas e estudos científicos começam a influenciar a comunidade médica sobre o valor da massagem como terapia complementar para garantir ao ser humano maior bem-estar, saúde e autoconhecimento.

Atualmente, a Organização Mundial da Saúde (OMS) entende que a saúde não depende apenas de ações promovidas por médicos, dentistas e enfermeiros, pois outros profissionais, com formações diversas, atuam de maneira multidisciplinar.

IDENTIDADE E PRÁTICA PROFISSIONAL

Um estudante de massoterapia ou um técnico que se especializa nessa área deve ser alguém que tenha vontade e o objetivo muito claro e firme de cuidar das pessoas, que goste do contato físico, do toque – tanto de recebê-lo quanto de aplicá-lo –, que saiba ouvir e respeite a si mesmo e ao próximo – especificamente, o seu cliente.

O massoterapeuta é o profissional que olha para o seu cliente e o enxerga como um ser humano multifacetado, composto de um corpo físico, muitas vezes com dores, mas principalmente um corpo energético carregado de emoções, que muitas vezes não são tão fáceis de ser aceitas e compreendidas, o que pode gerar distúrbios, prejudicando assim sua saúde física e emocional e comprometendo sua qualidade de vida.

Para ser reconhecido e aceito no mercado de trabalho, cada vez mais exigente e conhecedor das técnicas de massagem e seus benefícios, é desejável que o massoterapeuta tenha formação acadêmica. Hoje ser apenas autodidata e um mero repetidor de manobras não basta; ele deve conhecer os princípios de anatomia e fisiologia, além de algumas patologias e indicações e contraindicações das técnicas, para atuar com segurança, sem riscos ao seu cliente.

Temos boas escolas que ofertam cursos de nível técnico, exigido pelo Ministério da Educação e Cultura (MEC), de 1.200 horas, ou cursos livres, de menor carga horária, para atualização e complementação do conhecimento. O bom profissional deve incorporar o hábito de sempre se atualizar sobre as novas técnicas que surgem, seja para aumentar o seu campo de atuação seja para se aperfeiçoar cada vez mais em uma técnica exclusiva.

O profissional técnico em massoterapia atua na área da saúde, que abrange o "bem-estar físico, emocional e social" (Diniz, 2006), conforme preconizado pela Organização Mundial da Saúde (OMS). Assim, não estar doente ou não possuir patologias clínicas não significa ser saudável, atualmente.

A complexidade de tocar alguém com finalidade terapêutica, com o intuito de diminuir o estresse, melhorar contraturas musculares, aliviar dores, equilibrar energias, para que seu cliente possa se sentir bem, enfrentando os problemas de sua vida cotidiana com disposição e alegria, vai exigir do profissional técnico em massoterapia muito estudo e domínio de técnicas.

Será necessário o conhecimento de anatomia e fisiologia humana; noções de patologia musculoesquelética e de neuroanatomia funcional; princípios de ergonomia e cinesiologia; aplicação de técnicas de massagem ocidental e oriental, assim como outras complementares e integrativas, lembrando sempre que o massoterapeuta não está habilitado a adotar técnicas invasivas.

Pertencente a uma equipe multidisciplinar de profissionais da área da saúde, o técnico em massoterapia deve conhecer seus limites de atuação, respeitar prescrições médicas, agir com ética e encaminhar seu cliente a outros profissionais da área, quando necessário.

O técnico em massoterapia pode atuar em hospitais, clínicas de repouso, hotéis, *spas*, clínicas de reabilitação, clínicas estéticas, associações desportivas, centros de atendimento a idosos, unidades básicas de saúde e em atendimento domiciliar, além de poder dispor de espaço próprio, normalmente denominado como espaço terapêutico.

O massoterapeuta não deve limitar-se apenas ao atendimento de seu cliente; deve, sim, ser empreendedor, gerir sua profissão sempre de forma criativa, buscando parcerias com instituições de saúde, empresas públicas ou particulares, prestando serviços, levando a massagem e o bem-estar a todos. Nesse sentido, deve ser responsável, ético, atuar respeitando a sustentabilidade ambiental e trabalhar para a preservação do meio ambiente e da saúde de todos os seres.

Toque – princípio e importância

O avanço tecnológico contribuiu muito para o surgimento de uma medicina cada vez mais exata e instrumentalizada. Não podemos negar os grandes benefícios que toda essa tecnologia nos trouxe; mas em muitas ocasiões o uso de aparelhos afasta a presença de um profissional prestativo e cuidador, excluindo assim o toque humano.

Felizmente, estamos vendo crescer, principalmente nos últimos anos, o interesse pela medicina integrativa, que considera aspectos da psicologia e da psicanálise para o diagnóstico do paciente, estudando, analisando e explicando a complexidade do ser humano e a importância das emoções e suas reações, que levam a somatizações e doenças; assim podemos notar também a importância da humanização na área da saúde, no contato com o outro e consigo mesmo.

Tocar e ser tocado é, nesse caso, uma maneira de tratar e cuidar muito importante. Na massoterapia, o toque é uma ferramenta indispensável, primordial. Aprender a tocar, a sentir a pele, o pulsar do sangue, o movimento da respiração de outra pessoa sob as mãos é emocionante; sentir o cliente entregando o que ele tem de mais valioso, o seu corpo e sua mente, é muito gratificante. Poder tocar e aliviar as dores físicas do outro é algo muito difícil de descrever com palavras.

Ao estudar e praticar a massoterapia, estamos ampliando nossa consciência e atuando de acordo com a naturologia, pois quanto mais próximos estivermos da natureza e do seu poder de cura, mais saudáveis fisicamente e emocionalmente seremos. Dessa forma, na massoterapia resgatamos técnicas terapêuticas para normalizar e equilibrar nossas funções biológicas e energéticas, respeitando sempre o binômio corpo-mente.

A neurociência já comprovou por meio de pesquisas laboratoriais de neuroimagens o que antigos chineses já sabiam: as emoções nascem no corpo. Pesquisas científicas demonstram que grandes transformações internas acontecem quando uma pessoa é tocada por outra: o toque é considerado uma experiência mágica que acontece na pele, capaz de estimular o crescimento físico, acelerar a circulação sanguínea, a multiplicação celular e a demonstração das emoções, podendo até mesmo modificar as representações mentais.

Alguns dos mais importantes estudiosos da psicanálise, como Wilhelm Reich (1897-1957), discípulo de Sigmund Freud, voltaram seu foco de atenção não somente às palavras; nos relatos de seus pacientes, observavam as posturas corporais, os gestos, o tom de voz. Com essa atitude, constatou-se a relação corpo-mente, interpretando e relacionando as couraças, como denominou as regiões em que os músculos se contraem e assim permanecem por longo tempo.

Phetö Sándor (1916-1992), criador da técnica de toques chamada calatonia, em um grupo de estudos com alunos da Pontifícia Universidade Católica de São Paulo, de 1989 a 1990, comentou o trabalho de Reich, ressaltando o seguinte trecho:

> "... no caso do paciente mostrar tensões musculares cronificadas, armadura muscular visivelmente desenvolvida, serão inoperantes as análises prolongadas apenas com verbalizações, porque tais casos necessitam também de uma comunicação física energética, já que o tônus da musculatura voluntária, a afetividade e o tônus visceral encontram-se numa correlação múltipla, que abrange ao mesmo tempo vários circuitos funcionais em termos biopsíquicos e psicossomáticos." (Sandor, 1982)

Ao receber diferentes tipos de toques em todo o corpo, o cliente se conscientiza de seu corpo e de suas reações, de suas memórias e de suas emoções, fatores importantes para manter-se em equilíbrio, com corpo e mente saudáveis.

Alexander Lowen (1910-2008) e John Pierrakos (1921-2001), discípulos de Reich, também formularam técnicas de abordagem corporal tocando o corpo, que denominaram de terapia bioenergética, em que liberar as tensões é o foco principal para atingir o resgate dos registros inconscientes na memória corporal.

A massoterapia ajuda a dissolver os bloqueios energéticos, suavizando as contrações musculares que na maioria das vezes já se tornaram crônicas, responsáveis por dores, muitas vezes insuportáveis e imobilizantes.

Portanto, o massoterapeuta tem em suas mãos, por meio do toque, o poder de ler e interpretar os sinais que a vida deixa registrada no corpo.

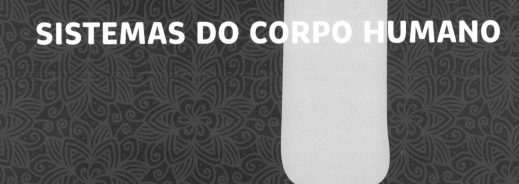

SISTEMAS DO CORPO HUMANO

Nesta seção abordaremos os conceitos básicos da anatomia, fisiologia e as patologias mais comuns dos sistemas, de forma direta e objetiva, trazendo informações relevantes e específicas para a área da massoterapia.

CONCEITOS BÁSICOS

Anatomia: em sua origem, essa palavra significa "cortar em partes"; assim, analisa as estruturas do corpo de forma segmentada, por partes.

Fisiologia: abrange o estudo do funcionamento do corpo, dos processos químicos e físicos que mantêm os nossos organismos em estado de equilíbrio, essenciais para a manutenção da vida.

Patologia: consiste no estudo das doenças, ocasionadas quando o organismo está em desequilíbrio e por algum motivo não consegue retomar suas funções ao estado de normalidade fisiológica.

Abordaremos neste estudo a anatomia humana e sua fisiologia, apresentando, portanto, a estrutura e a função dos sistemas do corpo humano, a fim de que possamos compreender como manter o equilíbrio do organismo. Também veremos como determinada estrutura do corpo e sua fisiologia podem ser prejudicadas (por agentes externos ou internos), sobrevindo as patologias.

QUAL A IMPORTÂNCIA DO CONHECIMENTO DA ANATOMOFISIOPATOLOGIA NA ATUAÇÃO DO MASSOTERAPEUTA?

Como vimos anteriormente, esse profissional deve observar o ser humano de forma integral; portanto, deve ter como base a competência de reconhecer as estruturas e o funcionamento do corpo humano – bem como suas disfunções –, pois quaisquer das técnicas massoterapêuticas possuem indicações e contraindicações, e é sua responsabilidade avaliar e indicar a melhor técnica a ser aplicada, além de orientar seus clientes quanto a isso.

Em vez de ser um mero "aplicador de técnicas", o massoterapeuta deve ser crítico e responsável, pois, por inúmeras vezes, ele é o primeiro profissional da saúde a atender esse cliente diante de determinada queixa, e deve, portanto, entender o quadro e, se necessário, encaminhar essa pessoa a outros profissionais de saúde, para cuidados específicos.

REGIÕES E REFERÊNCIAS ANATÔMICAS

No estudo da anatomia, é essencial estabelecer parâmetros de comparação para que todos que se dediquem a estudá-la, seja onde for, possam entender e seguir um mesmo padrão, universal.

Para iniciar, descreveremos a chamada **posição anatômica**, na qual o indivíduo está em pé, com o corpo ereto, olhando para a frente na linha do horizonte, com braços estendidos ao longo do corpo, palmas das mãos voltadas para a frente, pernas estendidas, pés apontando para a frente.

O corpo pode ser dividido conforme suas regiões:

- Cabeça e pescoço
- Tronco
  - Tórax
  - Abdome
- Membros superiores
  - Ombros
  - Braços
  - Antebraços
  - Mãos
- Membros inferiores
  - Quadril
  - Coxas
  - Pernas
  - Pés

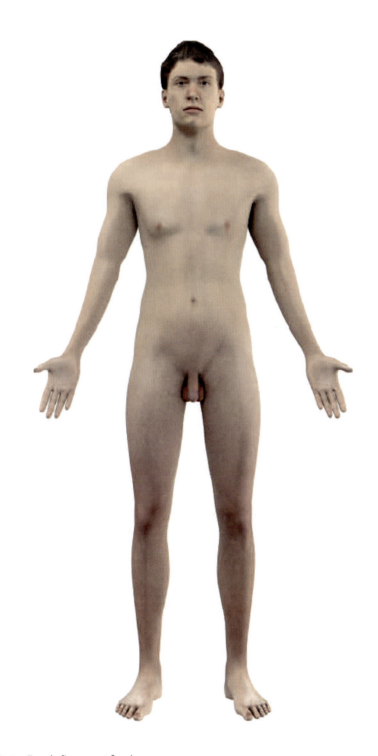

FIGURA 1 – Posição anatômica.

A

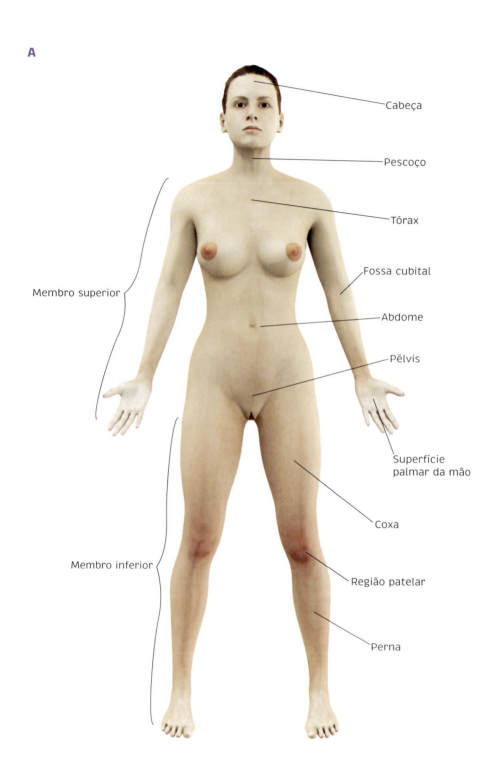

FIGURA 2 – Regiões do corpo: (**A**) vista anterior e (**B**) vista posterior.

B

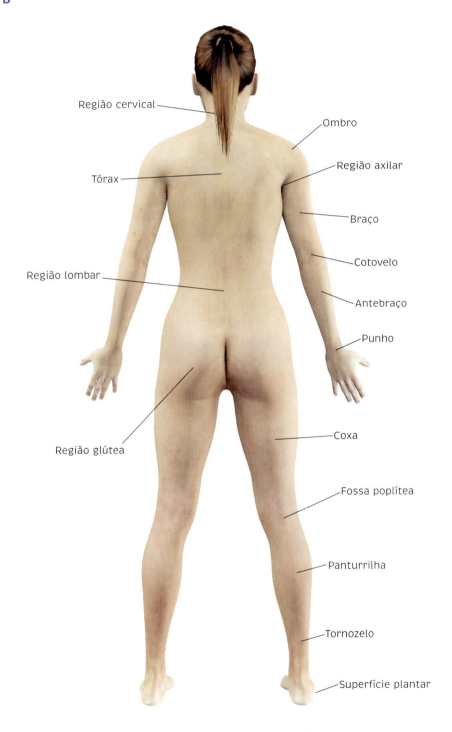

CONCEITOS BÁSICOS

Outra forma de nos organizarmos no estudo da anatomia é por meio dos **planos de delimitação**, **planos de secção** e **termos de direção**.

Planos de delimitação

São planos imaginários que servem de referência e delimitam o corpo de todos os lados. Para entendê-los, devemos imaginar que o indivíduo está dentro de uma caixa e que cada uma das paredes dessa caixa delimita, mas não corta seu corpo, como se pode notar a seguir:

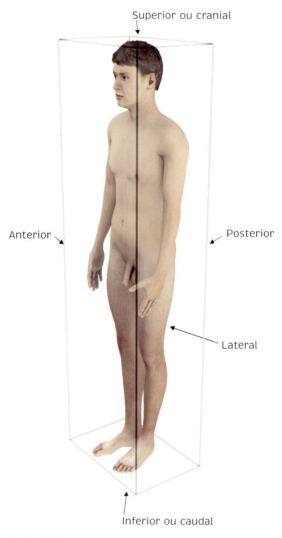

FIGURA 3 – Planos de delimitação.

Planos de secção

São planos imaginários que cortam o corpo do indivíduo, como segue:

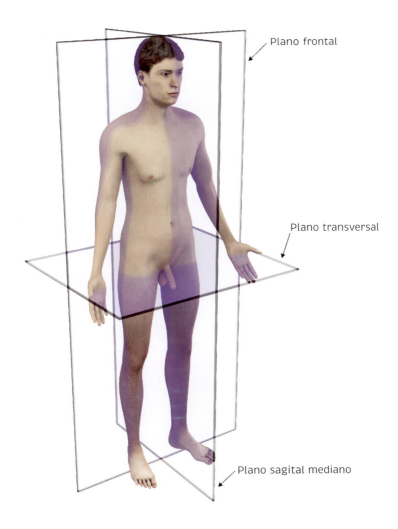

FIGURA 4 – Planos de secção.

Os termos de direção usados são:

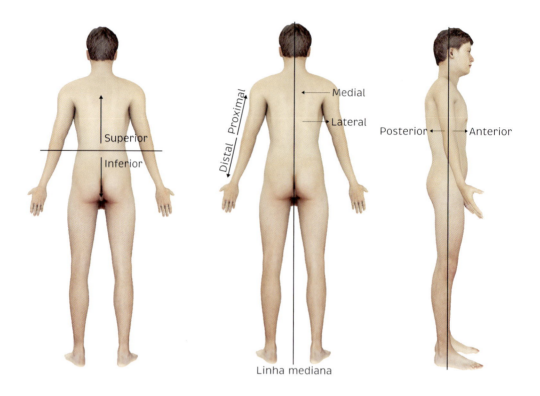

FIGURA 5 – Termos de direção.

COMO É ORGANIZADO O NOSSO CORPO?

Para responder essa questão, faremos uma rápida análise, do microscópico para o macroscópico: partiremos da menor estrutura de nosso organismo, a célula, que se agrupa a partir de funções análogas e, em conjunto, forma variados tecidos, que, associados, formam os órgãos, que, por sua vez, compõem os sistemas, que se integram para constituir o organismo.

Célula

As células são estruturas microscópicas, divididas basicamente em três partes: a membrana celular, o citoplasma e o núcleo.

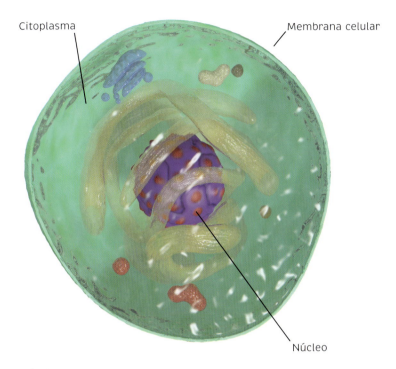

FIGURA 6 – Célula.

A **membrana celular** tem a função de delimitar a célula, controlando a entrada e saída de substâncias.

O **citoplasma** é a substância fluida que preenche o interior das células, e é onde estão contidas as organelas, que são pequenas estruturas com funções muito específicas, como armazenamento de energia, produção de proteínas e outras diversas substâncias necessárias ao funcionamento do organismo.

O **núcleo** é a região onde encontramos o material genético, responsável por conferir características específicas a cada indivíduo, como cor dos olhos, cabelos e pele, estatura e até doenças de caráter hereditário. As células são capazes de produzir novas células, a partir de um processo chamado de divisão celular, e o material genético é responsável pela geração de uma célula idêntica a ela.

Tecido

É um agrupamento de células que realiza funções determinadas. No nosso corpo, temos os seguintes tecidos: **epitelial**, **conjuntivo**, **muscular** e **nervoso**.

- *Tecido epitelial*

Tem como funções principais o revestimento e a secreção. Temos como exemplo a pele, tecido que reveste a superfície do corpo; as mucosas, que revestem as cavidades do corpo (oral, por exemplo); e as camadas serosas, que recobrem o coração e o pulmão, chamadas de pericárdio e pleura, respectivamente.

Os tecidos de secreção formam as glândulas, como a tireoide e o pâncreas, e são os responsáveis pela produção dos hormônios.

- *Tecido conjuntivo*

Esse tecido se apresenta de diversas formas, assumindo diferentes funções em nosso corpo:

> Provê sustentação às estruturas corporais, como pele, órgãos e vasos, além de compor os tendões, que conectam os músculos aos ossos e ligamentos, que unem os ossos.

> Produz células sanguíneas e linfáticas, como os glóbulos vermelhos e brancos.

> Tem como função armazenar energia no corpo, sob a forma de tecido adiposo (gordura), além de ser responsável pelo isolamento térmico e proteção contra traumas mecânicos.

O tecido conjuntivo sanguíneo realiza o transporte de substâncias pelo corpo e se encontra dentro das artérias, veias e coração. As cartilagens e os ossos também são tipos de tecidos conjuntivos.

- *Tecido muscular*

Responsável por executar os movimentos corporais, por meio da redução em seu comprimento, a contração muscular. As células são alongadas e podem ser ativadas voluntariamente ou involuntariamente.

Por que trememos no frio?

Quando a temperatura corporal cai demasiadamente, o corpo, em estado emergencial, começa a realizar pequenas e repetidas contrações, a fim de produzir calor.

O **tecido muscular esquelético** pode ser contraído voluntariamente e, por estar ligado aos ossos, possui a propriedade de produzir os movimentos e dar sustentação ao esqueleto por meio da manutenção da postura, além de produzir calor.

No coração, podemos encontrar o **tecido muscular cardíaco**, que é ativado involuntariamente e tem como função expelir o sangue das cavidades cardíacas, através dos vasos sanguíneos, que percorrem o corpo, levando oxigênio e nutrientes essenciais para a sobrevida de outras células.

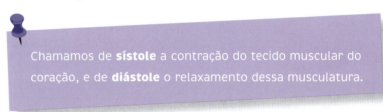

Chamamos de **sístole** a contração do tecido muscular do coração, e de **diástole** o relaxamento dessa musculatura.

O **tecido muscular liso** reveste as paredes internas de vasos sanguíneos e de estruturas ocas, como bexiga, útero e intestinos, e promove a contração involuntária, responsável por expelir e impulsionar o conteúdo do interior dessas estruturas.

- *Tecido nervoso*

Formado pelas células especializadas do sistema nervoso: os neurônios e as neuróglias. Os neurônios são responsáveis por receber estímulos e conduzir os impulsos elétricos através do corpo. Têm como função tanto captar estímulos do meio externo quanto ativar a contração das fibras musculares.

Órgão

Cada um de nossos órgãos é composto por uma série de tecidos associados, que realizam uma ou mais funções específicas. Temos como exemplos o coração, responsável por impulsionar o sangue pelo nosso corpo, e o estômago, que recebe o alimento e dá início ao processo de digestão.

Sistema

Os sistemas são conjuntos de órgãos e estruturas com funções que se complementam para um determinado fim. Como exemplo, podemos citar o sistema digestório, constituído de boca, faringe, esôfago, estômago e intestinos, além de glândulas anexas, como fígado e pâncreas, que trabalham em conjunto, realizando o processo de digestão dos alimentos, retirando nutrientes e água, essenciais para a manutenção da vida.

Organismo

Chamamos de organismo a junção dos sistemas tegumentar, esquelético, muscular, cardiorrespiratório (respiratório e circulatório), linfático, digestório, urinário, reprodutor, nervoso e endócrino.

Os sistemas atuam de forma integrada, mantendo o equilíbrio orgânico (homeostase corporal). Esse trabalho em conjunto, de forma sincronizada e equilibrada, confere ao ser humano a saúde e, por consequência, a vida.

Mostraremos a seguir a anatomia de cada um desses sistemas, com suas principais estruturas, sua fisiologia e as principais patologias que os acometem.

SISTEMA TEGUMENTAR

ANATOMIA E FISIOLOGIA

Composto de pele, tecido subcutâneo, pelos, unhas, glândulas sudoríparas (produtoras de suor) e sebáceas (produtoras de oleosidade), o sistema tegumentar é responsável por receber estímulos externos e produzir reações internas, sejam elas físicas, químicas ou mesmo emocionais.

Para um massoterapeuta, é essencial entender sobre a pele e anexos (pelos e unhas, por exemplo), suas estruturas e funções, pois trata-se do tecido com o qual se fará o contato direto em quaisquer das técnicas utilizadas.

A pele, nosso maior órgão, recobre toda a superfície do corpo – um adulto possui, em média, uma superfície de pele de aproximadamente 2 m². Tem como principais funções proteger-nos contra agressões do meio externo, regular a temperatura e a perda de líquido corporal. É rica em terminações nervosas que conferem sensibilidade à superfície de todo o corpo – a quantidade dessas terminações varia conforme a região. Algumas das áreas mais sensíveis, ou seja, com maior número de terminações nervosas, são a palma das mãos e as pontas dos dedos, pois cabe a elas executar as tarefas mais detalhadas e minuciosas, como no caso do massoterapeuta, que necessita usar essa sensibilidade para tocar e sentir o corpo do seu cliente, sua musculatura e as alterações tensionais. Também possuímos regiões com menor sensibilidade, como as costas.

A pele é dividida em duas camadas, considerando da superfície para a profundidade: a epiderme e a derme.

- **Epiderme** é a camada mais superficial da pele. Tem uma espessura que varia de acordo com a região do corpo e vai de 0,5 mm nas pálpebras a 4 mm na planta dos pés. As células que foram produzidas nas camadas mais profundas, conforme vão sendo "empurradas" para a superfície, vão morrendo e ficando impregnadas de queratina (mesma substância das unhas). Durante os procedimentos de massagem essas células vão se desprendendo naturalmente.

> Boa parte da poeira que se acumula em nossas casas é decorrente das células mortas da epiderme que se desprendem de nós.
>
> Quando suscetível a atritos constantes, a pele sofre um espessamento (calosidade), o que evita lesões.

- **Derme** é a segunda camada da pele, com uma grande quantidade de vasos sanguíneos. É nela que encontramos a inervação responsável pela sensibilidade, a raiz dos pelos (folículos pilosos) e as glândulas sudoríparas e sebáceas. A camada mais externa da derme, chamada de camada basal, é responsável pela produção de novas células da pele e possui maior suprimento sanguíneo.

Na derme estão também os melanócitos, células da pele responsáveis pela produção da melanina, substância que confere a coloração característica de cada pele e é responsável por protegê-la da agressão dos raios ultravioleta. Quanto maior a exposição a esses raios, maior é a produção de melanina e maior é a proteção aos raios, o que deixa a superfície da pele com uma coloração mais bronzeada. A melanina também está presente nos cabelos, pelos e olhos.

> O **albinismo** é uma condição causada por uma falha genética, que leva à ausência da produção de melanina.

Mais profundamente temos o **tecido subcutâneo**, que fica logo abaixo da pele, porém não é considerado parte dela. É composto de tecido conjuntivo e tecido adiposo e tem como funções unir a pele às estruturas mais profundas, proteger contra traumas mecânicos e armazenar energia, sob forma de gordura.

Já os **pelos** estão presentes sobre quase toda a superfície do corpo, tornando-se mais espessos e concentrados em alguns lugares. Têm importantes funções: o cabelo protege contra a agressão dos raios ultravioleta; os pelos das narinas atuam como filtros, impedindo a entrada de partículas indesejadas no sistema respiratório; os cílios formam uma barreira de proteção para os olhos; e os pelos espalhados pelo corpo formam uma camada que evita a dispersão do calor para o meio externo. São formados por duas partes: a haste (acima da superfície) e a raiz (abaixo da superfície), envolta pelo folículo piloso, responsável pelo crescimento do pelo.

Para cada pelo existe um pequeno músculo, chamado **músculo eretor do pelo**, com a função de deixar os pelos eretos, protegendo a superfície da pele contra o frio.

As **unhas** são estruturas formadas por células queratinizadas e têm como principal função proteger as pontas dos dedos, além de auxiliar no manuseio de objetos.

As **glândulas sudoríparas** são responsáveis pela produção de suor, essencial no auxílio do controle de temperatura, pois a perda de calor para o meio externo é facilitada quando a superfície da pele está molhada.

As **glândulas sebáceas** produzem uma substância oleosa, o sebo, que tem como função lubrificar a superfície da pele e os pelos, mantendo-os nutridos e protegidos contra agressões externas.

Os **cravos** aparecem quando as glândulas produzem grande quantidade de sebo, que acaba se acumulando nos poros. Nos adolescentes, a atividade hormonal acentuada estimula a atividade das glândulas sebáceas, aumentando a incidência dos cravos.

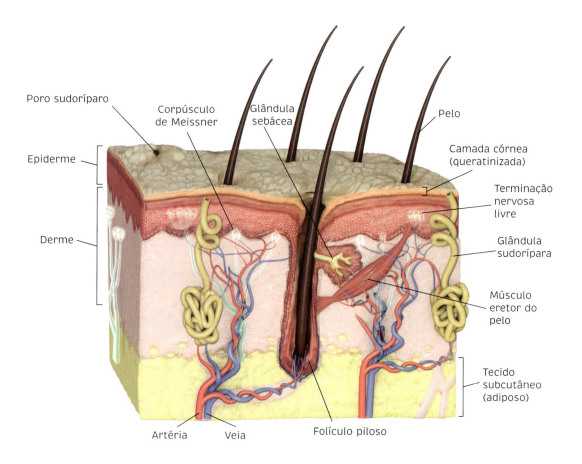

FIGURA 7 – Pele e anexos.

PRINCIPAIS PATOLOGIAS

A seguir, serão apresentadas as principais patologias do sistema tegumentar, suas características e sintomas, bem como as técnicas mais indicadas de massagem, conforme o caso.

ERISIPELA	
O que é?	Conhecida popularmente por "Fogo de Santo Antônio", é uma infeção causada pela bactéria *Streptcoccus pyogenes* ou *Haemophilus influenzae*, que leva ao aparecimento de uma mancha vermelha na pele.
Fisiopatologia	A bactéria, que é comum na superfície da pele, penetra através de alguma lesão, atingindo o sistema linfático e circulatório. A cor avermelhada da pele á causada por uma enzima liberada pela bactéria, que causa necrose das células. Ocorre geralmente nas pernas e no rosto.

ERISIPELA	
Sinais e sintomas	Vermelhidão, inchaço e dor local, podendo apresentar pequenas bolhas. Sistemicamente, pode causar febre e mal-estar.
Indicação de massagem (técnicas que provocam aumento sistêmico da circulação)	Contraindicação total das técnicas que causam aumento da circulação.

FURÚNCULO	
O que é?	Infecções dos folículos pilosos pela bactéria estafilococos.
Fisiopatologia	As bactérias se alojam nos folículos pilosos entupidos, causando uma inflamação local. Pode espalhar-se por uma região, recebendo o nome de carbúnculo.
Sinais e sintomas	Presença de uma cavidade com pus, vermelhidão, aumento da temperatura local e dor.
Indicação de massagem (técnicas que provocam aumento sistêmico da circulação)	Contraindicação total para procedimentos locais. Para procedimentos sistêmicos, deve-se fazer uma avaliação muito criteriosa a fim de avaliar a extensão da infecção.

Inflamação: processo natural e benéfico de proteção do organismo. Tem o objetivo de eliminar agentes estranhos ao corpo (bactérias, por exemplo) e regenerar os tecidos após lesões. Apresenta quatro sintomas: dor, calor, vermelhidão e edema.

INFECÇÕES FÚNGICAS	
O que são?	Também conhecidas como micoses, podem ser causadas por diversos tipos de fungos. Os dois tipos mais comuns são candidíase e tinha.
Fisiopatologia	Os fungos se instalam na camada mais externa da pele, impregnada de queratina, desenvolvendo-se mais facilmente em regiões quentes e úmidas do corpo. Também é comum o seu desenvolvimento nas unhas. Pode ser transmitida pelo simples contato de pele com pele ou de pele com qualquer outro material, como lençóis, por exemplo.

INFECÇÕES FÚNGICAS

Sinais e sintomas	Os mais comuns são: vermelhidão, descamação, pequenas bolhas, coceira, lesões em forma de círculo, rachaduras.
Indicação de massagem (técnicas que provocam aumento sistêmico da circulação)	A massagem é contraindicada nas regiões acometidas, pelo risco de contaminação.

LESÕES DA PELE

O que são?	São consideradas lesões da pele as feridas, úlceras, cortes, arranhões e rachaduras, por exemplo.
Fisiopatologia	A perda da continuidade da pele causa uma resposta inflamatória imediata do corpo, em condições normais. O objetivo é estancar o sangramento e liberar substâncias químicas que iniciem o processo de regeneração celular e de proteção contra agentes invasores.
Sinais e sintomas	Sangramento, edema, vermelhidão, dor e formação de crostas de tecido cicatricial, acompanhadas ou não de pus.
Indicação de massagem (técnicas que provocam aumento sistêmico da circulação)	Todas as lesões da pele contraindicam a massagem local, pelo risco de infecção. Porém, se não houver comprometimentos sistêmicos, a massagem pode ser realizada, evitando-se a região lesada.

PSORÍASE

O que é?	Doença pouco compreendida, crônica, que afeta a pele de forma recorrente. Sua causa ainda é desconhecida; porém suspeita-se de uma tendência genética, ligada às respostas imunológicas do corpo. Geralmente se torna aguda após traumas no local, uso de alguns medicamentos, distúrbios hormonais e de acordo com o estado emocional.
Fisiopatologia	Na região afetada ocorre uma resposta inflamatória das células da pele, com replicação muito rápida.
Sinais e sintomas	Manchas vermelhas ou róseas, com uma sobreposição de tecidos (crostas) de característica esbranquiçada com bordas bem definidas, que se manifestam principalmente nos joelhos e cotovelos, mas que podem aparecer em outras partes do corpo.
Indicação de massagem (técnicas que provocam aumento sistêmico da circulação)	Apesar de não contagiosa, a massagem é contraindicada no local, ainda que possa ser feita no restante do corpo, contribuindo para o equilíbrio emocional.

SISTEMA ESQUELÉTICO

ANATOMIA E FISIOLOGIA

O sistema esquelético é constituído por ossos e cartilagens que, ligados entre si, formam um arcabouço, ou seja, o conjunto que dá sustentação e que contém as demais estruturas corporais. Cada um dos ossos é considerado um órgão e, ao contrário do que muitos pensam, é uma estrutura viva e dinâmica, que se adapta e se reorganiza o tempo todo. Existem dois tipos de células responsáveis pela reconstrução óssea: os **osteoclastos**, responsáveis por reabsorver e decompor a massa óssea; e os **osteoblastos**, células formadoras do osso, com função repositora. Dessa forma, os ossos se adaptam aos estímulos a ele dados, aumentando sua resistência quando são expostos a tensões e pressões, e reduzindo sua resistência quando sofrem poucos estímulos externos, mais comuns no caso de pessoas sedentárias e pouco ativas.

Externamente, os ossos possuem uma camada mais resistente e rígida, a substância óssea compacta, e internamente uma camada menos resistente e mais leve, a substância óssea esponjosa. Quando combinadas, essas características ósseas conferem ao osso resistência e, ao mesmo tempo, leveza. No seu interior, alguns ossos apresentam a medula óssea, substância responsável por produzir as células sanguíneas, processo chamado de hematopoese.

Classificação dos ossos

Os ossos podem ser classificados de acordo com sua forma:

- **longos:** o comprimento é maior que sua forma;
- **curtos:** têm formato similar a cubos;
- **chatos ou planos:** apresentam espessura fina, como chapas;
- **irregulares:** com formas não definidas e variadas;
- **pneumáticos:** contêm cavidades com ar em seu interior;
- **sesamoides:** são pequenos ossos de forma ovalada. Seu número é variável, pois, a fim de proteger o local, podem se formar próximo a tendões em que existe muito atrito.

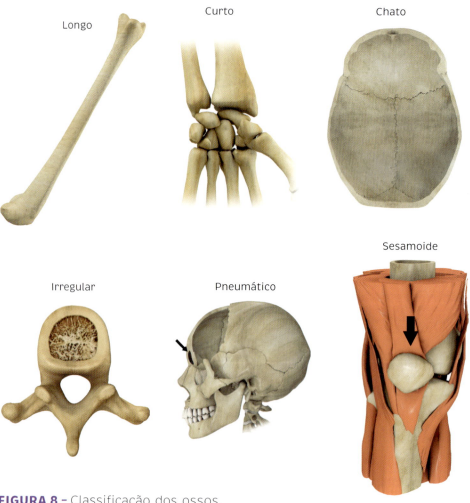

FIGURA 8 – Classificação dos ossos.

Os ossos possuem algumas partes bem definidas, muito evidentes em um osso longo, como é o caso do fêmur (coxa). As extremidades são as **epífises** e a parte central é denominada **diáfise**; entre essas duas partes, na base da cabeça, temos a **metáfise**.

Temos cerca de 206 ossos em nosso corpo, conforme a idade, pois, nas crianças, alguns ossos estão separados e, com o crescimento, acabam se fundindo. Também podem variar de acordo com o número de ossos sesamoides.

> Nas crianças, os ossos são mais flexíveis; mas, à medida que vamos envelhecendo, eles se tornam mais rígidos. Portanto, os ossos dos adultos estão mais suscetíveis às **fraturas**.

As características dos ossos de cada parte do corpo, bem como a proporção entre eles, são extremamente importantes e têm um único objetivo: tornar nosso corpo o mais funcional possível, adaptando-se às tarefas do dia a dia, o que é essencial para a nossa sobrevivência. Cada um de nossos ossos tem características e estruturas bastante peculiares, e existe um porquê de estarem ali, pois cada ranhura, depressão, elevação e aspereza tem uma função específica, como fixar um ligamento, tendão ou músculo, ou ainda dar passagem a um vaso sanguíneo.

Funções do sistema esquelético

- ➤ **Proteção** – forma uma barreira resistente aos traumas externos, protegendo órgãos vitais, como coração e pulmões, protegidos pela caixa torácica, além do encéfalo, protegido pelo crânio e medula espinal, localizada no interior da coluna vertebral.
- ➤ **Sustentação e locomoção** – limita, suporta e fixa os tecidos moles, órgãos e músculos, propiciando funções essenciais, como a locomoção.
- ➤ **Reservatório de minerais** – armazena diversos minerais, principalmente cálcio e fósforo, e os libera de acordo com a necessidade, proporcionando um equilíbrio mineral, conhecido como homeostase mineral.

- › **Hematopoese** – contém em seu interior a medula óssea vermelha, responsável por produzir as células sanguíneas;
- › **Armazenamento de energia** – no interior dos ossos também existe uma substância conhecida como medula óssea amarela, que armazena energia sob forma de gordura.

SISTEMA ESQUELÉTICO AXIAL E APENDICULAR

De forma didática, podemos dividir o sistema esquelético em **axial**, referente aos ossos localizados no eixo central do corpo, e **apendicular**, localizados na periferia do corpo.

Esqueleto axial

Formado pelos ossos do crânio, ossículos da audição, hioide, coluna vertebral e caixa torácica.

- ▪ *Crânio*

Localizado na porção mais superior do corpo, é constituído por 22 ossos, que compõem os ossos do crânio e os ossos da face.

Os **ossos do crânio** propriamente ditos possuem articulações muito estáveis e formam uma "caixa" que protege o encéfalo. São eles:

- › **osso frontal:** é único e está localizado na região anterior da cabeça, formando a testa e a parte superior da cavidade orbital, onde se localizam os olhos. Possui uma câmara em seu interior, o seio frontal;
- › **ossos parietais:** são bilaterais e formam o topo da cabeça;
- › **osso occipital:** localizado na parte posterior do crânio, forma a sua base, articulando-se com a coluna vertebral;
- › **ossos temporais:** situam-se nas laterais da cabeça, onde está localizado o canal auditivo, articulando-se com a mandíbula e formando a articulação temporomandibular;
- › **ossos esfenoides:** encontram-se anteriormente aos ossos temporais, na região conhecida popularmente por "fonte";
- › **osso etmoide:** localizado internamente na região anterior do crânio.

Os **ossos da face** são os seguintes:

- **ossos zigomáticos:** formam as laterais e uma porção inferior da cavidade orbital;
- **ossos nasais:** dois pequenos ossos localizados na porção superior do nariz, conectando-se às cartilagens que o formam;
- **maxila:** composta por dois ossos que formam a porção superior da boca e parte medial da cavidade orbital. Na maxila temos os processos alveolares, onde se fixam os dentes superiores, bem como o seio maxilar, cavidade que se conecta por meio de um orifício à cavidade nasal;
- **mandíbula:** é o osso localizado na parte inferior da boca, formando o queixo. Assim como a maxila, também possui processos alveolares, onde se fixam os dentes inferiores. É um osso móvel que propicia a articulação da fala, bem como a mastigação;

Na face também temos os ossos internos vômer, as conchas nasais inferiores e os ossos lacrimal e palatino, que têm pouca relevância na prática do massoterapeuta.

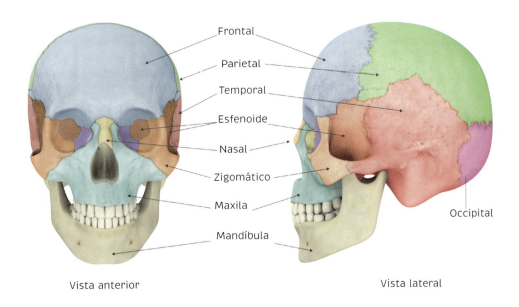

FIGURA 9 – Ossos do crânio e da face.

> Os seios frontal e maxilar são focos constantes de infecções, geralmente causadas por vírus e/ou bactérias, que provocam uma inflamação local chamada **sinusite**.

- *Ossículos da audição*

São três pequenos ossos: estribo, martelo e bigorna. Responsáveis pela transmissão da vibração sonora, são essenciais para a audição.

- *Osso hioide*

Localizado abaixo da mandíbula, na região anterior do pescoço, é um osso diferenciado, pois não tem conexão com nenhum outro osso. Está suspenso por ligamentos e músculos, servindo como base para a fixação de outras estruturas moles.

- *Coluna vertebral*

É uma estrutura formada por vértebras que se conectam, formando o eixo central do corpo. Conecta a cabeça ao corpo, dá estrutura para os movimentos corporais do tronco, membros superiores e inferiores, servindo de suporte para as costelas, além de proteger a medula espinal, que é um prolongamento do sistema nervoso.

Entre as vértebras existe uma estrutura chamada de disco intervertebral, que absorve os impactos, impedindo o choque entre as vértebras, além de permitir maior mobilidade nessas articulações.

Possui 33 ossos e divide-se em cinco regiões: **coluna cervical**, **coluna torácica**, **coluna lombar**, **sacro** e **cóccix**.

As **vértebras** têm diferentes formas, dependendo da região em que se encontram, sendo mais delgadas e delicadas na região cervical, e maiores e mais resistentes na região lombar.

As principais estruturas de uma vértebra são: corpo vertebral, processo espinhoso, forame vertebral e processos transversos.

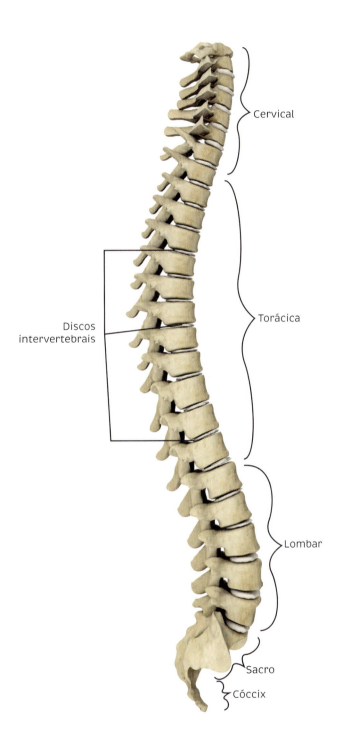

FIGURA 10 – Regiões da coluna vertebral.

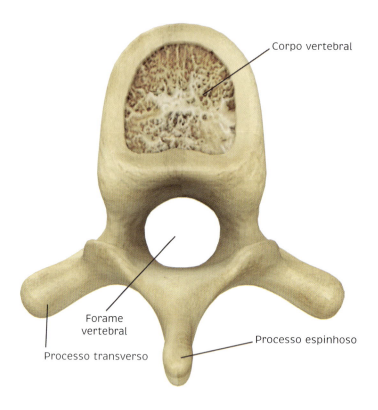

FIGURA 11 – Vértebras e suas estruturas.

Para o massoterapeuta é essencial conhecer a anatomia da coluna, principalmente quando trabalha a região dorsal. Verifica-se proeminências ósseas no centro das costas que servem como referência, correspondentes aos processos espinhosos das vértebras.

✓ Coluna cervical

É constituída por sete vértebras, que vão de C1 a C7 (C é a abreviatura de *cervical*). As duas primeiras apresentam formas diferenciadas e recebem nomes específicos: a primeira é chamada de atlas e se articula com a base do crânio, e a segunda é denominada áxis. A coluna cervical corresponde à região do pescoço, desde a base do crânio até a altura dos ombros, onde podemos palpar o processo espinhoso da C7, o mais proeminente.

✓ Coluna torácica

Possui doze vértebras, que vão de T1 a T12 (T é a abreviatura de *torácica*). É a região com menor mobilidade da coluna vertebral, e suas vértebras se articulam anteriormente com as costelas.

✓ Coluna lombar

É composta por cinco vértebras, indo de L1 a L5 (L é a abreviatura de *lombar*), que são as mais fortes da coluna, pois precisam suportar o peso de toda a porção superior do corpo.

✓ Sacro

Apresenta cinco vértebras fundidas entre si na idade adulta; portanto, não possui disco intervertebral, articulando-se com os ossos do quadril e transferindo toda a carga da parte superior do corpo para os membros inferiores.

✓ Cóccix

Tem quatro vértebras também fundidas entre si e se articula com o sacro. Corresponde à parte mais inferior da coluna.

Algumas teorias evolucionistas sugerem que o cóccix é um vestígio de uma cauda no processo de evolução do homem. Fato é que serve de ponto de fixação para músculos e ligamentos.

A coluna, quando em uma visão lateral, possui curvaturas consideradas normais, sendo elas:

- **lordose cervical:** apresenta concavidade para trás;
- **cifose torácica:** apresenta concavidade para a frente;
- **lordose lombar:** apresenta concavidade para trás;
- **cifose sacral:** apresenta concavidade para a frente.

Quando avaliada pela visão póstero-anterior (de trás para frente), a coluna não deve apresentar curvaturas. Quando isso ocorre, consideramos um desvio patológico.

- *Caixa torácica*

A caixa torácica corresponde às vertebras torácicas, costelas e esterno, este localizado na parte anterior do tórax. É responsável pela proteção de órgãos vitais, como os pulmões e o coração.

✓ Costelas

Possuímos doze pares de costelas que se articulam posteriormente com as vértebras torácicas. Anteriormente, as sete primeiras costelas, conhecidas como costelas verdadeiras, articulam-se diretamente com o osso esterno por meio das cartilagens costais, que permitem maior flexibilidade ao conjunto. As demais costelas são chamadas de costelas falsas, pois não se articulam diretamente com o osso esterno. Dessas, os dois últimos pares são chamados de costelas flutuantes, pois não se conectam ao esterno, nem direta nem indiretamente.

✓ Esterno

Osso localizado na parte anterior e central do tórax, que dá suporte às costelas. Divide-se em três porções: a superior, chamada de manúbrio; a média, chamada de corpo, e a inferior, chamada de processo xifoide, que serve de sustentação para a musculatura abdominal.

Esqueleto apendicular

Constituído pela **cintura escapular** (cíngulo do membro superior) e **membros superiores** e de **cintura pélvica** (cíngulo do membro inferior) e **membros inferiores.**

- *Cintura escapular*

Corresponde aos ossos clavícula e escápula.

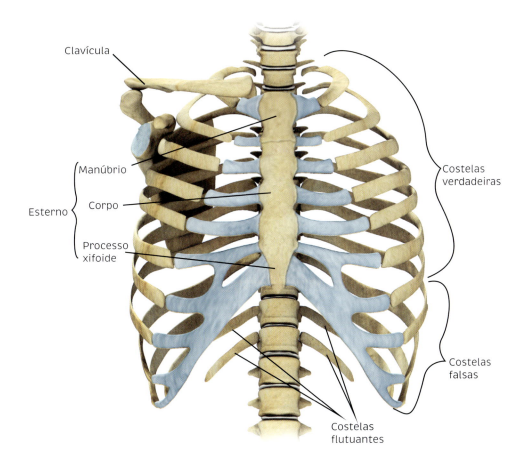

FIGURA 12 – Costelas e esterno.

✓ Clavícula

É um pequeno osso que está articulado com o manúbrio do esterno e à escápula. Auxilia na estabilização da articulação do ombro.

✓ Escápula

É um osso grande, em formato triangular, localizado na parte posterior do ombro, articulando-se com a clavícula e o úmero. Por não ter articulação posterior, possui bastante mobilidade, pois desliza na musculatura que recobre as costelas. Possui uma estrutura bastante proeminente que pode ser palpada no dorso, chamada de espinha da escápula, e serve de referência para o profissional da massoterapia durante a aplicação das técnicas de massagem.

- *Membros superiores*

São constituídos pelos ossos: úmero, ulna, rádio, ossos do carpo, metacarpo e falanges.

✓ Úmero

É um osso longo que se articula superiormente com a escápula por meio da cabeça do úmero e inferiormente com a ulna e o rádio.

✓ Ulna e rádio

A ulna, localizada medialmente, articula-se proximalmente com o úmero e nessa região possui a proeminência do cotovelo, chamada de processo coronoide. O rádio se localiza mais lateralmente no antebraço, articulando-se distalmente com os ossos do carpo. Os dois se articulam entre si proximalmente e distalmente.

✓ Carpo

Região correspondente à base da mão, mais próxima ao punho, que contém oito ossos que se articulam entre si e são organizados em duas fileiras.

✓ Metacarpo

São cinco ossos paralelos, localizados na palma da mão e identificados de I a V, de lateral para medial.

✓ Falanges

Cada um dos dedos da mão possui três falanges: proximal, média e distal, com exceção do polegar, que possui apenas as falanges proximal e distal.

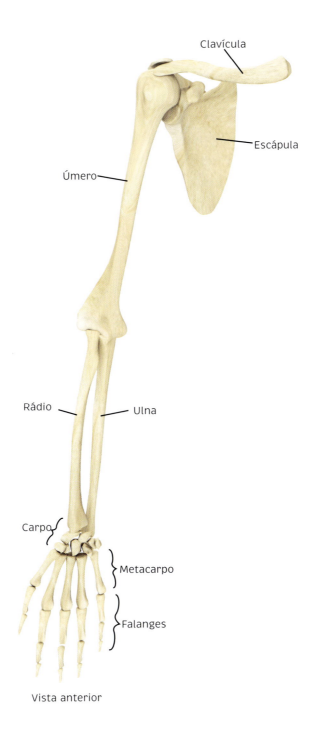

FIGURA 13 – Cintura escapular e membro superior.

- *Cintura pélvica*

Corresponde aos ossos do quadril, que no adulto são fundidos e bilaterais: o ílio, o ísquio e o púbis. Articula-se posteriormente com o sacro, em uma fixação bastante resistente e estável, pois suporta o peso de toda a parte superior do corpo, e anteriormente entre si pela sínfise púbica, região localizada superiormente aos órgãos genitais. Possuem lateralmente uma importante estrutura, o acetábulo, que é uma concavidade que permite o perfeito encaixe da cabeça do osso fêmur.

Lateralmente, na parte mais superior do quadril, encontramos outra importante estrutura que nos serve de referência, a crista ilíaca.

- *Membros inferiores*

Constituídos pelos ossos: fêmur, patela, tíbia, fíbula, ossos do tarso, metatarso e falanges.

✓ Fêmur

É o maior osso do corpo humano. Articula-se com o quadril proximalmente e distalmente com a patela e a tíbia. Possui uma angulação fisiológica próxima à articulação com o quadril, região chamada de colo do fêmur, e logo abaixo apresenta uma grande projeção que pode ser palpada na lateral do quadril, o trocanter maior do fêmur.

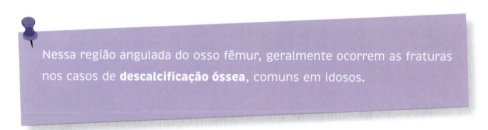

Nessa região angulada do osso fêmur, geralmente ocorrem as fraturas nos casos de **descalcificação óssea**, comuns em idosos.

✓ Patela

É um osso sesamoide localizado na frente da articulação do joelho, fixado apenas por tendões, que desliza na região anterior do fêmur durante os movimentos de flexão e extensão do joelho.

✓ Tíbia e fíbula

A tíbia e a fíbula se articulam entre si, proximalmente e distalmente. A tíbia se localiza na porção média da perna e suporta todo o peso transmitido pelo fêmur. Apresenta na parte anterior uma estrutura chamada tuberosidade da tíbia, que entra em contato com o solo quando nos ajoelhamos e na qual é fixada o ligamento patelar. A região anterior, chamada popularmente de canela, é a sua linha anterior. Outra estrutura importante é o maléolo medial, proeminência na região medial do tornozelo.

A fíbula encontra-se na região lateral da perna e distalmente possui uma estrutura chamada de maléolo lateral, localizado na lateral do tornozelo.

✓ Tarso

É composto por sete ossos, que sustentam o peso do corpo e são essenciais para a dinâmica da marcha. Na parte posterior temos o calcâneo, o mais proeminente e que se conecta ao tendão calcâneo, e que também faz contato com o solo durante a marcha.

✓ Metatarso

São cinco ossos paralelos, localizados na região medial do pé e identificados de I a V, contados a partir da região medial para a lateral.

✓ Falanges

Cada um dos dedos dos pés possui três falanges: proximal, média e distal, assim como nas mãos. O hálux, nome dado ao primeiro metatarso, possui apenas duas falanges, a proximal e a distal.

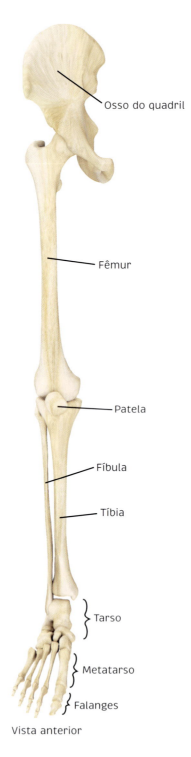

FIGURA 14 – Cintura pélvica e membro inferior.

ARTICULAÇÕES E SEUS MOVIMENTOS

Quando estudamos o sistema esquelético, logo temos em mente que os ossos estão interligados de alguma forma. Essa ligação é chamada de **articulação**, ou seja, quando dois ossos diferentes se encontram, eles se articulam. Portanto, abordaremos neste tópico a artrologia (estudo das articulações) e a cinesiologia (estudo dos movimentos), como continuidade do sistema esquelético.

As articulações são essenciais para prover funcionalidade ao sistema esquelético. Algumas delas são mais móveis, outras menos móveis ou até imóveis, possibilitando maior resistência ou flexibilidade, e permitindo movimentos mais amplos e variados. Geralmente são estabilizadas por ligamentos (que ligam osso a osso), tendões (que unem osso a músculo), cápsulas (que recobrem toda a região articular) e outras estruturas adjacentes.

As principais articulações do corpo são temporomandibular, intervertebral, do ombro (escápulo-umeral), do cotovelo (cubital), do punho (radiocárpica), carpometacárpica (entre carpo e metacarpo), metacarpofalangeana (entre metacarpo e falanges), interfalangeana das mãos (entre falanges), sacroilíaca (entre o sacro e o quadril), do quadril (coxofemoral), do joelho, do tornozelo (tibiotársica), tarsometatársica (entre tarso e metatarso), metatarsofalangeana (entre metatarso e falanges) e interfalangeana dos pés (entre falanges).

Classificação por movimento

As articulações podem ser classificadas quanto ao grau de movimento que possuem, como **sinartroses**, que são imóveis, **anfiartroses**, com movimentos restritos, e **diartroses**, com movimentos livres.

- *Classificação estrutural*

Podem ser classificadas, de acordo com sua estrutura, como articulações fibrosas, cartilagíneas e sinoviais.

As **fibrosas** são articulações com pouca ou nenhuma mobilidade e são permeadas de tecido fibroso, como as articulações dos ossos do crânio.

As **cartilagíneas** também têm pouca ou nenhuma mobilidade, mas são conectadas por cartilagem, como as articulações intervertebrais, entre as vértebras e a sínfise púbica, e a articulação entre os ossos do quadril, localizada imediatamente acima dos órgãos genitais.

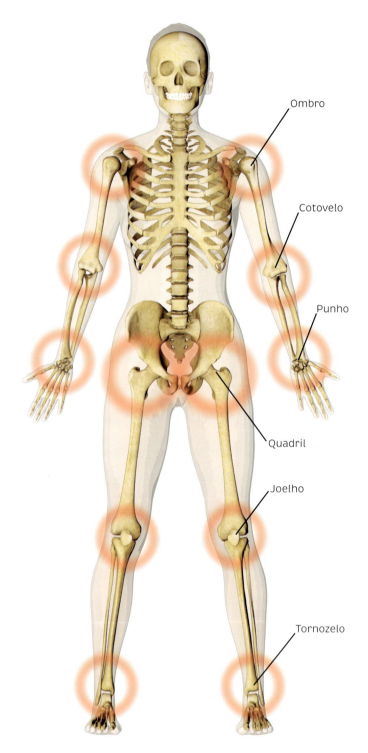

FIGURA 15 – Grandes articulações.

As articulações **sinoviais** são bastante móveis e possuem algumas estruturas bem específicas, como: uma *cavidade articular*, que permite livre movimento entre os ossos; a *cartilagem epifisal*, na extremidade dos ossos articulantes; o *líquido sinovial*, um líquido lubrificante; a *cápsula articular*, que protege a articulação e contém o líquido em seu interior; a *membrana sinovial*, que é interna à cápsula e produz o líquido; além de *ligamentos; tendões; bainhas* (faixas de tecido fibroso) e *discos cartilagíneos*. Articulações do joelho e do ombro são exemplos de articulações sinoviais.

Durante a **gestação**, o organismo das mulheres produz uma substância chamada relaxina, que causa o aumento da flexibilidade dos ligamentos e cartilagens, para que, durante o parto, os ossos do quadril se "desencaixem", permitindo a passagem do bebê.

Por outro lado, as demais articulações ficam menos estáveis, gerando maior risco de torções e quedas.

Movimentos articulares – Cinesiologia

Descreveremos de forma sucinta os movimentos articulares, com o intuito de fornecer ao massoterapeuta informações importantes que devem ser comuns a todos os profissionais da saúde, como linguagem universal, considerando-se o trabalho interdisciplinar como premissa básica para um atendimento de qualidade.

As articulações fornecem ao corpo humano inúmeras possibilidades de movimento, essenciais para que realizemos com maior eficiência nossas tarefas cotidianas. Descreveremos movimentos simples; porém, sabe-se que a maioria dos movimentos fisiológicos ocorrem por combinação. Tomemos como exemplo a marcha, que precisa de movimentos diversificados de uma série de articulações, todos perfeitamente coordenados, não apenas dos membros inferiores mas também da cintura escapular e do tronco.

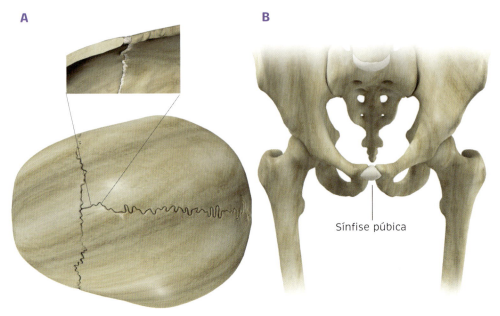

Exemplo: suturas cranianas

Exemplo: sínfise púbica

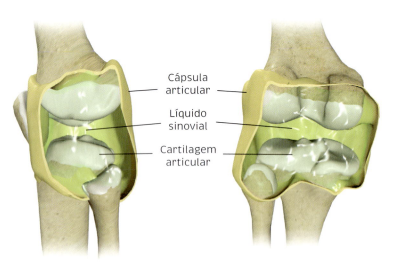

Exemplo: articulação do joelho

FIGURA 16 – Classificação estrutural das articulações: (**A**) articulação fibrosa, (**B**) articulação cartilagínea, (**C**) articulação sinovial.

Destacamos, a seguir, a nomenclatura dos principais movimentos.

- **Flexão** – aproxima os ossos de uma articulação, reduzindo seu ângulo.
- **Extensão** – afasta os ossos de uma articulação, aumentando seu ângulo (retorno da flexão).
  - **Dorsiflexão** – termo utilizado especificamente para o tornozelo, quando a ponta do pé se desloca para cima.
  - **Plantiflexão** – termo utilizado especificamente para o tornozelo, quando a ponta do pé se desloca para baixo.
- **Hiperextensão** – movimento de extensão que ultrapassa os limites definidos na posição anatômica.
- **Abdução** – afasta o membro da linha mediana.
- **Adução** – aproxima o membro da linha mediana.
  - **Desvio radial** – termo utilizado especificamente para o punho, no movimento de abdução.
  - **Desvio ulnar** – termo utilizado especificamente para o punho, no movimento de adução.
- **Rotação interna/externa** – a estrutura gira em torno do seu próprio eixo.
  - **Supinação** – movimento de rotação, termo usado especificamente para o antebraço, voltando a palma das mãos para a frente.
  - **Pronação** – movimento de rotação, termo usado especificamente para o antebraço, voltando a palma das mãos para trás.
- **Circundução** – Movimento amplo de rotação, em que a extremidade se movimenta em círculo.
- **Elevação** – termo utilizado para movimentos do ombro e mandíbula para cima.
- **Depressão** – termo utilizado para movimentos do ombro e mandíbula para baixo.
- **Inclinação ou flexão lateral** – termo utilizado especificamente para o tronco e a cabeça, quando esses segmentos pendem para uma das laterais.
- **Protração** – "deslizar" ou mover para a frente.
- **Retração** – "deslizar" ou mover para trás.
- **Inversão** – termo utilizado especificamente para a articulação do tornozelo, quando a planta do pé se volta para dentro.

> **Eversão** – termo utilizado especificamente para a articulação do tornozelo, quando a planta do pé se volta para fora.
> **Oposição** – termo utilizado especificamente para o polegar, quando se desloca para tocar as pontas dos demais dedos.

São muito comuns as **torções** por inversão do tornozelo nas mulheres gestantes, especialmente no uso de calçados com salto alto.

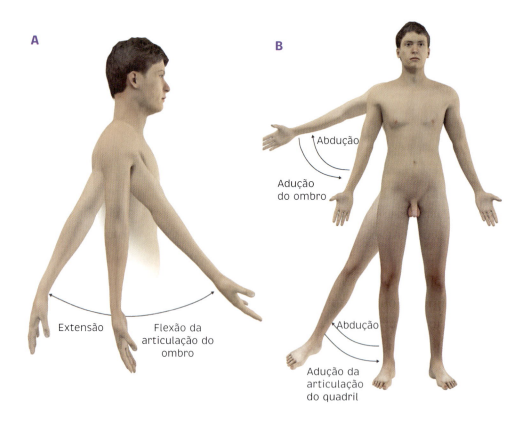

FIGURA 17 – Movimentos articulares: (**A**) flexão e extensão da articulação do ombro, (**B**) abdução e adução das articulações do ombro e quadril.

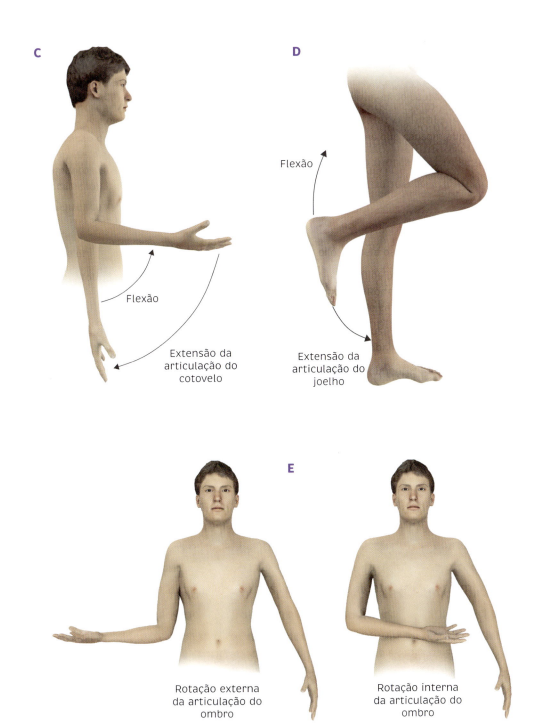

(**C**) flexão e extensão da articulação do cotovelo, (**D**) flexão e extensão da articulação do joelho. (**E**) rotação externa e interna da articulação do ombro.

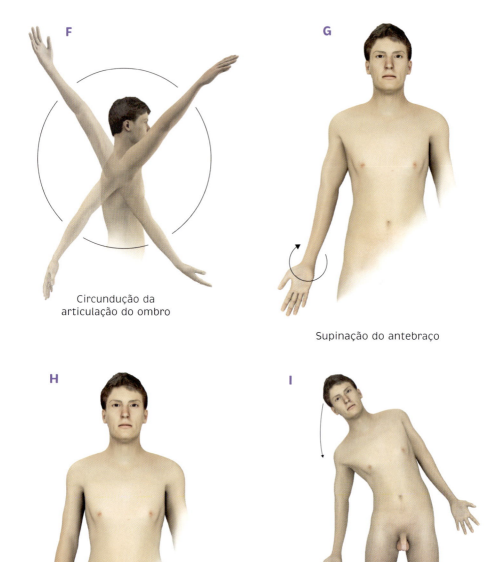

(**F**) circundução da articulação do ombro, (**G**) supinação do antebraço, (**H**) pronação do antebraço, (**I**) flexão lateral do tronco.

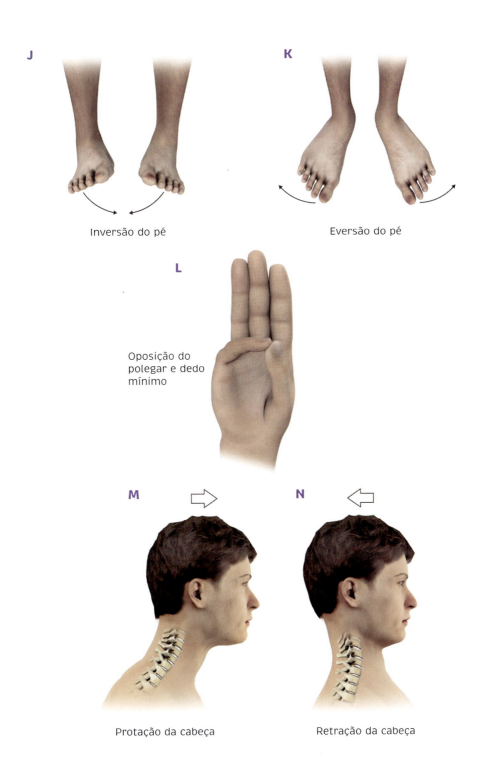

(**J**) inversão do pé, (**K**) eversão do pé, (**L**) oposição do polegar e dedo mínimo, (**M**) protração da cabeça, (**N**) retração da cabeça.

SISTEMA ESQUELÉTICO |73

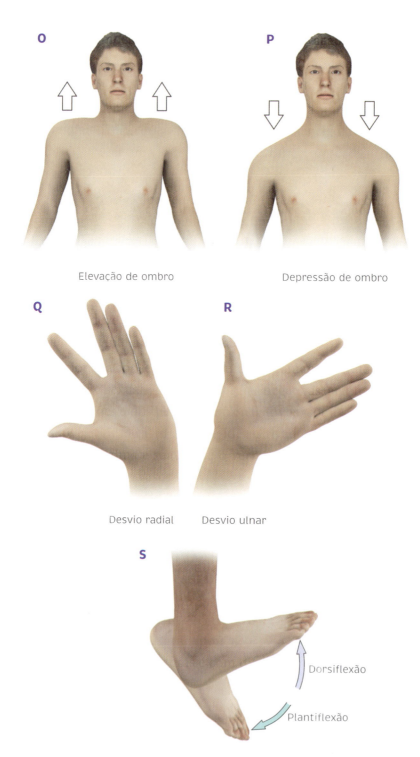

(**O**) elevação do ombro, (**P**) depressão do ombro, (**Q**) desvio radial, (**R**) desvio ulnar, (**S**) dorsiflexão e plantiflexão do tornozelo.

PRINCIPAIS PATOLOGIAS

BURSITE

O que é?	Inflamação da bursa, estrutura como uma bolsa que contém líquido em seu interior, localizada próxima às articulações a fim de manter um deslizamento adequado de estruturas, como músculos e tendões. A bursite ocorre com mais frequência próximo às articulações do ombro, quadril e joelho.
Fisiopatologia	Após um traumatismo ou excesso de movimento no local, a bursa se inflama, aumentando seu volume e causando a compressão de estruturas próximas, vasos e nervos, o que gera dor.
Sinais e sintomas	Inflamação local com dor, principalmente durante os movimentos, que ficam limitados.
Indicação de massagem (técnicas que provocam aumento sistêmico da circulação)	Contraindicada localmente na fase aguda, mas pode ser aplicada em fases posteriores, dentro dos limites da dor.

ENTORSE

O que é?	Ocorre quando uma articulação é forçada além de sua amplitude de movimento normal, causando lacerações nos ligamentos que a circundam. A articulação mais comumente acometida é o tornozelo.
Fisiopatologia	Após a lesão, ocorre inflamação local com hematoma, que inicia o processo de reparação dos tecidos lesados. Pode ou não ocorrer lesão das estruturas próximas, como vasos e nervos.
Sinais e sintomas	Dor, principalmente durante o movimento, edema e calor, com possível presença de hematoma.
Indicação de massagem (técnicas que provocam aumento sistêmico da circulação)	É indicada após a fase aguda da lesão, auxiliando no processo de reparação tecidual, reduzindo o edema e retirando os catabólitos locais ("lixo" celular). Deve-se atentar para possíveis fraturas e trabalhar de forma adequada, sem que o cliente sinta dor durante as manobras.

FRATURA

O que é?	Condição em que o osso perde a continuidade. As fraturas podem ser classificadas como: completas (osso quebrado) ou incompletas (osso trincado), abertas (expostas através da pele) ou fechadas (dentro da pele).
Fisiopatologia	Pode ocorrer por traumatismos diversos e também por sobrecargas causadas por uso contínuo (por estresse), o que causa a ruptura de vasos sanguíneos locais, formando um hematoma e um quadro inflamatório, contribuindo para a calcificação do local.
Sinais e sintomas	Na fase aguda, ocorre dor incapacitante e perda da funcionalidade das articulações próximas, além de edema e espasmo muscular.
Indicação de massagem (técnicas que provocam aumento sistêmico da circulação)	A massagem é contraindicada na fase aguda, porém pode ser aplicada nas demais fases (após consolidação óssea).

HÉRNIA DISCAL

O que é?	O disco intervertebral sofre uma ruptura, e parte do seu conteúdo forma uma saliência que pode comprimir os nervos que se conectam à medula espinal ou à própria medula (ver em sistema nervoso).
Fisiopatologia	Pode ser causada por um traumatismo, mau alinhamento da coluna vertebral ou esforço em postura inadequada. A hérnia é geralmente associada ao movimento de rotação da coluna, que causa uma compressão do disco intervertebral. Ele sofre um esmagamento, e parte do seu conteúdo interno sofre uma protrusão. Dependendo da região em que isso ocorre, pode causar compressão na inervação que passa na região (dizemos popularmente que o nervo está pinçado). Ocorre também instalação do quadro inflamatório.
Sinais e sintomas	Dor no local da compressão nervosa que pode se estender para o trajeto do nervo comprimido, o que chamamos de irradiação.
Indicação de massagem (técnicas que provocam aumento sistêmico da circulação)	Contraindicada localmente na fase aguda, porém, a musculatura adjacente pode se beneficiar com as manobras que causam relaxamento.

OSTEOARTRITE

O que é?	Conhecida mais popularmente como artrose, é o desgaste das cartilagens articulares.
Fisiopatologia	Ocorre geralmente nas articulações que sofrem sobrecarga de peso, como joelhos e entre as vértebras lombares. Acomete milhões de pessoas no Brasil, e seu início é comum na meia idade, progredindo com o envelhecimento. Fatores desencadeantes: traumatismo, esforço repetitivo, deformidades congênitas e obesidade, entre outros. O desgaste se inicia nas cartilagens e pode evoluir para os ossos.
Sinais e sintomas	Dor articular persistente, crepitação durante o movimento, redução na amplitude de movimento, alteração da marcha, entre outros.
Indicação de massagem (técnicas que provocam aumento sistêmico da circulação)	Contraindicada nas fases de inflamação aguda e indicada nas demais fases, com o objetivo de relaxar a musculatura local e manter a mobilidade articular.

OSTEOPOROSE

O que é?	Condição em que os ossos perdem massa, tornando-se "porosos", frágeis e mais susceptíveis às fraturas. Afeta principalmente as vértebras e a cabeça do osso fêmur, nos idosos, grupo de maior risco.
Fisiopatologia	Em pessoas saudáveis, os ossos são reabsorvidos e repostos o tempo todo, mantendo um equilíbrio; já na osteoporose, eles são reabsorvidos mais rapidamente que repostos, levando a uma redução da massa total do osso.
Sinais e sintomas	Geralmente não apresenta sintomas e é descoberta após uma consequente fratura. Pode causar um achatamento das vértebras, levando a alterações posturais e redução de estatura.
Indicação de massagem (técnicas que provocam aumento sistêmico da circulação)	A massagem é indicada, desde que feita com cautela, auxiliando no alívio das dores e incômodos. Deve-se utilizar uma pressão leve nas manobras, evitando-se o risco de causar uma fratura.

SISTEMA MUSCULAR

ANATOMIA E FISIOLOGIA

Para o massoterapeuta, torna-se essencial conhecer o sistema muscular, os principais músculos, sua localização, as direções das fibras musculares e sua fisiologia, pois boa parte das pessoas que buscam seus cuidados traz tensões e dores musculares resultantes de posturas inadequadas, problemas emocionais, pouca atividade física e falta de percepção do próprio corpo, que refletem mais cedo ou mais tarde nessa importante estrutura do corpo humano. Portanto, conhecê-lo é muito importante, tanto para a avaliação quanto para o tratamento adequado do cliente.

O sistema muscular é imprescindível à manutenção da vida. Por exemplo, um músculo, ao contrair-se, desencadeia uma série de processos e dá vida ao corpo humano, transformando energia química em energia mecânica, ou seja, em movimento. Suas células são chamadas de fibras musculares, que se agrupam em feixes, envoltas por uma camada de tecido conjuntivo. Para manter suas funções, esse sistema necessita de um grande aporte sanguíneo, seu combustível, e os glóbulos vermelhos acabam por conferir aos músculos a cor avermelhada característica. Atribui-se aos músculos cerca de 40 a 50% do peso corporal.

A organização de um músculo ocorre da seguinte forma: um grupo de **fibras musculares** é envolto por uma camada de tecido conjuntivo, o endomísio, e forma-se um fascículo. Um grupo de **fascículos** envoltos por outra camada de tecido conjuntivo, o perimísio, forma um **músculo**, que é envolto pelo epimísio, uma outra camada de tecido conjuntivo. Ou seja, são feixes dentro de outros feixes, recobertos por camadas de tecido conjuntivo, que conferem a sustentação adequada da estrutura.

Cada célula muscular possui em seu interior diversas estruturas importantes; abordaremos neste capítulo apenas as estruturas contráteis: dois filamentos, chamados de actina e a miosina. Quando um impulso nervoso chega ao músculo por meio de um nervo, provoca uma série de reações químicas, que fazem com que as fibras de actina e miosina deslizem entre si, encurtando o tamanho das fibras musculares, causando o que chamamos de contração muscular.

> Passar muito tempo em uma determinada postura exige dos músculos um grande esforço, o que se agrava se a postura for inadequada. Como resposta ao esforço extra, os músculos tendem a ficar dolorosos e tensionados.
>
> Assim, para manter a saúde física e muscular, é essencial alternar posturas e fazer pequenas pausas para alongamentos e relaxamentos.

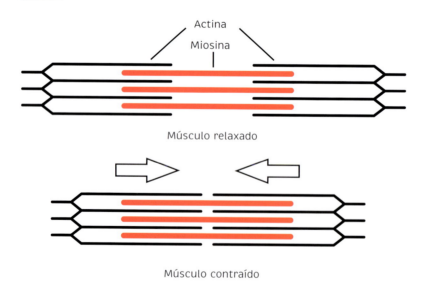

FIGURA 18 – Estruturas contráteis: actina e miosina.

Funções do sistema muscular

Produção de movimentos – os músculos, associados ao sistema esquelético, conseguem reduzir consideravelmente seu comprimento atuando como um sistema de alavancas que permite a execução dos movimentos, trazendo, em conjunto, funcionalidade ao arcabouço ósseo.

Estabilização das posições – por mais imperceptível que pareça, manter-se em determinada postura exige trabalho contínuo dos músculos, que, de forma instantânea e coordenada, contraem-se e relaxam-se equilibradamente.

Armazenamento e movimentação de substâncias – contrações musculares são capazes de movimentar substâncias, como o sangue, que, a partir das contrações do coração, é impulsionado pelos vasos sanguíneos. Os músculos também podem reter substâncias em seu interior a partir da contração dos esfíncteres, músculos que ficam nas saídas de órgãos como bexiga e intestino.

Produção de calor – a contração muscular produz calor, mantendo uma temperatura adequada para o perfeito funcionamento do organismo.

TECIDO MUSCULAR

Como já abordamos anteriormente, existem três tipos de tecido muscular: o **cardíaco**, presente no coração; o **liso**, revestindo as paredes internas de vasos sanguíneos e de estruturas ocas, que se contraem involuntariamente; e o **esquelético,** que pode ser contraído voluntariamente e está ligado aos ossos do corpo, sendo responsável pelos movimentos. Detalharemos a seguir os músculos esqueléticos, foco de nosso estudo e atenção.

Músculos esqueléticos

Têm formatos e comprimentos diferentes, de acordo com a região em que se encontram e também com a função que exercem. Podem ser mais largos e volumosos quando executam tarefas que necessitam maior aplicação de força, sem tanta coordenação, e delgados e delicados quando suas funções são mais minuciosas e não exigem tanta força. Seu comprimento varia de microscópico a até aproximadamente 30 cm, dependendo do local em que se encontram.

O músculo esquelético possui duas extremidades formadas por tecido conjuntivo: os tendões, responsáveis por manter acoplado o músculo ao osso, e o ventre, que é a parte central e mais carnosa do músculo.

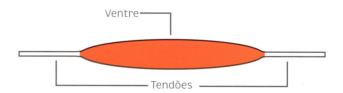

FIGURA 19 - Partes do músculo.

De forma geral, uma extremidade do músculo está ligada a um osso e a outra, conectada com outro osso, passando sempre por pelo menos uma articulação, o que permite que, ao contrair-se, tracione um osso para perto do outro, produzindo assim o movimento.

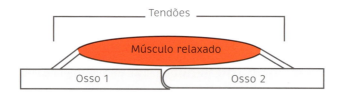

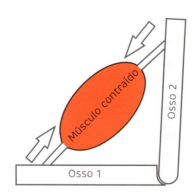

FIGURA 20 - Contração muscular e movimento.

Nos músculos existem dois tipos de fibras:
- **tipo I:** são fibras de contração mais lenta, porém podem se contrair por longos períodos, como os músculos posturais e os músculos das pernas;
- **tipo II:** as fibras são de rápida velocidade de contração, porém fadigam-se mais facilmente. Localizam-se nos membros superiores.

Há diversas formas de se classificar um músculo, de acordo com diferentes parâmetros, como veremos a seguir.

- **Forma** – podem ser longos, curtos ou largos.
- **Origem e inserção** – quando possuem mais de um tendão de origem. Podem ser bíceps (duas origens), tríceps (três origens) e quadríceps (quatro origens).
- **Ação** – podem ser flexores, extensores, adutores, abdutores, pronadores, supinadores, etc.

É importante notar que os nomes dos músculos geralmente têm relação com a sua classificação, tamanho, forma, localização, ação, origem, etc. Por exemplo, o glúteo máximo é denominado dessa forma por ser o maior músculo da região glútea; o bíceps braquial recebe esse nome porque possui dois tendões de origem e se localiza no braço; já o músculo trapézio é nomeado assim em razão de sua forma.

Existem no corpo humano cerca de 600 músculos. Vamos estudar aqui os mais importantes para o dia a dia do massoterapeuta, de acordo com a região em que se localizam e por grupos.

Músculos da cabeça, face e pescoço

Os músculos faciais permitem ao ser humano expressar suas emoções, pois são responsáveis pelas expressões faciais: levantar e abaixar os lábios, abrir e fechar os olhos e a boca, etc., além de serem essenciais na mastigação. A maior parte deles tem origem nos ossos e inserção na pele, e a tracionam quando se contraem.

Quadro I – Principais músculos faciais e suas funções

Músculo(s)	Localização	Ação principal
Occipitofrontal – ventre frontal	Músculo da testa.	Elevar as sobrancelhas, franzir a testa e movimentar o couro cabeludo para a frente.
Temporal	Situa-se na lateral da cabeça.	Elevar a mandíbula, no movimento de mastigar.

(cont.)

Músculo(s)	Localização	Ação principal
Orbicular do olho	Ao redor dos olhos.	Fechar os olhos.
Orbicular da boca	Ao redor da boca.	Fechar a boca.
Platisma	Uma fina camada na região anterior do pescoço.	Deprimir a mandíbula e manter a pele do pescoço tracionada.
Masseter	Mais profundo, na lateral da mandíbula.	Elevar a mandíbula, no movimento de mastigar.
Esternocleidomastóideo	Da clavícula e região peitoral até a parte posterior da orelha (abaixo do platisma).	*Contração bilateral* – flexionar a cabeça. *Contração unilateral* – girar e inclinar a cabeça.

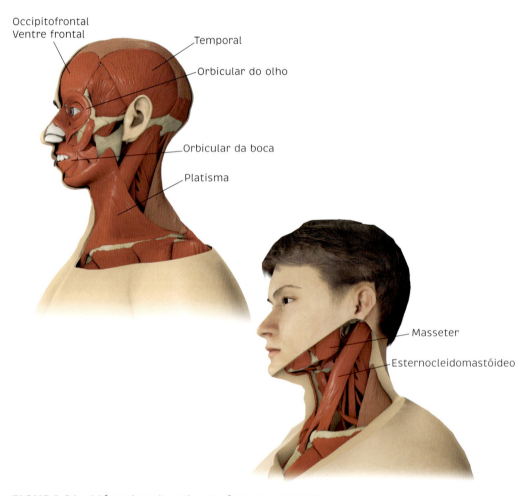

FIGURA 21 – Músculos da cabeça, face e pescoço.

Músculos do tórax, abdome e cintura escapular

Os músculos peitorais protegem a caixa torácica e auxiliam na respiração. Os músculos da cintura escapular são responsáveis por estabilizar a escápula, auxiliando no movimento dos membros superiores e também movimentando o úmero. Os músculos abdominais estabilizam o tronco, e abrigam e protegem os órgãos internos contra traumas.

Quadro 2 – Principais músculos peitorais e suas funções

Músculo(s)	Localização	Ação principal
Peitoral maior	Recobre a parte anterior do tórax.	Aduzir e flexionar o braço.
Intercostais externos	Ficam entre as costelas, externamente.	Elevar as costelas, movimentando-as, aumentando o tamanho da cavidade torácica durante a inspiração.
Intercostais internos	Ficam entre as costelas, internamente.	Aproximar as costelas, movimentando-as, reduzindo o tamanho da cavidade torácica durante a expiração forçada.
Diafragma	Principal músculo da respiração, trata-se de um músculo côncavo que separa a cavidade torácica da abdominal.	Aumentar o volume da cavidade torácica. Durante a contração movimenta-se para baixo, permitindo que o ar entre nos pulmões.
Reto abdominal	Situa-se na parte anterior do abdome.	Flexionar o tronco.
Oblíquo externo do abdome	Situa-se na lateral do abdome.	*Contração bilateral* – comprimir o abdome. *Contração unilateral* – girar o tronco.
Deltoide	Recobre a parte anterior, média e posterior da articulação do ombro.	*Contração da porção anterior* – flexionar o braço. *Contração da porção média* – abduzir o braço. *Contração da porção posterior* – estender o braço.

(cont.)

Músculo(s)	Localização	Ação principal
Trapézio	É o músculo mais superficial que recobre a parte posterior da coluna cervical, passando pela parte superior do ombro, descendo pelo centro das costas.	*Porção superior* – elevar a escápula. *Porção média* – aduzir a escápula. *Porção inferior* – deprimir a escápula.
Supraespinal	Na escápula, acima de sua espinha.	Auxiliar na abdução do braço.
Infraespinal	Na escápula, abaixo de sua espinha.	Rotacionar o braço externamente.
Romboide maior / menor	Situados entre as escápulas e a coluna vertebral.	Elevar e aduzir a escápula, com função importante na manutenção correta da postura.

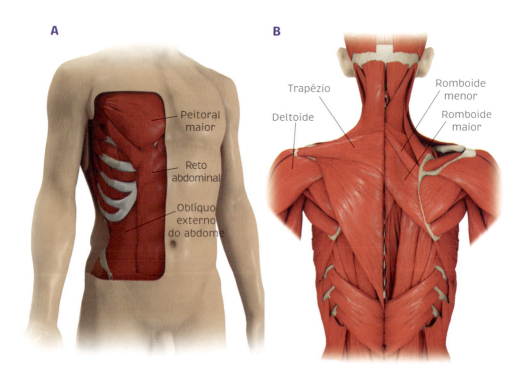

Figura 22 – (**A**) Principais músculos torácicos e abdominais, (**B**) Principais músculos da cintura escapular.

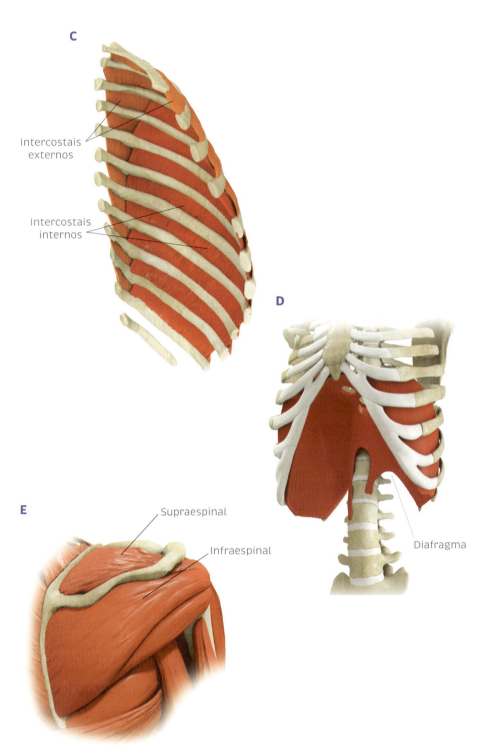

(**C**) Músculos intercostais, (**D**) Músculo diafragma, (**E**) Principais músculos da escápula.

SISTEMA MUSCULAR | 87

Músculos dos membros superiores

Os músculos dos membros superiores são essenciais em razão de sua funcionalidade, pois são muito úteis para as atividades da vida diária, como pegar um copo, levantar objetos e escrever, entre outras.

Quadro 3 – Principais músculos dos membros superiores e suas funções

Músculo(s)	Localização	Ação principal
Bíceps braquial	Situado na região anterior do braço, tem duas origens na escápula e inserção no antebraço.	Auxiliar no movimento de flexão de ombro. Realizar flexão e supinação do antebraço, no nível da articulação do cotovelo.
Tríceps braquial	Situa-se na porção posterior do braço, possui três origens na escápula e no próprio úmero, e uma inserção na parte posterior da ulna, no antebraço.	Realizar extensão de ombro e cotovelo.
Flexores de punho e dedos	A maior parte deles tem sua origem em tendões ancorados na região medial do úmero (epicôndilo medial).	Flexionar punho e dedos, principalmente. Trata-se de um grupo de músculos que tem funções comuns.
Extensores de punho e dedos	Grupo de músculos situados na região posterior do antebraço, originados na região lateral do osso úmero (epicôndilo lateral).	Realizar extensão de punho e dedos.

Músculos dorsais

Localizados na parte posterior do tronco, tem a função de manter a coluna ereta, entre outras. São músculos bastante resistentes, pois são muito exigidos, principalmente naqueles que passam muito tempo sentados ou em posturas inadequadas, sem o correto período de relaxamento e descanso. Para os massoterapeutas, é muito comum atender clientes que apresentam músculos dorsais tensos e dolorosos, principalmente os localizados nas laterais da coluna vertebral, conhecidos como paravertebrais.

Quadro 4 – Principais músculos dorsais e suas funções

Músculo(s)	Localização	Ação principal
Eretores da espinha	É um grupo de músculos que forma uma massa muscular localizada lateralmente à coluna. Do centro para a lateral do dorso temos grupo espinal, grupo longuíssimo e grupo iliocostal. Aqui os músculos se originam nas costelas e nas vértebras e se inserem em diferentes locais, como nos ossos posteriores do crânio e nas próprias costelas e vértebras.	Realizar a extensão de toda a coluna vertebral e cabeça, bem como inclinar lateralmente o tronco (quando se contrai apenas um lado).
Grande dorsal	Situado na região mais lateral do dorso na altura da coluna torácica baixa e lombar, é o músculo mais superficial da região. Originam-se nas vértebras torácicas, lombares e sacrais e se inserem no úmero (não é um músculo com atuação postural).	Promover a extensão, adução e rotação medial do braço.

Músculos da cintura pélvica e região glútea

São músculos essenciais para a locomoção e postura, pois estabilizam o quadril e auxiliam o movimento do fêmur durante a marcha. São mais fortes que os músculos dos membros superiores, pois têm de suportar todo o peso do corpo.

Quadro 5 – Principais músculos da cintura pélvica e região glútea, e suas funções

Músculo(s)	Localização	Ação principal
Glúteo máximo	Maior músculo da região glútea, origina-se no ílio, sacro e cóccix, inserindo-se no fêmur e na fáscia lateral da coxa (camada de tecido conjuntivo).	Promover a extensão e a rotação lateral do fêmur.
Glúteo médio	Situado na lateral do quadril, acima da cabeça do fêmur, origina-se no osso ílio e se insere no fêmur.	Realizar a abdução de quadril e a rotação medial do fêmur.

Músculos dos membros inferiores

São os músculos responsáveis pela efetivação da marcha e manutenção da postura em pé. Têm ação no nível das articulações do quadril, joelho, tornozelo e pés.

Quadro 6 – Principais músculos dos membros inferiores e suas funções

Músculo(s)	Localização	Ação principal
Quadríceps femoral	Grupo muscular situado na região anterior da coxa. De medial para lateral, temos: *vasto medial*, *vasto intermédio* e *vasto lateral*. Na camada mais superficial, sobre o vasto intermédio, temos o *reto femoral*. Originando-se no osso do quadril e do fêmur, insere-se por meio de um único tendão na patela, que se conecta na região anterior da tíbia pelo ligamento patelar.	Realizar extensão de joelho (todos) e flexão de quadril (apenas o reto femoral).

(cont.)

Músculo(s)	Localização	Ação principal
Isquiotibiais	Grupo de músculos localizados na região posterior da coxa, composto por: *bíceps femoral, semitendíneo* e *semimembranáceo.* Originam-se no quadril e fêmur e se inserem na tíbia e fíbula.	Promover flexão do joelho e extensão do quadril.
Tibial anterior	Músculo localizado na região anterior da perna, lateralmente à borda mais proeminente da tíbia. Origina-se na tíbia e se insere na região medial do tarso.	Realizar dorsiflexão e inversão do pé.
Gastrocnêmio	Músculo localizado na região posterior da perna (panturrilha) com origem no fêmur e inserção no calcâneo por meio do tendão calcâneo, conhecido popularmente como tendão de Aquiles.	Realizar plantiflexão e flexão do joelho.

PRINCIPAIS PATOLOGIAS

DISTENSÃO	
O que é?	Lesão muscular (também pode acometer os tendões), causada por um estiramento de fibras musculares, geralmente durante contrações bruscas.
Fisiopatologia	Após a lesão, ocorre um processo inflamatório com intensa produção de colágeno, a fim de reconectar os tecidos lesados.
Sinais e sintomas	Na fase aguda: dor local, rigidez e dor ao realizar um movimento (a intensidade depende do grau da lesão). Na fase crônica pode haver redução no potencial de contração muscular e rigidez local, causadas pela presença desse tecido de cicatrização fibroso.
Indicação de massagem (técnicas que provocam aumento sistêmico da circulação)	A massagem é contraindicada na fase aguda, porém é muito importante após esse período, pois ajuda na circulação local, auxiliando no processo cicatricial, além de evitar aderências do novo tecido fibroso.

ESPASMO MUSCULAR E CÃIBRA

O que são?	São contrações musculares involuntárias, muito comuns na musculatura das costas e do trapézio. Quando a contração muscular é contínua e amena, recebe o nome de espasmo; já quando a contração involuntária é súbita e intensa, é chamada de cãibra.
Fisiopatologia	Diante de algumas situações, a musculatura reage aumentando sua contração gradualmente ou bruscamente. Algumas das situações que podem aumentar a tensão das fibras musculares são: privação de algumas substâncias químicas ou de oxigênio, cansaço muscular ou após uma distensão abrupta, em que o músculo se contrai para manter a região protegida, impedindo os movimentos que podem comprometer ainda mais a região.
Sinais e sintomas	Nos espasmos, a dor pode ser bastante desconfortável; porém não é aguda, sendo perceptível verificar que os músculos permanecem tensos. Já nas cãibras, a dor é muito forte e aguda, causando uma contração muscular bastante visível.
Indicação de massagem (técnicas que provocam aumento sistêmico da circulação)	É indicada para o caso de espasmos, a fim de melhorar a circulação sanguínea e relaxar a musculatura local. É apropriada após as cãibras, auxiliando na recuperação da musculatura e causando alívio no quadro de dor.

FASCEÍTE PLANTAR

O que é?	Inflamação de uma estrutura de tecido fibroso, localizada na planta dos pés, chamada fáscia. Muito comum em corredores e em pessoas obesas.
Fisiopatologia	A inflamação ocorre por sobrecarga da estrutura, associada geralmente ao uso excessivo ou ao mau posicionamento dos pés. As fibras desse tecido sofrem lacerações, seguidas de inflamação local.
Sinais e sintomas	Dor aguda na planta do pé anteriormente ao osso calcâneo, principalmente pela manhã, durante caminhadas e corridas. A dor também aparece na palpação.
Indicação de massagem (técnicas que provocam aumento sistêmico da circulação)	É indicada a massagem local – de acordo com os limites de dor, melhorando o processo regenerativo – e também nos músculos próximos, melhorando e aumentando o relaxamento da fáscia.

FIBROMIALGIA

O que é?	Conjunto de sintomas crônicos, que causa um aumento da sensibilidade dolorosa. Acomete principalmente mulheres, e verifica-se que sua incidência aumenta com a idade e que há influência do estado emocional.
Fisiopatologia	Não possui causa específica conhecida. A dor também não tem causa definida, porém acredita-se que não esteja nos músculos. A fibromialgia se caracteriza pelo aparecimento de pontos específicos hipersensíveis à palpação, que são utilizados como auxílio no diagnóstico.
Sinais e sintomas	Dores generalizadas, que aumentam com o frio; fadiga; indisposição e distúrbios do sono.
Indicação de massagem (técnicas que provocam aumento sistêmico da circulação)	A massagem é indicada, porém deve-se atentar que o cliente apresenta uma grande sensibilidade à dor, que pode piorar após manipulação. Portanto, as pressões utilizadas devem ser moderadas, trazendo sensação de conforto ao cliente.

TENDINITE

O que é?	Inflamação dos tendões, geralmente próxima à inserção no osso. É muito comum no ombro, cotovelo, punho e tornozelo (tendão de Aquiles).
Fisiopatologia	Ocorre geralmente após uma distensão, ou devido a movimentos repetitivos, que geram uma inflamação local.
Sinais e sintomas	Dor localizada, agravada pelo movimento, edema e redução da amplitude de movimento.
Indicação de massagem (técnicas que provocam aumento sistêmico da circulação)	É indicada levando-se em consideração a dor local, reduzindo edemas e melhorando o processo de reparação tecidual.

TORCICOLO	
O que é?	Nome dado a qualquer condição dolorosa do pescoço seguida de contração muscular que limita os movimentos, principalmente a rotação e inclinação lateral da cabeça. As causas não são bem definidas.
Fisiopatologia	O torcicolo pode ter diversas causas. Aqui abordaremos o torcicolo simples, em que ocorre a contração muscular com o intuito de proteger a região após um "mau jeito" ao dormir, por irritação dos ligamentos das vértebras cervicais ou por movimentos bruscos. Sabe-se também que as tensões emocionais causam contrações na musculatura do pescoço e do trapézio, principalmente.
Sinais e sintomas	Dor no pescoço, ombros e parte superior das costas, que aumenta com a movimentação, e espasmo muscular.
Indicação de massagem (técnicas que provocam aumento sistêmico da circulação)	No torcicolo simples a massagem é indicada, levando-se em consideração o limite de dor, objetivando o relaxamento da musculatura tensionada.

SISTEMA CARDIORRESPIRATÓRIO

É composto pelo sistema circulatório e pelo sistema respiratório que, em conjunto, são responsáveis por captar e distribuir nutrientes e oxigênio para que as bilhões de células do corpo sejam capazes de realizar suas funções adequadamente, mantendo dessa forma a homeostase (equilíbrio) e, por consequência, a manutenção da vida. Para o massoterapeuta, é essencial conhecer e entender esse sistema, pois sua atuação influencia diretamente seu funcionamento.

SISTEMA RESPIRATÓRIO

Responsável por captar oxigênio atmosférico e encaminhar para o interior do corpo, além de expelir gás carbônico, causador de acidez no sangue, produzido nos processos fisiológicos das células. Possui receptores que captam os odores e também produz sons pela vibração das pregas vocais.

Anatomia e fisiologia

O sistema respiratório é composto pelas seguintes estruturas:

- *Nariz*

Estrutura constituída pela parte externa e interna, responsável por receber o ar, filtrá-lo, aquecê-lo e umidificá-lo para que entre no corpo em condições ideais. Suas aberturas, as narinas, possuem pelos grossos responsáveis por filtrar partículas maiores de pó. A porção interna, chamada de cavidade nasal, é dividida pelo septo nasal e recoberta por uma camada mucosa que, como o nome já diz, contém muco, responsável por reter as partículas de substâncias indesejadas, além de conter os receptores olfatórios.

- *Faringe*

A porção superior, denominada **nasofaringe**, é contínua ao nariz interno; a porção média, **orofaringe**, localiza-se no fundo da boca, e a partir dali se divide na função de passagem tanto de ar como de alimento; e a porção baixa, a **laringofaringe,** conecta-se posteriormente com o esôfago, tendo a função de permitir a passagem dos alimentos, e anteriormente com a laringe, sendo responsável pela passagem de ar.

- *Laringe*

Seguindo pelo sistema respiratório, esta é a próxima estrutura, com paredes cartilaginosas, que formam a **cartilagem tireoidea**, conhecida popularmente como pomo de adão; a **cartilagem cricoidea**, que auxilia no processo de fonação; e a **epiglote**, uma cartilagem que tem função de tampa, fechando a laringe durante a deglutição e impedindo que os alimentos entrem nela. Na laringe também temos as pregas vocais, que são pequenas estruturas responsáveis pela emissão do som. Pressionadas pela passagem do ar, elas vibram, produzindo sons. Quanto mais esticadas estiverem, mais agudos os sons, e quanto mais relaxadas, mais graves.

- *Traqueia, brônquios e bronquíolos*

A traqueia é um tubo que fica anteriormente no pescoço e desce pelo tórax, com suas paredes formadas por anéis de cartilagem, impedindo, assim, que se fechem. Dividem-se mais inferiormente em **brônquio fonte direito** e **brônquio fonte esquerdo**, que continuam se subdividindo e se ramificando, formando os **brônquios secundários**, **brônquios terciários**, **bronquíolos** e **bronquíolos terminais**, cada vez mais estreitos e delicados. Estruturalmente, têm forma semelhante a galhos de árvores.

- *Alvéolos*

São as estruturas finais no sistema respiratório, como pequenos sacos, delicados e flexíveis, que se inflam durante a respiração, rodeados de pequenos vasos sanguíneos, responsáveis diretos pela troca gasosa, ou seja, pela entrada de oxigênio e saída de gás carbônico do corpo.

- *Pulmões*

São dois órgãos esponjosos, ricamente vascularizados, localizados na cavidade torácica, e vão desde a altura das clavículas até o diafragma, inferiormente, recobertos por uma camada dupla, chamada pleura. O pulmão direito divide-se em três partes, chamadas de lobos: o inferior, o médio e o superior, enquanto o pulmão esquerdo se divide em dois lobos: o inferior e o superior.

✓ Processo de respiração

Podemos dividir a respiração em duas etapas: a **inspiração** e a **expiração**. A inspiração consiste em contrações musculares, principalmente do diafragma (responsável por aproximadamente 75% da respiração) e dos intercostais externos, que expandem o tecido esponjoso e elástico do pulmão, fazendo uma pressão negativa em seu interior e permitindo que o ar entre. A expiração (não forçada) consiste no relaxamento desses músculos, que reduzem o espaço interno do pulmão, aumentando a pressão em seu interior, resultando em uma saída passiva do ar.

- Quanto maior a altitude, menor a quantidade de oxigênio, sendo, portanto, mais difícil respirar, o que resulta em mais cansaço.
- Na atmosfera temos cerca de 21% de oxigênio, percentual ideal para o funcionamento do organismo.

SISTEMA CIRCULATÓRIO

É composto por uma rede de vasos distribuídos por todo o corpo, em um circuito fechado, servindo de passagem para o sangue, que é impulsionado por uma bomba muscular, o coração. A seguir, veremos cada uma das estruturas do sistema circulatório e suas funções.

Anatomia e fisiologia

- *Coração*

Localizado entre os pulmões, na cavidade torácica, um terço desse órgão situa-se na linha mediana, e o restante à esquerda. Seu tamanho varia de pessoa para pessoa e, de modo geral, equivale ao tamanho da mão fechada da própria pessoa.

É responsável por impulsionar o sangue dentro dos vasos, e para que isso ocorra tem suas paredes formadas por uma camada de músculos específicos, o tecido muscular cardíaco. A contração dessas fibras musculares reduz o espaço em seu interior, que é oco, aumentando a pressão sobre seu conteúdo interno, o sangue, fazendo com que ele seja ejetado de seu interior pelas artérias. Seu músculo é irrigado pelas **artérias coronárias direita** e **esquerda**.

Possui quatro câmaras distintas, cada uma responsável por uma função. As câmaras que recebem o sangue são o átrio direito e o átrio esquerdo, e as que o ejetam são o **ventrículo direito** e o **ventrículo esquerdo**. Entre elas existem as **valvas**, que permitem a passagem do sangue em apenas um sentido.

As "batidas do coração" nada mais são do que sua contração (sístole) e relaxamento (diástole). O coração bate involuntariamente ao ser estimulado por grupos de células muito específicas, chamadas de **nó sinoatrial** (localizado no átrio direito) e **nó atrioventricular** (localizado na parede, entre o átrio e ventrículo direitos). Eles funcionam como um marca-passo, fazendo com que a sequência de contrações seja rítmica e eficiente.

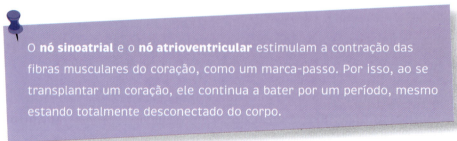

O **nó sinoatrial** e o **nó atrioventricular** estimulam a contração das fibras musculares do coração, como um marca-passo. Por isso, ao se transplantar um coração, ele continua a bater por um período, mesmo estando totalmente desconectado do corpo.

É recoberto por uma densa camada de tecido, o pericárdio, que serve para protegê-lo, limitando a sua expansão.

- *Vasos sanguíneos*

Podemos diferenciar os vasos sanguíneos principalmente por sua função, pois as **artérias** e **arteríolas** levam o sangue do coração para os tecidos, e as **veias** e **vênulas** levam o sangue dos tecidos de volta para o coração.

Em uma sequência lógica, as artérias de grande calibre que emergem do coração (aorta e tronco pulmonar) vão se ramificando e se tornando cada vez menores, distribuindo-se pelo corpo. As menores artérias são as arteríolas, que já no interior dos órgãos ou tecidos se ramificam ainda mais, dando origem aos **capilares** (palavra que faz alusão a fios de cabelo, referindo-se à sua espessura), responsáveis pelas trocas com as células, levando nutrientes, oxigênio e hormônios, e retirando os seus resíduos. Na sequência, os capilares se unem formando as vênulas, que ficam cada vez mais calibrosas, constituindo as veias, que levam o sangue de volta ao coração.

As artérias são elásticas e possuem músculo liso em suas paredes, que fazem vasoconstrição (contração) e vasodilatação (relaxamento), de acordo com a necessidade, aumentando ou reduzindo a pressão sanguínea em seu interior.

As veias, que também são elásticas, possuem no seu interior (algumas delas) as válvulas. O sangue, uma vez impulsionado no sentido do coração, exerce pressão, abrindo a válvula. Após o relaxamento, as válvulas se fecham, impedindo o refluxo do sangue. Associando-se as contrações musculares à pressão sanguínea, pouco a pouco o sangue retorna para o coração.

> A **pressão arterial** é medida em milímetros de mercúrio (mmHg). A pressão média desejável é de 120 x 80 mmHg, sendo o primeiro valor a pressão aferida no momento da sístole, e o segundo valor, no momento da diástole.

- *Sangue*

É uma substância de cor vermelha, formada por uma parte líquida e outra sólida. Um adulto possui em média 5,5 litros de sangue circulante.

O **plasma** é a parte líquida do sangue, formada basicamente por água e algumas proteínas, entre outras substâncias, e tem coloração levemente amarelada.

A parte sólida é composta por **hemácias**, **glóbulos brancos** e **plaquetas**.

As hemácias possuem milhões de moléculas de hemoglobina, formadas à base de ferro, que confere a cor vermelha ao sangue. São responsáveis pelo transporte de oxigênio e gás carbônico, este em menor proporção.

Os glóbulos brancos ou leucócitos são divididos em diferentes classes e são responsáveis pelo sistema imunológico, que promove a defesa do corpo, atuando nas infecções, atacando e eliminando os agentes estranhos ao corpo humano.

As plaquetas, também conhecidas como trombócitos, são fragmentos de grandes células e têm como função fazer a coagulação do sangue. Quando ocorre alguma lesão nos vasos sanguíneos, as plaquetas, a partir de uma reação em cadeia, começam a aderir à região lesada, formando um coágulo no local, que impede o extravasamento de sangue.

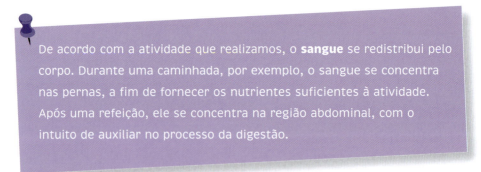

De acordo com a atividade que realizamos, o **sangue** se redistribui pelo corpo. Durante uma caminhada, por exemplo, o sangue se concentra nas pernas, a fim de fornecer os nutrientes suficientes à atividade. Após uma refeição, ele se concentra na região abdominal, com o intuito de auxiliar no processo da digestão.

- *Dinâmica do sistema cardiorrespiratório*

O fluxo do sangue pelo corpo segue uma ordem e pode ser descrito da seguinte forma:

O sangue venoso, vindo dos tecidos e órgãos do corpo pelas veias cavas superior e inferior, cheio de gás carbônico e resíduos (catabólitos), entra no coração pelo átrio direito, que o recebe e o encaminha por meio da valva tricúspide para o ventrículo direito, que se contrai e encaminha o sangue pelo tronco e artérias pulmonares para o pulmão, no qual é realizada a troca de gás carbônio por oxigênio. O sangue sai dos pulmões por meio das veias pulmonares e chega ao coração no átrio esquerdo, que passa pela valva mitral ou bicúspide e vai para o ventrículo esquerdo, que se contrai, enviando o sangue para todo o corpo pela artéria aorta.

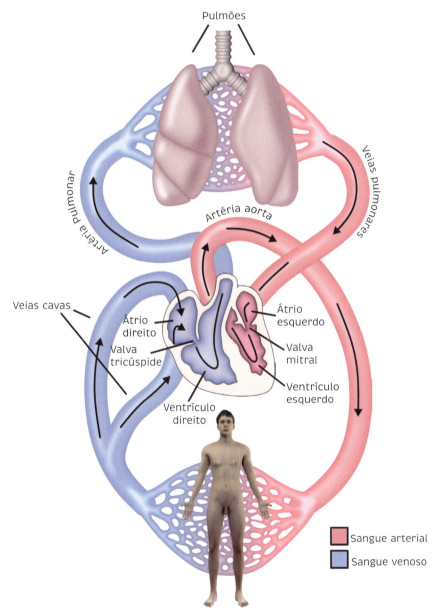

FIGURA 23 – Dinâmica do sistema cardiorrespiratório.

PRINCIPAIS PATOLOGIAS

BRONQUITE

O que é?	É uma inflamação dos brônquios que pode se manifestar de forma aguda ou crônica.
Fisiopatologia	Pode ser causada por tabagismo, poeira ou outras substâncias irritantes que causam uma inflamação com inchaço dos brônquios e produção de muco, dificultando a passagem de ar. Pode ocorrer após gripes e resfriados, por uma infecção de vírus, fungos ou bactérias.
Sinais e sintomas	Falta de ar, aumento da frequência respiratória, respiração ruidosa e tosse com produção de muco.
Indicação de massagem (técnicas que provocam aumento sistêmico da circulação)	Não é indicada na fase aguda. Pode ser realizada na fase crônica, avaliando-se o conforto do cliente no momento da aplicação.

HIPERTENSÃO

O que é?	É o aumento da pressão arterial de forma persistente, acima de 140 x 90 mmHg. Pode causar acidente vascular cerebral (AVC), pelo rompimento dos vasos que irrigam o cérebro.
Fisiopatologia	A pressão arterial é resultado da pressão que o sangue exerce na parede das artérias com a resistência que elas oferecem para a passagem do fluxo sanguíneo. São fatores desencadeantes da hipertensão a vasoconstrição (por razões hormonais ou do sistema nervoso), o aumento da rigidez das paredes dos vasos e o aumento do volume de sangue dentro do sistema, em virtude de doenças dos rins ou cardíacas. Sabe-se que os fatores emocionais também têm grande influência no controle da pressão arterial.
Sinais e sintomas	Pode ser totalmente assintomática. Alguns dos sintomas podem ser: dores de cabeça (cefaleias), sangramentos nasais (epistaxe), edema, vertigem e fadiga, dentre outros.
Indicação de massagem (técnicas que provocam aumento sistêmico da circulação)	Indicada para casos de pressão moderada e controlada. Para casos de hipertensão, a contraindicação é absoluta, pois, apesar da massagem causar relaxamento, pode haver uma resposta reflexa à aplicação das técnicas sistêmicas.

INFARTO DO MIOCÁRDIO

O que é?	Também chamado de "ataque cardíaco", ocorre devido à obstrução das artérias que levam o sangue para as fibras do músculo cardíaco (coronárias), bloqueando a irrigação sanguínea e levando à necrose de parte do músculo cardíaco.
Fisiopatologia	Essa deficiência de suprimento sanguíneo pode ocorrer por trombose ou espasmo das artérias. Existem diversos fatores de risco, como tabagismo, obesidade, hipertensão, histórico na família, sedentarismo, dentre outros.
Sinais e sintomas	Pressão e dores no tórax, que podem se irradiar para o braço esquerdo, pescoço e maxilar; fraqueza; enjoo; vômito e falta de ar.
Indicação de massagem (técnicas que provocam aumento sistêmico da circulação)	Contraindicação total na fase de recuperação. Depois disso, deve-se avaliar com critério, dependendo das condições de saúde do cliente.

PNEUMONIA

O que é?	É uma inflamação dos pulmões que ocorre após uma infecção, geralmente por bactérias e vírus, interferindo na absorção de oxigênio e na dispersão de gás carbônico.
Fisiopatologia	Uma vez instalados nas vias respiratórias, os agentes agressores promovem uma reação de inflamação, que causa um edema local, com estagnação de sangue e líquidos no interior dos alvéolos, que prejudicam as trocas gasosas.
Sinais e sintomas	Tosse, produção de muco, dores no local, febre alta e falta de ar.
Indicação de massagem (técnicas que provocam aumento sistêmico da circulação)	Contraindicada.

SISTEMA CARDIORRESPIRATÓRIO

RESFRIADO

O que é?	Infecção causada por uma grande variedade de vírus (mais de 200 tipos). Os mais comuns são os rinovírus, que podem ser transmitidos pelo ar ou pelo contato físico.
Fisiopatologia	Uma vez no organismo, os vírus têm como foco as células produtoras de muco, nas quais se multiplicam. A sensação de desconforto geral é causada pela resposta inflamatória local. Ao contrário do que se pensa, os resfriados não têm ligação direta com a exposição ao frio, mas sim com uma fragilidade do sistema imunológico ou com alergias preexistentes, por exemplo.
Sinais e sintomas	Coriza, espirros, tosse seca, cefaleia e febre baixa. Os sintomas podem durar até duas semanas.
Indicação de massagem (técnicas que provocam aumento sistêmico da circulação)	Contraindicada na fase aguda, mas pode ser aplicada nas demais fases.

TROMBOSE VENOSA PROFUNDA

O que é?	É uma inflamação nas veias com formação de trombos (coágulos), que ficam fixados nas veias profundas dos membros inferiores. O trombo pode ser causado por um trauma, infecção, redução da circulação ou ser decorrente de procedimentos cirúrgicos, entre outros motivos.
Fisiopatologia	Alguma lesão na parede das veias leva a uma resposta de coagulação, com o intuito de formar uma massa que repare a lesão, provocando a formação de um trombo. Uma vez que esse trombo se desprende, segue pela circulação sanguínea, podendo ocasionar o entupimento de algum vaso sanguíneo, o que geralmente acontece no pulmão, levando a uma embolia pulmonar, que pode ser fatal.
Sinais e sintomas	Dor, calor, vermelhidão e inchaço.
Indicação de massagem (técnicas que provocam aumento sistêmico da circulação)	Contraindicação total das técnicas de massagem, pelo risco de desprendimento do trombo.

SISTEMA LINFÁTICO

ANATOMIA E FISIOLOGIA

É considerado parte do sistema circulatório, pois tem como principal papel auxiliar na drenagem de líquidos. Como já vimos anteriormente, enquanto as artérias levam o sangue para as extremidades e periferia do corpo, bem como aos órgãos e tecidos, as veias fazem o caminho reverso, retornando o sangue ao coração. Porém, uma parte líquida do sangue (o plasma) não consegue retornar, acumulando-se entre as células, em uma região chamada de interstício. Dessa forma, os vasos linfáticos têm a função de fazer com que esse líquido retorne ao sistema circulatório, encaminhando-o para as grandes veias.

Além da drenagem de líquidos, eles também são responsáveis por transportar as macromoléculas e proteínas do interstício, por promover a defesa do organismo e pelo transporte de gorduras absorvidas na digestão dos alimentos.

O sistema linfático é composto por **linfa**, **vasos linfáticos** e **órgãos linfáticos**, que serão descritos a seguir.

Linfa

O líquido intersticial, quando entra nos vasos linfáticos, recebe o nome de linfa e tem sentido único de circulação em direção ao coração, juntando-se ao sangue circulante. Sua composição é semelhante à do sangue, sem a presença de hemácias, sendo principalmente composto por plasma e linfócitos (glóbulos brancos).

Vasos linfáticos

Correm paralelos às veias e estão presentes em grande parte do corpo, tendo início entre as células, como capilares. Com paredes extremamente permeáveis, quando a pressão intersticial é maior que a dos capilares, o líquido intersticial penetra no vaso, e esses pequenos vasos vão se unindo, dando origem a vasos cada vez mais calibrosos, que possuem, assim como as veias, um sistema de válvulas que impedem o refluxo do líquido. Os vasos continuam se unindo e seguindo em direção ao coração, até desembocarem nos maiores vasos linfáticos: o **ducto linfático direito**, que recebe a linfa da parte superior direita do corpo, e o **ducto torácico**, que recebe a linfa das demais regiões do corpo.

Diferentemente do sistema sanguíneo, não possui uma bomba propulsora: seu fluxo depende principalmente das contrações dos músculos esqueléticos e diferenças de pressão no tórax e abdome, causadas pela respiração.

Órgãos linfáticos

Podemos dividi-los didaticamente em órgãos linfáticos primários e secundários. Os primários correspondem aos locais em que os linfócitos são formados, diferenciados e amadurecidos; são a **medula óssea vermelha** e o **timo.** Os órgãos linfáticos secundários correspondem às estruturas responsáveis pela maior parte das respostas imunes, os **linfonodos**, o **baço** e os **nódulos linfáticos**.

- *Medula óssea vermelha*

  É o local de produção das células sanguíneas, entre elas os linfócitos.

- *Timo*

  Órgão localizado no centro do tórax, acima do coração, logo atrás do osso esterno, local em que os linfócitos produzidos na medula óssea vermelha se multiplicam e amadurecem.

- *Linfonodos*

São estruturas pequenas, em formato de feijão, também conhecidas como gânglios, que se agrupam em regiões como pescoço, axilas e virilha. São recobertos por uma cápsula, apresentando em seu interior uma grande concentração de linfócitos e macrófagos, entre outras células, que identificam e reagem contra substâncias estranhas, como bactérias, vírus e toxinas. Estão no trajeto dos vasos linfáticos, responsáveis por filtrar toda a linfa que será lançada na corrente sanguínea.

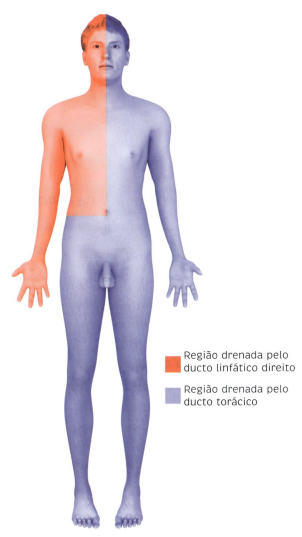

FIGURA 24 – Ductos linfáticos e regiões drenadas.

- *Baço*

Maior órgão linfático, localizado na parte superior esquerda do abdome, logo abaixo do diafragma, o baço filtra o sangue, removendo da corrente sanguínea microrganismos e células sanguíneas degeneradas ou defeituosas, além de armazenar plaquetas.

- *Nódulos linfáticos*

São estruturas similares aos linfonodos, mas não têm o revestimento de uma cápsula. Estão localizados nas mucosas intestinais, bem como nas vias respiratórias, na cavidade oral, nasal e faringe, onde são conhecidas como amígdalas ou tonsilas (faríngeas, palatinas e linguais).

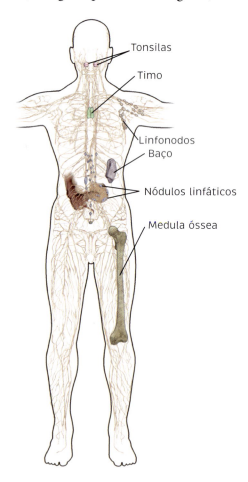

Figura 25 – Órgãos linfáticos.

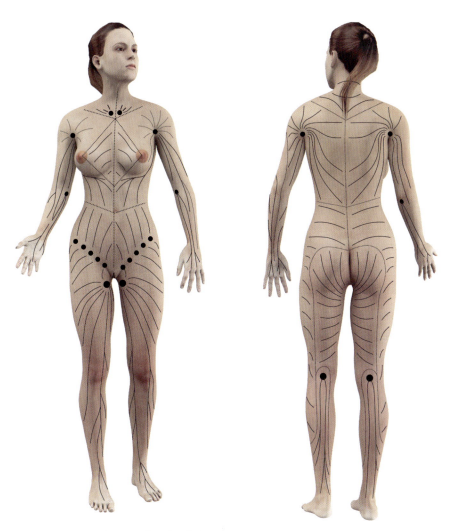

FIGURA 26 – Circulação linfática.

> Para o massoterapeuta, é imprescindível conhecer os **sistemas sanguíneo** e **linfático**, pois as práticas de massagem sempre devem privilegiar a fisiologia do sistema circulatório, ou seja, devem ser realizadas das extremidades para o centro do corpo.

PRINCIPAL PATOLOGIA

EDEMA	
O que é?	Acúmulo de líquido no interstício, causando aumento do volume da região afetada.
Fisiopatologia	Pode ter diversas causas, como a obstrução dos vasos linfáticos e sanguíneos de retorno, contração insuficiente do coração ou acúmulo de proteínas no interstício, que tem grande afinidade por água, causando a estagnação do líquido. Dessa forma, o sistema linfático não é capaz de captar os líquidos e retorná-los à circulação.
Sinais e sintomas	Aumento de volume da região afetada.
Indicação de massagem (técnicas que provocam aumento sistêmico da circulação)	A massagem é contraindicada quando a causa dos edemas são problemas cardíacos, renais ou do fígado, além de infecções e trombos. Indicado nas demais situações, com avaliação criteriosa.

SISTEMA DIGESTÓRIO

ANATOMIA E FISIOLOGIA

Realiza uma função essencial, que é a de extrair nutrientes e energia, essenciais à manutenção da vida, a partir do processo de digestão, que consiste na quebra das substâncias ingeridas em pequenas moléculas, que podem ser absorvidas e utilizadas pelo organismo. Abrange as estruturas envolvidas no processo desde a ingestão do alimento, sua mastigação, absorção de nutrientes até a excreção das substâncias impuras.

É composto pelas seguintes estruturas: **boca**, **faringe**, **esôfago**, **estômago**, **intestinos** e **ânus** (esse trajeto recebe o nome de **trato gastrintestinal**, além das glândulas anexas, que são as **glândulas salivares**, o **fígado** e o **pâncreas**.

Boca

A cavidade oral é constituída pelos **lábios,** que auxiliam no processo de mastigação e contenção de alimentos e líquidos, assim como a **bochecha**. Os **dentes** são parte essencial desse sistema. Um adulto tem 32 dentes, que cortam, rasgam e trituram os alimentos, transformando-os em pedaços menores e facilitando a ação das enzimas digestivas (substâncias responsáveis pela quebra do alimento em partículas menores). A **língua** é um órgão muscular que auxilia na mistura dos alimentos, movimentando-os na boca durante a mastigação, além de ser essencial na deglutição (ato de engolir), encaminhando alimentos e líquidos pelo sistema. Ela também possui as papilas gustativas, estruturas que identificam os sabores e enviam a informação ao cérebro, além de ser responsável pela articulação das palavras durante a fala. Na boca, também possuímos as **glândulas salivares,** estruturas anexas ao sistema digestório, com a função de produzir saliva, que se mistura ao alimento, facilitando o processo digestório.

Faringe

Já estudada no capítulo sobre o sistema respiratório, sua porção inferior (parte laríngea) tem função importante também no sistema digestório, pois serve de passagem para os alimentos.

Esôfago

É um tubo de musculatura lisa de aproximadamente 25 cm, que conecta a faringe ao estômago, passando através do músculo diafragma. A partir dessa estrutura do sistema digestório, todas as demais realizam um movimento de contração "em ondas" (movimento peristáltico), que impulsionam o bolo alimentar pelo sistema.

Estômago

Trata-se de uma bolsa muscular que conecta o esôfago ao intestino delgado, recebe os alimentos, mistura-os com os sucos digestivos (essa mistura recebe o nome de quimo) e os libera para o intestino em pequenas quantidades. Superiormente, possui uma estrutura chamada válvula cárdia, que impede o retorno do quimo ao esôfago, e inferiormente possui outra válvula, o piloro, que controla a passagem do quimo para o intestino. Produz e secreta o suco gástrico, uma mistura de substâncias, como o ácido clorídrico, que quebra os alimentos para a ação das enzimas, a **pepsina,** que digere proteínas, a **lipase gástrica,** que digere gorduras, e a **mucina,** que protege suas paredes contra a ação dos ácidos.

Intestinos

Seguindo pelo trato gastrintestinal, temos o **intestino delgado,** principal estrutura de digestão e absorção de nutrientes, pois recebe outras substâncias digestivas secretadas pelo fígado e pâncreas. Mede cerca de 2,5 m em indivíduos vivos (após a morte, ele relaxa e pode chegar a 6,5 m de comprimento), e se subdivide em três partes: o **duodeno,** que corresponde aos 25 cm iniciais, aproximadamente; o **jejuno**, que mede cerca de 1 m, e o íleo, que mede em torno de 2 m de comprimento e se conecta ao intestino grosso.

O **intestino grosso** tem como principais funções continuar a absorção de nutrientes e líquidos. Mede em torno de 1,5 m, do seu início até o ânus, e se subdivide nas seguintes partes: **ceco**, a primeira porção, que contém o apêndice vermiforme, muito contestado quanto à sua real função no organismo, seguindo-se pelo **colo ascendente**, **colo transverso**, **colo descendente**, **colo sigmoide** e **reto**, que dá passagem para o meio externo, onde se encontra o ânus, estrutura que possui o músculo esfíncter, responsável pelo controle de saída das fezes.

Glândulas anexas

São responsáveis pela produção das secreções, essenciais para o processo digestório, abrangendo as **glândulas salivares**, já abordadas anteriormente, e o **fígado**, um grande órgão localizado na parte superior direita da cavidade abdominal. São essenciais à vida, pois exercem funções importantíssimas, como reserva de energia, transformação de nutrientes e desintoxicação do sangue, além da produção da bile, que é armazenada na vesícula biliar e encaminhada ao duodeno por meio do ducto colédoco, essencial na quebra das grandes moléculas de gordura, propiciando sua digestão e absorção. Outra importante glândula anexa é o **pâncreas**, localizado na porção superior do abdome, posteriormente ao estômago, responsável pela produção de insulina, que será abordada mais adiante no sistema endócrino, e do suco pancreático, composto por diversas substâncias digestivas, despejadas no duodeno pelo ducto pancreático.

- Uma alimentação equilibrada é essencial para manter a boa saúde. O consumo de fibras, presentes em frutas, sementes e folhas, por exemplo, auxilia no funcionamento do intestino.
- Alimentos gordurosos têm uma digestão mais demorada, pois o sistema digestório necessita de mais tempo para fazer a quebra das grandes moléculas de gordura.

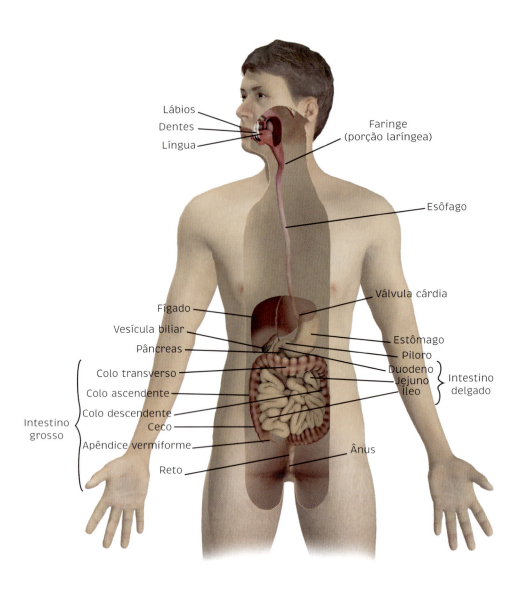

FIGURA 27 – Sistema digestório.

PRINCIPAIS PATOLOGIAS

GASTRITE	
O que é?	Inflamação da mucosa do estômago (tecido que reveste o estômago), podendo ser aguda ou crônica.
Fisiopatologia	A mucosa gástrica responde com inflamação à exposição de agentes irritantes, como pimenta, álcool, cafeína e antiinflamatórios, ou à infecção por bactérias, como a *Helicobacter pylori*. Após a inflamação, o local perde a camada protetora, e os ácidos estomacais podem atacar o próprio estômago, causando úlceras. Na gastrite aguda, os sintomas podem durar de algumas horas até alguns dias.
Sinais e sintomas	Na aguda, os sintomas são desconforto e dor na parte superior do estômago, indigestão e cólicas. Na crônica, as queixas são semelhantes, porém, com sintomas mais brandos e de forma descontinuada.
Indicação de massagem (técnicas que provocam aumento sistêmico da circulação)	Na fase aguda, a massagem é contraindicada, mas pode ser apropriada na fase crônica.

HEPATITE	
O que é?	Inflamação do fígado causada por substâncias químicas ou drogas tóxicas para o fígado (não viral) ou por vírus. As hepatites virais mais comuns são a tipo A, comum em crianças, que é aguda e sem danos duradouros; a tipo B, que é mais longa e mais sutil, porém pode causar complicações mais sérias; e a tipo C, que é crônica como o tipo B, mas com complicações muito mais sérias a longo prazo.
Fisiopatologia	**Não viral** – as toxinas de determinados tipos de medicamentos e álcool, por exemplo, causam a necrose das células do fígado. **Viral** – os vírus causam lesões nas células do fígado e sua necrose, gerando inflamação, que também causa morte celular, secundariamente, pois o próprio organismo destrói as células contaminadas com os vírus, podendo levar a longo prazo à cirrose, insuficiência hepática ou câncer de fígado.

SISTEMA DIGESTÓRIO |115

HEPATITE	
Sinais e sintomas	**Não viral** – perda do apetite, náusea, vômito, icterícia (coloração amarelada da pele), aumento do tamanho do fígado, urina escura, dor abdominal e coceira. **Viral** – fadiga, mal-estar, perda do apetite, perda de peso, dor muscular e articular, febre, dor local, urina escura, icterícia, coceira.
Indicação de massagem (técnicas que provocam aumento sistêmico da circulação)	Contraindicada na fase aguda, porém pode ser apropriada na fase crônica, de acordo com as condições de saúde do cliente.

SISTEMA URINÁRIO

ANATOMIA E FISIOLOGIA

O sistema urinário tem a função de excreção, ou seja, descartar as substâncias resultantes dos processos fisiológicos e regular o volume de líquidos do corpo.

Do metabolismo celular também resultam substâncias que não podem ser reaproveitadas pelo organismo, os catabólitos, e que devem ser descartados. Esse lixo celular, que é captado pelos vasos sanguíneos e linfáticos, passa pelos rins, órgãos do sistema urinário responsáveis por filtrar e eliminar as substâncias indesejáveis, mantendo o equilíbrio e a acidez adequada para o funcionamento do organismo.

Todos os líquidos que consumimos são absorvidos pelos intestinos e seguem diretamente para a corrente sanguínea. Cabe ao sistema urinário controlar a quantidade desse líquido circulante, excretando os excessos e retendo os líquidos em casos de desidratação.

O sistema urinário é composto pelos órgãos de filtragem (os rins) e pelas vias de passagem e armazenamento.

Rins

São dois órgãos que se localizam na região posterior da cavidade abdominal, na altura da décima segunda vértebra torácica, bilateralmente. Têm um formato que se assemelha a um grão de feijão e possuem em sua região côncava os acessos de entrada e saída para artérias, veias, nervos e ureter.

O sangue chega aos rins pela artéria renal, passa por um trajeto que o remete à menor estrutura renal, o néfron, estrutura microscópica que realiza a filtragem do sangue, separando as substâncias residuais e excessivas das substâncias úteis, que são devolvidas ao sangue, por meio da veia renal, enquanto as substâncias indesejáveis são encaminhadas para as vias urinárias. Sabe-se que cada rim possui aproximadamente 1 milhão de néfrons, que produzem cerca de 1.500 ml de urina ao dia, variáveis de acordo com a quantidade de líquido ingerida.

Ureteres

Cada rim dá origem a um ureter, um tubo muscular que capta a urina resultante da filtragem, e encaminha à bexiga.

Bexiga

Órgão muscular oco, que recebe e acondiciona o fluxo contínuo de urina. É capaz de acondicionar aproximadamente 800 ml de urina, o que permite que a micção ocorra de forma periódica. Na sua base possui uma passagem, que a conecta à uretra. Ao receber uma determinada quantidade de líquido, é acionado o **reflexo de micção**, que causa a contração involuntária da musculatura da bexiga.

Uretra

É a via final do sistema urinário, um pequeno tubo que liga a bexiga ao meio externo. Possui dois músculos circulares, que são responsáveis pelo controle da micção, o **esfíncter interno da uretra** (controle involuntário) e o **esfíncter externo da uretra** (controle voluntário). Nos homens, a uretra é uma via comum para a micção e para a ejaculação, e nas mulheres apenas para a micção.

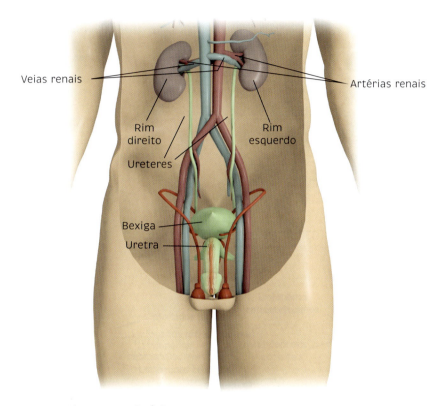

FIGURA 28 - Sistema urinário.

PRINCIPAIS PATOLOGIAS

CÁLCULOS RENAIS	
O que são?	Nessa doença conhecida popularmente como "pedras nos rins", há a formação de cálculos no interior do sistema urinário, principalmente nos rins, que podem variar de tamanho.
Fisiopatologia	Formam-se a partir de substâncias diluídas na urina, que se agrupam, devido à redução de líquidos no organismo, além de alterações metabólicas. Podem ser compostos por oxalato de cálcio ou fosfato de cálcio (aproximadamente 80% dos casos), por estruvita e ácido úrico, entre outras substâncias. Os cálculos ficam depositados no interior dos canais urinários e podem ser eliminados a qualquer momento. A causa da formação dos cálculos não é bem definida, porém alguns fatores predisponentes são a desidratação, infecção, alterações na acidez da urina e ingestão de alguns tipos de alimentos, entre outros.

CÁLCULOS RENAIS

Sinais e sintomas	Dependem do tamanho dos cálculos, pois, ao serem eliminados, os menores podem passar despercebidos, porém os cálculos maiores podem causar danos às paredes das vias urinárias, levando ao sangramento na urina. No local da obstrução, as paredes das vias se contraem, causando a cólica renal, que leva a uma dor muito intensa, que pode causar náusea e vômito, febre e calafrios.
Indicação de massagem (técnicas que provocam aumento sistêmico da circulação)	Contraindicada para clientes com sintomas de cólica renal. Para clientes com histórico sem a presença de sintomas, as massagens são indicadas.

INSUFICIÊNCIA RENAL

O que é?	Comprometimento das funções renais, de forma súbita ou crônica. Nessa condição, os rins não são capazes de filtrar o sangue de forma suficiente para a manutenção do equilíbrio orgânico.
Fisiopatologia	Pode ocorrer por problemas no próprio rim, como infecções, lesões de suas estruturas de filtragem, tromboses, entre outros fatores. É também causado por obstrução do ureter, bexiga ou uretra, ou pode ainda ser decorrente de alterações fora dos rins, quando o sangue não chega suficientemente a eles, e suas estruturas entram em colapso. Qualquer dessas situações é bastante comprometedora, pois ocorre acúmulo de líquido, sais e outras substâncias que deveriam ser eliminadas. Pessoas com insuficiência renal muitas vezes têm de se submeter ao tratamento de hemodiálise rotineiramente, processo em que o sangue passa dentro de um equipamento que simula as funções renais.
Sinais e sintomas	Produção de pequena quantidade de urina, edema, arritmias, anemia, sonolência, fadiga, tremores, manchas na pele, confusão mental, coma, entre outras. Os sintomas mais graves aparecem progressivamente.
Indicação de massagem (técnicas que provocam aumento sistêmico da circulação)	Contraindicação total, pois os rins não estão preparados para receber o aporte sanguíneo causado pelo aumento da circulação.

SISTEMA REPRODUTOR

É o sistema que permite a perpetuação da espécie humana, sendo responsável pela geração de uma nova vida, a partir da junção do espermatozoide ao óvulo, de forma sexuada, transmitindo o código genético dos genitores, ou seja, suas características ao filho.

SISTEMA REPRODUTOR MASCULINO

Anatomia e fisiologia do sistema reprodutor masculino

É formado pelos **testículos**, duas glândulas localizadas no escroto que produzem hormônios e espermatozoides, os gametas masculinos, que são encaminhados ao **epidídimo**, responsável pela maturação e armazenamento dos espermatozoides, que possui formato de vírgula e se liga ao **ducto deferente**. Este, medindo cerca de 45 cm, entra na cavidade abdominal, conectando-se às **glândulas seminais**, responsáveis pela produção de uma secreção viscosa e alcalina, que nutre os espermatozoides e os mantém protegidos dos meios ácidos da uretra e dos genitais femininos. Da junção do ducto seminal às glândulas seminais é originado o **ducto ejaculatório**, que se une à uretra dentro da **próstata** e é responsável por produzir um líquido que auxilia na nutrição dos espermatozoides. A **uretra**, em seu trajeto, ainda recebe uma secreção das **glândulas bulbouretrais**, que a lubrificam e reduzem sua acidez. Finalmente, a uretra passa pelo interior do pênis e se encaminha ao meio exterior. O **pênis** é dividido em três partes: *raiz do pênis*, a porção mais proximal; *corpo do pênis*, composto por três cavidades, dois corpos cavernosos e um corpo esponjoso, que se enchem de sangue, promovendo a ereção; e pela *glande*, a porção mais distal, que é recoberta pelo prepúcio (uma camada de pele), em homens não circuncidados.

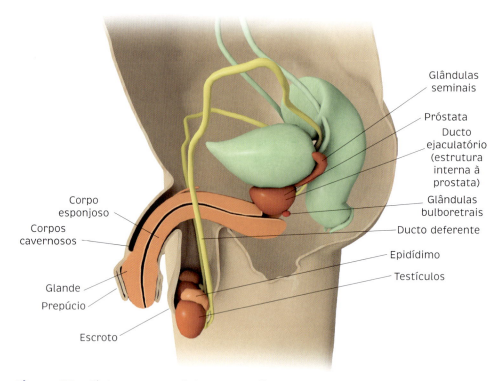

Figura 29 – Sistema reprodutor masculino.

SISTEMA REPRODUTOR FEMININO

Anatomia e fisiologia do sistema reprodutor feminino

É composto de dois **ovários**, que se localizam na pelve e são sustentados por ligamentos, produzindo hormônios e os óvulos, gametas femininos. As **tubas uterinas** são projeções a partir do útero, que em sua extremidade possuem estruturas em formato de franja, as fímbrias, que têm a função de captar os óvulos a partir dos ovários e encaminhá-los ao útero. Também é o local em que ocorre a fertilização do óvulo pelo espermatozoide.

O útero é um órgão muscular localizado também na pelve. Possui um formato de pera invertida e tem como função receber o óvulo fecundado, e proteger e nutrir o feto até o momento do seu nascimento. Para isso, mensalmente, sua camada interna, chamada de endométrio, modifica-se, aumentando de volume e criando uma rede de vasos sanguíneos, preparando-se para receber o óvulo fecundado. Se não ocorre a fecundação, o endométrio descama, causando hemorragia, conhecida como menstruação. Em sua parte inferior, o útero se afunila, conectando-se à **vagina**, um canal tubular muscular, bastante elástico, que recebe o pênis durante a relação sexual e também serve de via para a menstruação, assim como de canal para o parto.

Dando continuidade ao sistema genital feminino, a vagina se conecta aos **genitais externos**, conjunto conhecido também como vulva. São eles: o **monte púbico**, região elevada com tecido adiposo, recoberta por pelos, na região da articulação sínfise púbica; os **grandes lábios**, que são duas pregas de tecido adiposo que protegem a vulva; os **pequenos lábios**, que se localizam na parte interna dos grandes lábios e contêm em seu interior a abertura da uretra e da vagina; e as **glândulas vestibulares maiores**, que secretam muco com função lubrificante. Ainda temos as estruturas com função erétil, como o **clitóris**, ligado à excitação sexual, e os **bulbos do vestíbulo**, posicionados sob os grandes lábios, que também ficam entumecidos durante a relação sexual.

As **mamas** são duas glândulas que têm a função de produzir leite e fazem parte desse sistema, devido à sua relação íntima com a reprodução. Localizam-se no tórax, sobre os músculos torácicos e possuem internamente o **tecido adiposo**, os **lóbulos mamários**, compostos pelos alvéolos, que produzem o leite encaminhado pelos **ductos lactíferos** até a **papila mamária**, estrutura externa, pigmentada, geralmente proeminente, que possui ao seu redor uma pele também pigmentada, chamada de **aréola mamária**.

> **Gestação** - é importante que o massoterapeuta tenha atenção redobrada com essa condição, pois algumas linhas terapêuticas contraindicam a massoterapia nos três primeiros e nos três últimos meses de gestação, enquanto outras linhas a indicam ao longo do período gestacional. Fato é que nos casos em que existem complicações decorrentes da gestação, como diabetes gestacional, hipertensão induzida pela gestação, entre outras condições patológicas, a aplicação das técnicas de massagem é totalmente contraindicada.

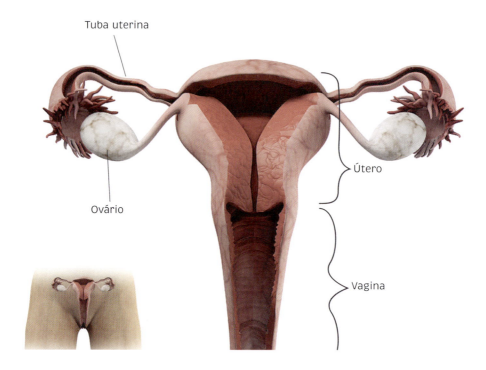

FIGURA 30 - Sistema reprodutor feminino.

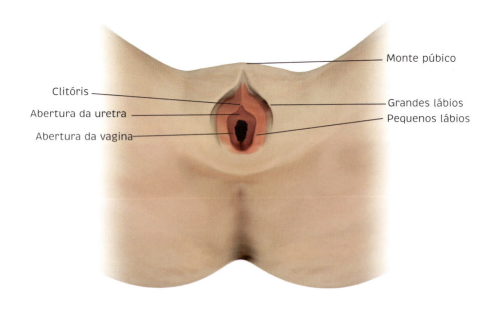

FIGURA 31 - Genitais externos.

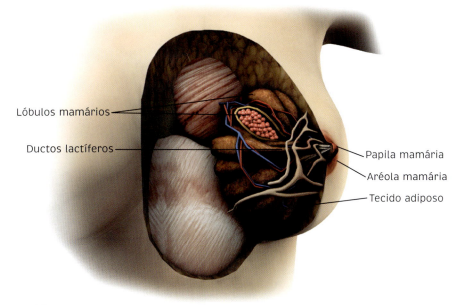

FIGURA 32 – Mama.

PRINCIPAIS PATOLOGIAS

CISTOS OVARIANOS	
O que são?	São formações, como pequenos sacos preenchidos por líquido ou substâncias sólidas, que se formam nos ovários. Podem ocorrer diversos desses cistos em uma mulher, e nessa condição damos o nome de ovário policístico.
Fisiopatologia	Podem ter origem cancerígena, mas a grande maioria é de origem fisiológica, sendo causados por desequilíbrio dos hormônios. Durante o ciclo menstrual normal, nos ovários, um folículo (uma espécie de cápsula, que é o local de maturação do óvulo) rompe-se, liberando o óvulo. Esse folículo se transforma e recebe o nome de corpo lúteo, que secreta hormônios. A qualquer momento, tanto o folículo quanto o corpo lúteo podem não se romper, causando acúmulo de líquido e outras substâncias em seu interior, aumentando seu volume. A essas estruturas damos o nome de cistos ovarianos fisiológicos.
Sinais e sintomas	Podem ser assintomático, mas de forma geral causam desconforto ameno ou agudo, dores durante e após a relação sexual e irregularidades menstruais.

CISTOS OVARIANOS

Indicação de massagem (técnicas que provocam aumento sistêmico da circulação)	Contraindicação da massagem no local.

DISMENORREIA

O que é?	Conhecida como cólica menstrual, são contrações dolorosas do útero.
Fisiopatologia	Em condições primárias, ocorrem fortes contrações da musculatura do útero durante os períodos menstruais, em virtude da liberação excessiva de um hormônio chamado prostaglandina, que causa dores. Também podem ser causadas por fatores secundários, como a endometriose ou inflamações locais.
Sinais e sintomas	Dores abdominais e pélvicas que podem se irradiar para as coxas, náusea, diarreia, vômito, fadiga, dores de cabeça, tontura, entre outros.
Indicação de massagem (técnicas que provocam aumento sistêmico da circulação)	Para as causas primárias, é indicada sistemicamente, mas é contraindicada localmente durante os períodos menstruais. Para os motivos secundários, deve-se avaliar as causas e se elas contraindicam a massagem.

ENDOMETRIOSE

O que é?	Condição em que o endométrio, camada que reveste o útero internamente (que se desenvolve e depois se desprende durante o período menstrual) implanta-se fora deste.
Fisiopatologia	Sua causa é desconhecida. Esse tecido pode se disseminar ao redor dos ovários ou em qualquer outro local da pelve e responder normalmente aos hormônios femininos, mesmo fora do útero, proliferando-se. Desprende-se no período menstrual, causando sangramento fora do útero, que leva à inflamação e possível fibrose, causando dores e infertilidade.
Sinais e sintomas	Dismenorreia com dores que se iniciam antes do período menstrual, sangramento uterino e infertilidade, entre outros.
Indicação de massagem (técnicas que provocam aumento sistêmico da circulação)	Contraindicada para mulheres com o quadro instalado, porém em alguns casos pode ser realizada sistemicamente, trazendo bem-estar e conforto para a cliente.

SISTEMA NERVOSO

É o conjunto de todo o tecido nervoso existente no corpo, com a importante função de manter o equilíbrio interno, integrando todos os demais sistemas, mantendo-os conectados e trabalhando em harmonia. Realiza o controle automático da pressão arterial, frequência cardíaca e temperatura, capta estímulos do ambiente por meio da visão, audição, tato, olfato e paladar, fazendo-nos interpretá-los e reagir a eles, de forma automática, ou seja, involuntariamente, e também voluntariamente, a partir dos movimentos, por exemplo. Além disso, é o responsável pela memória e pelos nossos comportamentos conscientes ou inconscientes.

A unidade básica que permite que o sistema nervoso atue é conhecida como neurônio. Podemos afirmar que todos os nervos que percorrem nosso corpo são agrupamentos de neurônios, formando as fibras nervosas. Estima-se que o sistema nervoso possui aproximadamente 86 bilhões de neurônios, que se comunicam por meio de estímulos elétricos que percorrem sua superfície, em direção a um outro neurônio, excitando a musculatura esquelética e promovendo a contração muscular ou estimulando células glandulares.

O neurônio divide-se estruturalmente em corpo, dendritos e axônio. O **corpo** contém o núcleo celular; os **dendritos** são pequenas projeções que recebem estímulo de outros neurônios; e os **axônios**, projeções maiores, encaminham esse impulso nervoso para outras células. Esse impulso segue sempre em um único sentido, do corpo para o axônio.

Sinapse é o nome dado ao encontro do axônio com outra célula, e a comunicação entre eles ocorre por meio de substâncias químicas, chamadas de **neurotransmissores**.

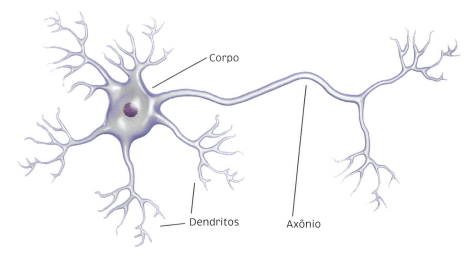

FIGURA 33 – Estrutura do neurônio.

O sistema nervoso divide-se em duas partes: sistema nervoso central e sistema nervoso periférico, conforme descreveremos a seguir.

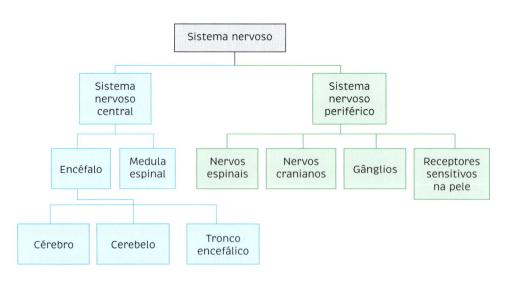

DIAGRAMA 1 – Organização do sistema nervoso.

SISTEMA NERVOSO CENTRAL

Anatomia e fisiologia

É formado pelo encéfalo e pela medula espinal, que são protegidos por estruturas ósseas – o encéfalo dentro da caixa craniana e a medula no interior das vértebras –, e recobertos por três camadas de tecido conjuntivo, chamadas de meninges. A camada mais externa é chamada de dura-máter, a intermediária de aracnoide e a mais interna recebe o nome de pia-máter. Entre as duas últimas camadas circula um líquido conhecido como líquido cefalorraquidiano. O conjunto tem como principal função proteger as estruturas contra impactos, servindo como um amortecedor.

O encéfalo é dividido em cérebro, cerebelo e tronco cerebral. O **cérebro** é a maior estrutura, pesando aproximadamente 1,3 kg em um adulto, e divide-se em hemisférios direito e esquerdo. Sua camada mais externa é chamada de córtex e possui uma série de "dobras", os giros, que aumentam sua superfície, possibilitando comportar maior quantidade de neurônios em menor espaço. Cada uma de suas regiões possui uma função específica, sendo responsáveis pela linguagem, atividade motora, sensibilidade do corpo, fala, olfato, paladar, visão, audição, capacidade de planejamento, memória e emoções.

O **cerebelo** localiza-se na parte posterior e inferior do cérebro e é responsável principalmente pelo equilíbrio, coordenação motora e manutenção da postura corporal. Do centro do cérebro emerge uma estrutura chamada de **tronco cerebral**, que conecta o cérebro à medula espinal, além de possuir áreas que regulam as funções vitais: frequência respiratória, frequência cardíaca, pressão arterial e dos reflexos de salivação, tosse, espirro e deglutição.

A continuidade do sistema nervoso central é a **medula espinal**, estrutura cilíndrica que passa pelo interior do canal das vértebras, com a função de conectar o sistema nervoso central ao periférico. A partir dela se projetam nervos que se ramificam pelo corpo, captando estímulos da periferia, como pressão e temperatura, e encaminhando-os para a interpretação do sistema nervoso central, além de receber estímulos do cérebro e transmiti-los por todo o corpo.

SISTEMA NERVOSO PERIFÉRICO

Anatomia e fisiologia

É toda a parte do sistema nervoso que está fora do sistema nervoso central. Partindo da medula espinal, temos os **nervos espinais** (31 pares), e partindo do cérebro, temos os **nervos cranianos** (12 pares). Eles fazem toda a comunicação do sistema nervoso central com as demais partes do corpo e com os sistemas, por meio do neurônio motor, além de receber as informações dos sistemas e do corpo e encaminhar para interpretação do sistema nervoso central pelo neurônio sensitivo. Como parte do sistema nervoso periférico também temos os **receptores sensitivos**, estruturas responsáveis por captar os mais diversos tipos de estímulos, como pressão, estiramento, vibração, tato, temperatura, dor, luminosidade, sabor e odor.

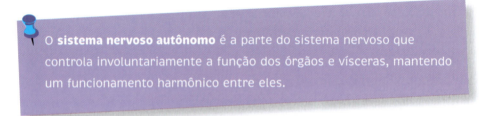

O **sistema nervoso autônomo** é a parte do sistema nervoso que controla involuntariamente a função dos órgãos e vísceras, mantendo um funcionamento harmônico entre eles.

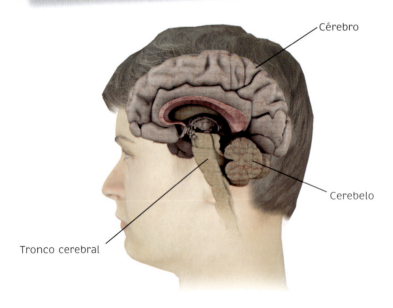

FIGURA 34 – Sistema nervoso central.

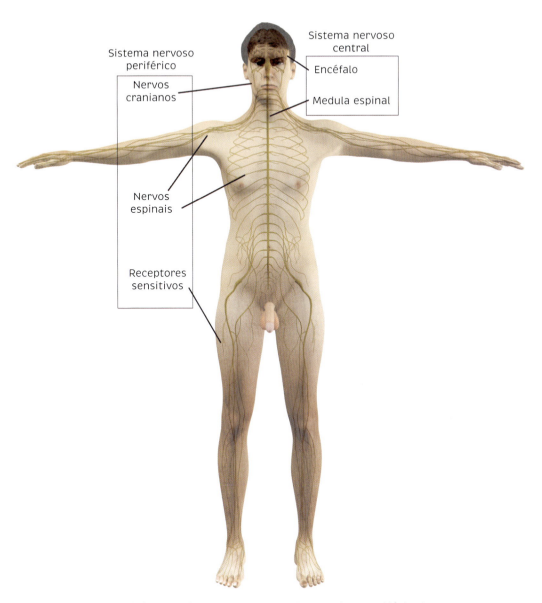

FIGURA 35 – Divisão do sistema nervoso (central e periférico).

PRINCIPAIS PATOLOGIAS DO SISTEMA NERVOSO

ACIDENTE VASCULAR CEREBRAL (AVC)	
O que é?	Também conhecido como derrame. É uma condição em que o tecido cerebral fica privado de oxigênio, por deficiência na circulação sanguínea, causando a necrose de neurônios.

ACIDENTE VASCULAR CEREBRAL (AVC)

Fisiopatologia	Pode ocorrer uma obstrução dos vasos que irrigam o cérebro, por uma trombose, por exemplo, ou pela ruptura de um vaso, que causa hemorragia. Ambos os eventos levam a uma deficiência circulatória cerebral que priva determinada região de oxigênio. Após alguns minutos, essas células entram em necrose. Alguns fatores podem aumentar o risco, como a hipertensão arterial, a obesidade, o tabagismo, o sedentarismo, a diabetes e o estresse.
Sinais e sintomas	Dependem da região do cérebro que é acometida, porém algumas alterações gerais podem ser encontradas: dificuldade de movimentar os membros, fraqueza e dormência em um dos lados, comprometimento da fala, tontura, dores de cabeça, alterações na visão e confusão mental, entre outras.
Indicação de massagem (técnicas que provocam aumento sistêmico da circulação)	As técnicas de massagem são indicadas, desde que se faça uma avaliação com bastante cautela, pois o cliente pode apresentar outros distúrbios circulatórios, além do quadro geral comprometido.

DOENÇA DE PARKINSON

O que é?	Doença neurológica caracterizada por tremores incontroláveis, causados pela degeneração de estruturas cerebrais e de produção de neurotransmissores.
Fisiopatologia	A causa é desconhecida, porém suspeita-se que a exposição a determinadas toxinas seja o fator predisponente. No cérebro ocorre a degeneração da estrutura chamada de substância negra, que produz a dopamina, essencial no controle dos movimentos dos músculos esqueléticos. A falta dessa substância causa desequilíbrio no controle motor.
Sinais e sintomas	Os principais são rigidez muscular, dificuldade de movimento e tremores involuntários, que causam dificuldade na marcha.
Indicação de massagem (técnicas que provocam aumento sistêmico da circulação)	As técnicas de massagem são indicadas.

SISTEMA ENDÓCRINO

ANATOMIA E FISIOLOGIA

O sistema endócrino é composto por um conjunto de glândulas distribuídas por todo o corpo, com a função de produzir e excretar os hormônios diretamente na corrente sanguínea. Os hormônios atuam no controle das funções orgânicas, influenciando estruturas específicas, que respondem ao estímulo químico. A seguir, descreveremos as principais glândulas do corpo, os hormônios que produzem e suas ações.

QUADRO 7 – Principais glândulas e suas funções

Glândula	Principais hormônios	Principais funções
Hipófise	Hormônio do crescimento humano (GH)	Aumenta a produção de massa muscular e a queima de gordura.
	Hormônio estimulante da tireoide (TSH)	Estimula a tireoide a produzir outros hormônios.
	Hormônio folículo estimulante (FSH) e Hormônio luteinizante (LH)	Atuam na produção e maturação dos óvulos e espermatozoides, além de estimularem ovários e testículos a produzir outros hormônios.
	Prolactina	Estimula as mamas a produzirem leite.
	Hormônio adrenocorticotrófico (ACTH)	Estimula a glândula suprarrenal a produzir outros hormônios.
	Ocitocina	No parto, induz a contração da musculatura do útero e, após o parto, estimula as mamas a expelir o leite.
	Hormônio antidiurético (ADH ou vasopressina)	Atua nos rins, fazendo com que retenham mais líquido no organismo. Também é responsável pela vasoconstrição, aumentando a pressão sanguínea.

(cont.)

Glândula	Principais hormônios	Principais funções
Tireoide	Tri-iodotironina (T3) e Tiroxina (T4)	Aumentam o metabolismo, acelerando as funções orgânicas.
	Calcitonina	Reduz os níveis de cálcio no sangue, impedindo que sejam retirados dos ossos.
Paratireoides	Hormônio da paratireoide (PTH)	Regula os níveis de cálcio, magnésio e fosfato no organismo.
Pâncreas	Glucagon	Aumenta o nível de glicose no sangue.
	Insulina	Reduz o nível da glicose no sangue, encaminhando-a para dentro das células.
Suprarrenais	Cortisol	Atua no processamento de proteínas, glicose e gordura, além da função anti-inflamatória.
	Aldosterona	Controla os níveis de sódio e potássio do sangue, aumentando a pressão sanguínea.
	Androgênios	Hormônios sexuais secundários, masculinos e femininos.
	Adrenalina e noradrenalina	São secretados em situação de estresse, causando aumento da frequência cardíaca e da pressão arterial, além da dilatação das vias aéreas, como um reflexo de fuga.
Ovários	Estrógeno e progesterona	Regulam os ciclos menstruais e atuam na manutenção da gestação, bem como na lactação.
Testículos	Testosterona	Estimula a produção de espermatozoides e mantém as características sexuais masculinas.

PRINCIPAL PATOLOGIA

DIABETES MELITO	
O que é?	Doença caracterizada pela produção e/ou ação insuficiente do hormônio insulina, produzido pelo pâncreas, que tem a função de captar a glicose circulante no organismo e encaminhar para o interior das células, levando ao aumento da glicemia. Existem três tipos: tipo 1, tipo 2 e gestacional.

DIABETES MELITO

Fisiopatologia	*Tipo 1* – não há produção de insulina, geralmente ocorre devido a uma reação do organismo à infecção por algum vírus, levando à destruição das células produtoras de insulina (beta) no pâncreas. *Tipo 2* – há uma redução na produção de insulina ou as células receptoras da insulina têm incapacidade de reconhecê-la. Está associada a obesidade, sedentarismo, estresse e dieta inadequada, rica em carboidratos e açúcares. *Gestacional* – é transitória, porém indica que a gestante tem grande probabilidade de desenvolver diabetes tipo 2 ao longo da vida. Algumas complicações que podem ocorrer são doenças cardiovasculares com redução circulatória nas extremidades, que levam à dificuldade de cicatrização; insuficiência renal; alterações da visão, que pode levar à cegueira, e neuropatia diabética, por uma deterioração dos nervos periféricos.
Sinais e sintomas	Micção frequente, sede excessiva, diminuição ou aumento do apetite, cansaço, perda de peso, câimbras, alterações da visão, dormência e formigamento principalmente nas extremidades, impotência, constipação ou diarreia, e úlceras, principalmente nos membros inferiores.
Indicação de massagem (técnicas que provocam aumento sistêmico da circulação)	É indicada quando as condições de saúde estão adequadas e os tecidos estão íntegros e saudáveis. Nos quadros avançados deve-se atentar para a dormência, alterações circulatórias e insuficiência renal, que contraindicam as aplicações.

SISTEMA ENDÓCRINO

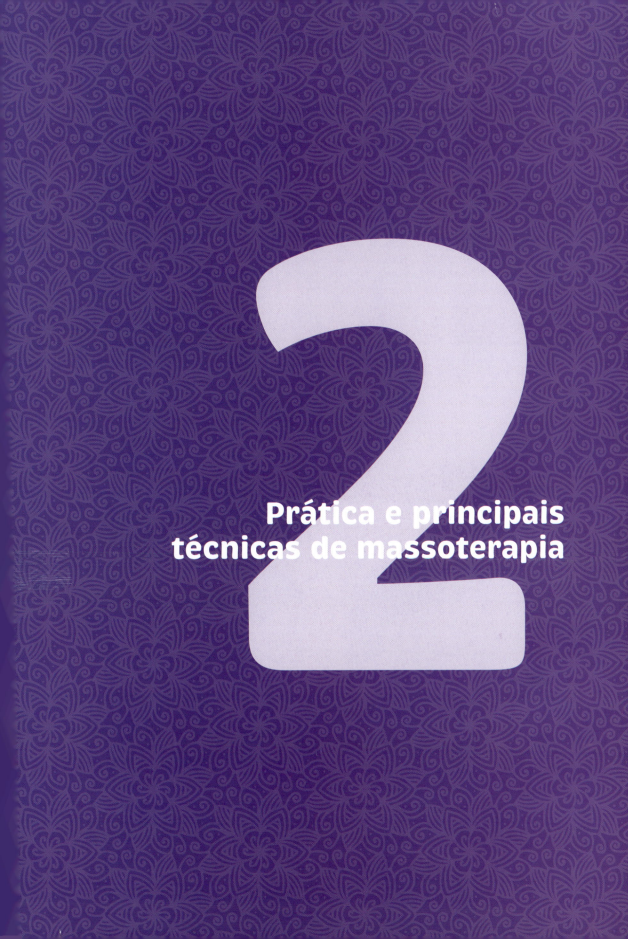

2
Prática e principais técnicas de massoterapia

Antes mesmo de falarmos sobre as técnicas de massoterapia, consideramos muito importante abordar o tema da organização de nosso espaço terapêutico e o modo como devemos sempre realizar um atendimento de qualidade.

INTRODUÇÃO

ORGANIZAÇÃO DO AMBIENTE

O nosso ambiente de trabalho deve ser um lugar arejado e limpo, com iluminação suficiente para avaliar o cliente, permitindo examinar antes do início da massagem se há ocorrência de hematomas, edemas, feridas ou outra alteração física. Em caso afirmativo, é necessário informar e questionar o cliente sobre a origem dessas ocorrências. Durante a massagem, a iluminação pode ser diminuída para maior conforto e relaxamento do cliente, e a música deve ser suave, de preferência instrumental, pois certos tipos de música podem trazer lembranças ao cliente, o que pode gerar descontrole emocional. Temos de cuidar para que o ambiente esteja com uma temperatura agradável, e para isso precisamos ter aquecedores, lençol térmico, mantas ou cobertores e ventiladores ou climatizar o ambiente com ar-condicionado.

Nas técnicas de drapejamento, o uso do lençol e/ou toalhas para cobrir o corpo do nosso cliente é imprescindível: nosso cliente nunca deve ter seu corpo todo exposto, somente a área em que o massoterapeuta estiver massageando é que deve estar descoberta.

Nosso espaço terapêutico deve ter um local apropriado para o cliente guardar seus pertences durante a massagem. Nos produtos que utilizamos – cremes, óleos, loções – é obrigatório conter o rótulo do fabricante com informações sobre componentes, data de fabricação e data de vencimento – aliás, é preciso ter muito cuidado, pois o produtos devem sempre estar dentro do prazo de validade, guardados conforme instrução do fabricante. Material descartável, como lençóis, toalhas, toucas, luvas, pró-pés, etc., também obedecem à mesma regra. Nossa maca deve ter comprimento e largura ideais para o conforto do cliente e do massoterapeuta, não esquecendo de observar principalmente sua capacidade de suporte de peso. É essencial conhecer e respeitar todas as normas da Vigilância Sanitária para exercer sua atividade terapêutica com tranquilidade.

É importante também ressaltar que o massoterapeuta é um profissional de nível técnico e deve estar sempre se atualizando nos estudos da anatomia, fisiologia, patologias e técnicas de massagem, para poder garantir ao seu cliente um tratamento ou uma terapia complementar segura e eficiente.

INSTRUÇÕES PARA O ATENDIMENTO AO CLIENTE

Ficha de avaliação

Para realizar um bom atendimento e acompanhamento do seu cliente, o massoterapeuta deverá sempre elaborar uma ficha de avaliação – prática, aliás, muito importante para todos os profissionais da área da saúde.

Na massoterapia, elaborar uma ficha de avaliação requer, além dos conhecimentos técnicos da profissão, uma atenção especial com o cliente, sem intimidá-lo, estabelecendo sempre um contato visual, sentando-se frente a frente com ele.

A "regra de ouro" é o saber ouvir, e para isso necessitamos estar com corpo e mente soltos e abertos para receber o que vier, sem julgamentos. O bom ouvinte é aquele que é receptivo.

É preciso exercitar a empatia, procurar entender o que o cliente está falando, averiguar como ele está se sentindo, sem fazer uso de filtros internos nem de experiência ou conhecimento prévios.

Empatia: experiência pela qual uma pessoa se identifica com a outra, tentando compreender o que ela pensa e sentir o que ela sente, ainda que nenhum dos dois expresse isso de modo explícito ou objetivo.

Se o massoterapeuta observar todos esses aspectos, percebendo outros, vai melhorar o seu ouvir e também o seu falar.

Relaxar e apenas ouvir o que o cliente tem a dizer é o que importa realmente. Essa atitude está intimamente ligada à humildade, que permite captar o que o cliente está dizendo, baseado na experiência única de vida que ele e cada um de nós temos.

> Seguindo nesse pensamento, Gerry Maretzki, em *Corpo-análise* (2010, p.35), escreve:
>
> O importante é saber que sempre que a "autoridade racional" fechar os ouvidos à inteligência da sensibilidade, e sempre que esta necessitar de atenção (...), isto é, cada vez que colocarmos nossa sensibilidade em segundo plano, não haverá uma complementação entre duas forças energéticas importantes: mente e físico.

A falta de humildade nos leva a cometer equívocos, como o de interpretar o que o cliente diz sob a óptica da vivência e dos sentimentos do profissional.

Utilizar as mesmas palavras do cliente vai demonstrar que a mensagem foi recebida. Para tanto, recomenda-se parafrasear as principais afirmações do cliente.

O massoterapeuta deve estar sempre pronto a esclarecer dúvidas ou algum ponto que possa gerar interpretação dúbia. O cliente tem necessidade de saber tudo o que vai acontecer, mesmo porque muitos deles ainda não conhecem o trabalho de um massoterapeuta. É importante que se forneçam informações verdadeiras, claras e simples, sem prometer de forma alguma a cura.

Para o massoterapeuta executar suas técnicas com maior precisão possível, é muito importante receber de seu cliente informações confiáveis. Para tanto, utilizar um tempo conversando com o cliente durante a execução da ficha de avaliação pode ajudar muito no resultado do seu trabalho.

Indica-se fazer perguntas abertas ao cliente, que exijam respostas que vão além de um sim ou um não, fornecendo mais informações a serem trabalhadas. As perguntas fechadas, cujas respostas são sim ou não, informam muito pouco.

Resumir e sintetizar todas as informações leva ao massoterapeuta à compreensão do que foi dito, podendo nesse momento esclarecer dúvidas, deixando claro o seu comprometimento e o seu interesse no bem-estar do cliente.

Para que esse objetivo seja alcançado, será necessário elaborar um roteiro bem organizado de questões ou perguntas para todas as vezes que o cliente vier para um atendimento massoterapêutico, não esquecendo da importância da assinatura do cliente, na ficha de avaliação toda vez que ele receber sessões de massagem.

Em primeiro lugar, é preciso iniciar uma ficha de avaliação com campos destinados aos **dados pessoais**, como nome, endereço, telefone, e *e-mail*. Ter os dados de contato de uma pessoa indicada pelo cliente, que possa ser acionada em caso de emergência, dá mais segurança ao profissional e ao cliente.

Em seguida, o profissional deve buscar informações sobre os **hábitos de vida diários do cliente**, que na maioria das vezes são a principal causa de muitos problemas e dores relatados. Nessa etapa são considerados, por exemplo, a alimentação, se realiza atividades físicas e quais, e as atividades profissionais – principalmente aquelas que exigem movimentos repetitivos –, transtornos emocionais e questões relacionadas à sua queixa principal.

Depois, deve-se investigar o **histórico de saúde** familiar (pais e avós), além do histórico das moléstias ou patologias pregressas e atuais do cliente, e saber sobre os tratamentos em andamento e medicamentos em uso.

Na etapa final, deve-se apontar as técnicas que deverão ser aplicadas no cliente, observações que o profissional achar relevante de fatos acontecidos durante a massagem e, finalmente, questionar como o cliente se sente após a sessão.

Todas as informações devem ser escritas na frente do cliente, solicitando sua assinatura ao final, para comprovar a veracidade do conteúdo, sem esquecer que em todo atendimento o cliente deve assinar a ficha, que deve ser arquivada.

Nessa ficha deve constar ainda a data do atendimento, especificações sobre a técnica aplicada, o resultado obtido e informações ou instruções complementares passadas ao cliente.

Esse roteiro apresentado busca investigar as informações mais importantes que o massoterapeuta precisa e deve saber antes de iniciar uma sessão de massagem. Cabe a cada profissional personalizar a sua ficha.

Depois de elaborar a ficha de avaliação, deve-se instalar o cliente no espaço terapêutico, na maca, e realizar a higienização dos pés, mãos e axilas com produto higienizador corporal – hoje há muitas opções no mercado. Em seguida, é preciso inspecionar a pele, fazendo anotações e informando ao cliente sobre qualquer anormalidade encontrada.

Palpação

A segunda fase de avaliação é a palpação. O toque deve ser suave e gentil, mas firme, para sentir a temperatura corporal, a sensibilidade e as áreas doloridas. Podemos por meio da palpação observar: contraturas musculares, nódulos musculares, gordurosos ou ganglionares, além de regiões doloridas sobre os ossos, pois podem sugerir pequenas fraturas. A palpação, seguida de movimentação nas articulações, pode nos indicar alterações de sensibilidade, de temperatura e restrições de movimento, que são sinais de transtornos, muitas vezes impróprios para a massagem no local.

A partir daí podemos escolher a melhor técnica a ser aplicada e iniciar nosso atendimento.

MASSAGENS OCIDENTAIS

MASSAGEM CLÁSSICA

É a massagem que atua diretamente sobre a pele e o sistema muscular, por meio de manobras específicas, com o auxílio de óleos ou cremes, buscando a aceleração da circulação sanguínea e linfática, alongamento e relaxamento das fibras musculares e mobilidade articular, propiciando alívio de dores e diminuição do estresse, gerando bem-estar físico e emocional. Normalmente feita na maca, nessa massagem o cliente vai estar sempre com roupas intimas, com o corpo semidesnudo, não esquecendo o uso de um lençol ou uma toalha, para o drapejamento – o cliente não deve ficar exposto. Uma vez que as manobras são executadas diretamente sobre a pele, é necessário o uso de cremes ou óleos para o deslizamento das mãos do massoterapeuta, conforto do cliente e bom resultado das manobras.

Nesse tipo de massagem podem ser executadas várias manobras, como deslizamento (*effleurage*) superficial e profundo, amassamento, compressão, fricção, vibração, percussão, alongamento passivo e mobilização articular.

Indicações

- ➤ problemas musculares (dores);
- ➤ problemas circulatórios;
- ➤ edemas;

- ➤ estresse;
- ➤ problemas emocionais (insônia, medo e dispersão).

Contraindicações

- ➤ lesões de pele em geral (não massagear peles com ferimentos);
- ➤ hipertensão descontrolada (sem uso de medicamento e sem acompanhamento médico);
- ➤ pessoas com câncer (ou histórico de ter tido câncer há menos de 5 anos, e que não disponham de autorização médica);
- ➤ pessoas com osteoporose avançada;
- ➤ fraturas recentes (pessoas com fraturas podem receber massagem somente após 90 dias);
- ➤ cirurgias recentes (importante ter autorização médica).

Manobras

- ▪ *Deslizamento superficial*

Usado no início e final da massagem, é considerado uma manobra muito importante, seja por ser a primeira a ser executada, seja pelo contato mais direto com o corpo do cliente. Buscando uma relação de respeito, confiabilidade e segurança, o massoterapeuta inicia seu trabalho com o objetivo de conhecer melhor o corpo do cliente e criar uma sincronia com ele para auxiliar na diminuição do estresse. A pressão não deve ser nem tão leve nem tão profunda; os movimentos devem ser lentos, mantendo um ritmo agradável; as mãos do massoterapeuta devem estar leves, soltas e tranquilas, para que sua sensibilidade esteja apurada, permitindo assim perceber qualquer tipo de anormalidade na musculatura.

- ✓ Efeitos fisiológicos

O contato direto com a pele vai estimular os receptores nervosos, induzindo assim ao relaxamento, função sedante e espasmódica; à estimulação da circulação sanguínea e linfática, aumentando o retorno venoso; e vai preparar os músculos para manobras mais profundas, propiciando também a entrega corporal do cliente.

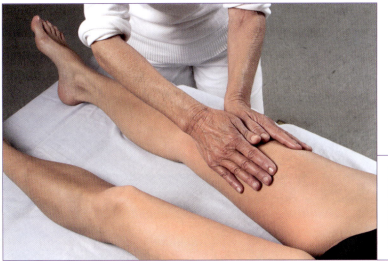

FIGURA 36 – Deslizamento superficial – mãos unidas.
Disponível em https://youtu.be/m1h27O28RK4

No final da massagem, o deslizamento superficial é necessário para uma avaliação da massagem, verificando se possíveis nódulos e contraturas musculares foram diminuídos, e se as fibras musculares estão soltas e flexíveis. Serve também para que o cliente vá retornando, acordando e se preparando para suas atividades.

- *Deslizamento profundo*

Executado sempre após o deslizamento superficial, sua pressão é mais intensa. As mãos do massoterapeuta aprofundam-se na musculatura, buscando inibir a atuação dos nervos sensoriais e as terminações nervosas, que recebem esses impulsos, com uma pressão forte. Essa pressão vai refletir nos tecidos mais profundos, atuando de forma significativa no retorno venoso, possibilitando assim a chegada de sangue arterial mais rapidamente às fibras musculares, ativando o metabolismo e auxiliando também na eliminação do ácido lático resultante do trabalho muscular mais intenso. Normalmente, no início, o cliente poderá sentir uma leve dor, que durante o tratamento deve ser amenizada. O massoterapeuta deve ter cuidado para que essa dor não seja exacerbada, muito forte: a pressão deve ser exercida sempre no limite suportável para o cliente; se a dor for muito intensa, a área atingida deve ser evitada.

Pode ser feito com as mãos, o antebraço, o polegar, o punho e a ponta dos dedos.

✓ Efeitos fisiológicos

> - efeito mecânico direto sobre os órgãos ocos (empurra e movimenta os conteúdos do sistema digestivo);
> - diminuição ou alívio da dor, liberando endorfinas (analgésicos naturais), o que ajuda a remover edemas e agentes inflamatórios;
> - auxilia no aumento do peristaltismo, contração da musculatura involuntária da parede intestinal, por sua ação reflexa no sistema nervoso autônomo (SNA).
> - Nas manobras de deslizamento usam-se as mãos e os dedos, principalmente o polegar.

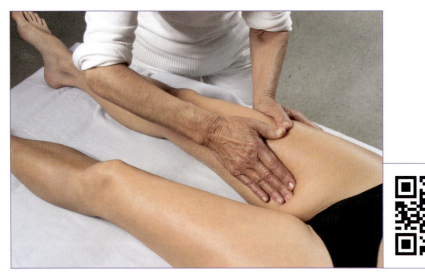

FIGURA 37 – Deslizamento profundo - mãos em V.
Disponível em https://youtu.be/ARWIRNmV7JY

- *Amassamento*

A manobra de amassamento é um pouco diferente da manobra de compressão. No amassamento usamos as duas mãos simultaneamente, com movimentos no sentido contrário uma da outra. O tecido muscular sofre torção, apreensão e compressão, sendo afastado da estrutura óssea. Os amassamentos são muito utilizados em músculos grandes dos membros inferiores, dos membros superiores, da região lombar e dos glúteos.

Nessa manobra é preciso manter o ritmo, a velocidade e a mesma pressão.

✓ Efeitos fisiológicos

- alívio ou redução da dor, descontração e alongamento das fibras musculares, levando ao relaxamento muscular;
- auxilia na circulação, reduzindo assim a fadiga muscular;
- ajuda na quebra ou soltura de aderências e cicatrizes;
- colabora para a drenagem da linfa na musculatura, em virtude da compressão dos vasos linfáticos pelos músculos, aumentando assim a velocidade da circulação linfática na região;
- o movimento de torção tem a capacidade de liberar aderências entre dois feixes musculares; também alonga a fáscia muscular, em camadas mais profundas da musculatura; a mesma ação é exercida em outros tecidos além dos revestimentos entre os músculos;
- as cápsulas de colágeno com características fibrosas da celulite são rompidas com o auxílio das manobras de amassamento, promovendo uma aparência melhor na pele do local.

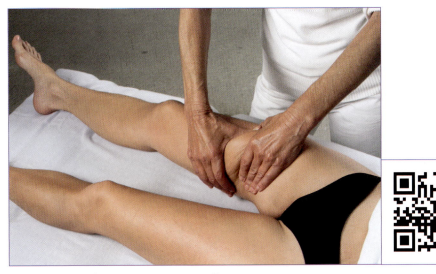

FIGURA 38 – Amassamento em S.
Disponível em https://youtu.be/h9DsSY_fOyw

- *Compressão*

Comprimir é pressionar, então as manobras de compressão levarão a uma pressão profunda na região, que vai agir também nos tecidos e estruturas subjacentes. Sua ação vai desde os tecidos superficiais até os profundos.

Há várias formas de se executar a compressão:

- ➢ pressão palmar das mãos e dedos – a pressão e a preensão são aplicadas em uma região, juntamente com um movimento circular, em espiral, dos dedos e palmas;
- ➢ compressão usando os dedos e o polegar – executada com uma só mão em algumas regiões ou grupo muscular, em movimento similar ao anterior, ou seja, em círculo e em espiral;
- ➢ compressão usando a eminência tênar e hipótenar – aplicada sempre em músculos grandes que permitam uma pressão profunda e uma preensão no sentido transversal de suas fibras. O movimento aqui não é em círculos, mas sim no sentido de puxar os tecidos. A força maior é aplicada com as eminências tênar e hipótenar, e os dedos são usados para suporte da pressão, apesar de exercerem também uma pressão e preensão leves.

✓ Efeitos fisiológicos

- ➢ semelhantes aos efeitos fisiológicos do amassamento, sendo que o principal efeito é o alongamento da fibra muscular e fáscia, liberando assim aderências;
- ➢ auxilia na diminuição de edemas, sua ação de bombeamento colabora com a aceleração do fluxo linfático e a eliminação de metabólicos dos tecidos;
- ➢ aumento da circulação local, em virtude da vasodilatação de arteríolas superficiais. Com essa ação, o aporte sanguíneo aumenta, levando mais nutrientes para a região. A circulação venosa é estimulada também pela ação mecânica da manobra;
- ➢ com o aumento da circulação sanguínea e linfática e a eliminação de metabólicos, como o ácido lático catabolizado, ocorre a diminuição de dor e fadiga.

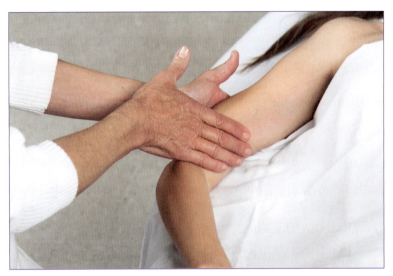

Figura 39 – Compressão.

- *Manobras de percussão*

Temos a tapotagem, oriunda do termo francês *tapotement*, cujo significado é "pancadinhas leves", além de outros movimentos de percussão usados na massagem, como os golpes com o dedo mínimo, punhopercussão, digitopercussão ou dedilhamento.

As manobras de percussão são aplicadas em movimentos repetitivos, rápidos e ritmados. A manobra de tapotagem não deve ser aplicada em proeminências ósseas se o cliente apresentar osteoporose avançada ou tumores ósseos.

✓ Efeitos fisiológicos

Sua ação promove uma vasodilatação no local, causando uma hiperemia. Também estimula terminações nervosas, que vão promover pequenas contrações musculares e um aumento do tônus muscular.

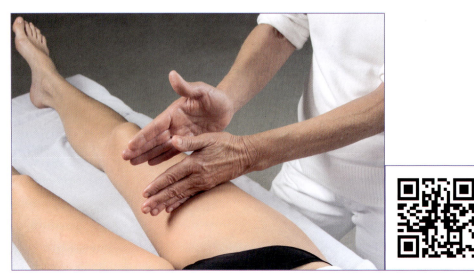

Figura 40 – Percussão.
Disponível em https://youtu.be/A2BVb_E7Olg

Sequência da massagem clássica

Nenhuma sequência de massagem é fixa, ou seja, pode haver modificações, sempre que for necessário para o maior conforto do cliente. Temos então as seguintes posições: decúbito ventral (prono), decúbito dorsal (supino) decúbito lateral direito e esquerdo, e também sentado.

Iniciamos a massagem clássica em decúbito ventral e depois dorsal.

- *Decúbito ventral*

✓ Sequência nas costas

Deslizamentos superficiais, deslizamentos profundos, fricções, amassamentos e compressões, voltamos para os deslizamentos profundos e depois superficiais, e encerramos com tapotagem. Todas as manobras devem ter um ritmo constante e ser feitas repetidas vezes. Os deslizamentos sempre devem ser feitos no sentido do retorno venoso, de distal para proximal.

✓ Sequência nos membros inferiores

Deslizamentos superficiais e deslizamentos profundos, que podem ser executados com uma mão, com as duas mãos em "V" ou com as mãos alternadamente, quer no sentido horizontal, quer no longitudinal. Os deslizamentos nos membros, tanto inferiores como superiores, devem sempre respeitar o sentido distal para proximal. Depois vamos para as compressões e, em seguida, novamente realizamos os deslizamentos, terminando com a tapotagem. Neste decúbito, caso haja necessidade, executar o alongamento dos músculos dianteiros das pernas e coxas.

Em seguida, mudamos nosso cliente de decúbito e vamos repetir as mesmas manobras nos membros inferiores, mas dessa vez vamos dar uma atenção especial aos pés.

- *Decúbito dorsal*

✓ Sequência nos pés

Começamos pelos deslizamentos, que devem ser executados com os dedos nos espaços entre os metatarsos, depois ao redor dos maléolos; também executamos os movimentos de dorsiflexão e plantiflexão, e movimentos de rotação das articulações tanto dos dedos quanto do tornozelo.

✓ Sequência nos membros inferiores

Faremos movimentos de fricção nos joelhos e nas coxas; as mesmas manobras se repetem. Aqui também podemos executar alongamentos dos músculos posteriores da perna e coxa, de acordo com a necessidade do cliente.

✓ Sequência no abdome

No abdome nossos deslizamentos sempre serão no sentido giratório. Temos que questionar nosso cliente sobre o funcionamento do seu intestino: se for lento ou preguiçoso, nossos deslizamentos devem obedecer o sentido horário; se o funcionamento for normal ou se estiver com diarreia, nossos deslizamentos devem obedecer o sentido anti-horário. Repetimos todas as manobras sempre.

✓ Sequência no tórax

Mesma sequência de manobras, mas nesta região os amassamentos se tornam um pouco difíceis, pela pouca estrutura muscular. Aqui eles são executados mais nas laterais, e, na parte frontal, vamos trabalhar mais com fricções. Nas mulheres não massageamos as mamas, apenas ao redor delas. Os deslizamentos podem ser feitos no formato da letra "C".

Do tórax já atingimos os ombros, no qual podemos executar fricções com os polegares, liberando assim toda a articulação; também devemos fazer movimentos articulares girando os membros superiores nos dois sentidos.

✓ Sequência nos membros superiores

Nos membros superiores, nossos movimentos e manobras devem seguir o mesmo roteiro dos membros inferiores.

✓ Sequência no pescoço

Devemos lembrar que sempre temos uma grande tensão nos músculos do pescoço, que geralmente se apresentam contraturados. Nessa região, é mais indicado trabalhar com deslizamentos, nos dois sentidos, da nuca ao ombro e do ombro à nuca. Podemos executar pressões, fricções com os polegares e região hipótenar das mãos, com os dedos... Nossa meta é relaxar o máximo possível. Depois, com os músculos do pescoço bem relaxados, podemos fazer movimentos giratórios e também um alongamento, que deve ser feito com muita cautela, sempre respeitando o limite do cliente.

✓ Sequência na cabeça

Na cabeça, faremos manobras de pressão com toda a mão, com os polegares, com todos os dedos e fricção. Todas as manobras podem ser, a princípio, leves, depois um pouco mais fortes e terminar muito suaves, para um relaxamento profundo.

✓ Sequência na face

Na face, nossos movimentos devem ser mais sutis, delicados. Não vamos executar amassamentos, apenas deslizamentos, pressão e fricção. Devemos sempre aplicar as manobras no sentido da musculatura da face, podendo finalizar com a manobra de tapotagem, executada com os dedos de forma muito leve, o que chamamos de dedilhamento.

Após a execução de toda a massagem, você pode aplicar técnicas de energização, como energização dos chacras, com ou sem lâmpadas de cromoterapia, toques energéticos, reiki, calatonia ou outra técnica de seu conhecimento.

QUICK MASSAGE (MASSAGEM NA CADEIRA)

Mais conhecida como *quick massage*, que significa "massagem rápida", no Brasil, também é chamada de "massagem na cadeira", sendo a técnica de massagem mais conhecida pelo grande público, atualmente.

Tem como origem as técnicas orientais anma e shiatsu, que usam algumas manobras modificadas e ocidentalizadas, com o objetivo principal de promover o equilíbrio físico, mental e energético, em um tempo mínimo de 15 minutos e máximo de 30 minutos, proporcionando alívio imediato das tensões e dores musculares.

Foi criada pelo massoterapeuta David Palmer, por volta de 1980, na Califórnia, que a desenvolveu para que fosse realizada em uma cadeira, originalmente desenvolvida pelo francês Serge Bouyssou, de madeira. Hoje as cadeiras são produzidas em metal, o que as torna muito mais leves (em torno de 6,5 kg, conhecidas como cadeiras de katakori), reduzindo o custo e facilitando o seu transporte, podendo ser levada pelo profissional aos diferentes locais onde realize os atendimentos. É comum vê-las em empresas, *shoppings*, supermercados e lojas, por exemplo.

A aplicação dessa técnica nas empresas tem trazido excelentes retornos, pois, ao afastar o funcionário de sua função por 15 ou 20 minutos semanais para recebê-la, apesar de parecer uma perda de tempo, pode trazer benefícios inestimáveis. De acordo com alguns estudos, ela pode levar à redução do estresse e evitar afastamentos por doenças, promover melhora do vínculo da empresa com o funcionário e entre os funcionários, além do aumento da motivação, o que acaba resultando em aumento da produtividade.

Traz como benefícios fisiológicos a melhora da circulação sanguínea e o relaxamento das fibras musculares, gerando alívio para as dores do dia a dia. Esses efeitos vão propiciar ao cliente mais qualidade de vida e alívio do estresse, fazendo com que recupere sua autoestima.

> A técnica é considerada ocidental, mas é muito comum que a associemos com a **medicina oriental chinesa**, pois, de acordo com essa filosofia, temos uma série de canais de energia, os meridianos, irrigando o nosso corpo. Entende-se que, ao massageá-los, estaremos promovendo um equilíbrio das energias. Entretanto, não nos aprofundaremos nesse ponto de vista agora, visto que abordaremos o tema na seção sobre massagens orientais.

Outro grande benefício dessa técnica se refere às pessoas que possuem dificuldade de se expor, de se deixar ser tocadas por um massoterapeuta: a quick pode e deve ser aplicada sobre a roupa, eliminando assim a necessidade de despir-se.

> **Conduta:** é importante frisar que nenhum profissional deve tocar o corpo do cliente por baixo de suas vestes (camisa, blusa) e, em hipótese alguma, deve usar loções, óleos ou cremes.

Apesar de ser uma técnica mais simples, o profissional deve ter muito cuidado ao aplicá-la, lembrando-se de que o ideal é fazer uma ficha de avaliação por escrito, ou ao menos ter uma conversa franca e investigativa antes de cada aplicação, pois a técnica possui algumas contraindicações que devem ser respeitadas, destacando-se:

- qualquer condição febril;
- processos inflamatórios internos ou externos;
- cortes, machucados, problemas de pele (feridas), queimaduras, hematomas ou qualquer tipo de escoriação, principalmente após alguma queda, o que torna necessária a consulta a um médico especialista;
- problemas nas articulações, como artrite reumática, ombro congelado ou bursite em processo inflamatório agudo;
- tumores (câncer);

- em gestantes, não deve ser aplicada antes do terceiro mês de gestação; para aquelas que nunca receberam massagem, é importante a avaliação do obstetra; para as mulheres sem nenhum histórico de aborto e acostumadas a receber massagem, a técnica pode ser aplicada, porém não se deve massagear a região lombar, e deve-se tocar suavemente a região do trapézio;
- em caso de processo degenerativo ósseo, diabetes e hipotensão, a avaliação deve ser realizada cuidadosamente, pois são considerados contraindicações.

Lembramos ainda que, apesar de não ser contraindicação, não se deve aplicar a técnica logo após grandes refeições ou ingestão de bebida alcoólica.

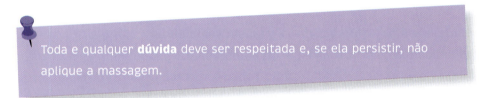

Toda e qualquer **dúvida** deve ser respeitada e, se ela persistir, não aplique a massagem.

Patologias da coluna e aplicação da quick massage

Na tabela a seguir, relacionamos algumas patologias da coluna vertebral e orientações quanto à aplicação da quick massage. Sugere-se que seja feito um estudo aprofundado sobre essas patologias, que fornecerá subsídios para uma aplicação mais segura da técnica.

QUADRO 8 – Patologias da coluna e aplicação da quick massage

Nome	Descrição	Como agir?
Hiperlordose	Aumento das curvaturas naturais da coluna (lordose lombar e lordose cervical).	Não exercer muita pressão, trabalhar mais com os polegares.
Hipercifose	Aumento da curvatura natural da coluna (cifose torácica).	
Escoliose	Curvatura anormal da coluna. Desvios laterais, olhando o cliente por trás.	Procurar trabalhar a musculatura interna da curvatura.

(cont.)

Nome	Descrição	Como agir?
Hérnia discal	Quando os discos intervertebrais (entre as vértebras) se projetam além dos limites das vértebras, comprimindo ramos nervosos.	Não aplicar massagem se estiver em processo agudo e não exercer pressão se estiver em remissão.
Espondilólise	Fratura nos anéis ósseos das vértebras, localizados em sua parte posterior.	Não aplicar massagem.
Espondilolistese	Deslizamento de uma vértebra sobre a outra, geralmente associado à espondilólise.	
Espondilite anquilosante	Inflamação das articulações da coluna, que resulta em perda da mobilidade.	
Espondilose	Artrose da coluna vertebral.	Não aplicar massagem se estiver em processo agudo, e não exercer pressão se estiver em remissão.

Também é muito importante salientar quanto à higienização da cadeira, que deve ser feita sempre antes do cliente se sentar e preferencialmente na sua frente. Não esquecer nunca de colocar uma proteção no suporte para o rosto, local em que normalmente são usadas toucas descartáveis de TNT.

Anéis, relógios, colares, brincos e outros adornos devem ser retirados antes do início da sessão.

As áreas a serem massageadas nesta técnica são: cabeça, região occipital e pescoço, músculos da parte posterior do tronco, ombros, braços, antebraços, punhos e mãos.

Indicamos uma sequência básica, que em outras técnicas poderemos encontrar na literatura com uma sequência inversa, ou seja, terminando na cabeça, o que não inviabiliza de forma alguma a aplicação da técnica.

- *Sequência para aplicação da quick massage*

✓ Toque inicial

Tocar gentilmente o cliente na região das costas, primeiramente na região dos ombros, deslizando com as mãos espalmadas até a região lombar.

✓ Cabeça

Friccionar com as pontas dos dedos, em movimentos circulares, toda a região da cabeça e em seguida fazer a pressão estacionária sobre o occipital, pressionando do centro em direção às laterais da cabeça. Repetir as manobras três vezes.

✓ Pescoço

Fazer pressão com os cinco dedos na posição vertical, do centro para as laterais, em duas linhas paralelas. Repetir as manobras três vezes.

Em seguida, friccionar com os cinco dedos, com movimentos circulares, na mesma região anteriormente pressionada. Repetir as manobras três vezes.

Depois, iniciar pressão com os polegares ao lado e ao longo da coluna cervical – a manobra deve ser executada com cuidado, nunca em cima dos ossos da coluna. Repetir as manobras três vezes.

Terminar friccionando com os quatro dedos, em movimentos circulares e no sentido horizontal, em toda a região do pescoço. Repetir as manobras três vezes.

✓ Costas e glúteos

Realizar pressão com os polegares nas laterais da coluna vertebral, em movimento descendente. A manobra deve ser executada em duas linhas paralelas à coluna; a primeira, a uma distância de mais ou menos 3 cm da coluna, e a segunda, a 3 cm da primeira linha. Repetir as manobras três vezes.

Em seguida, pressionar, com a região hipótenar das mãos, a região anteriormente pressionada pelos polegares, no mesmo sentido descendente. Repetir as manobras três vezes. Aqui, um lembrete muito importante: não se deve pressionar a coluna vertebral.

Essa manobra deve ser estendida no sentido horizontal, sobre os músculos glúteos. Depois, com as mãos fechadas e os dedos flexionados, pressionar toda a região glútea, com movimentos circulares.

Encerrando a região das costas, com as mãos espalmadas, aplicar manobras de amassamento sobre as duas linhas, em movimentos descendentes, ampliando para toda a área das costas.

MASSAGENS OCIDENTAIS |159

Com as mãos espalmadas, descer pelas laterais da coluna, pressionando uma mão de cada lado da coluna, e, em movimentos alternados (primeiro uma depois a outra mão), apenas uma vez.

Subir, também com as mãos espalmadas, e em direção ascendente, pressionando levemente a coluna vertebral, apenas uma vez.

✓ Trapézios

Pressionar com os polegares, do centro para as laterais. Repetir as manobras três vezes.

Em seguida, realizar o amassamento com os polegares, com movimentos circulares, do centro para as laterais. Repetir três vezes.

Depois, fazer o amassamento com os cinco dedos, com o movimento parecido com o de uma pinça. Repetir as manobras três vezes.

Finalize com amassamentos, utilizando a região hipótenar das mãos, em movimentos circulares, do centro para as laterais, sobre os músculos trapézios. Repetir as manobras três vezes.

✓ Escápulas

Realizar amassamentos, com a região hipótenar das mãos, sobre as escápulas. Repetir as manobras três vezes.

Fazer pressão com os polegares acima e abaixo da espinha das escápulas, do centro para as laterais. Repetir três vezes.

Levar a mão do cliente para trás, posicionando o dorso da mão encostado na região lombar. Pressionar com o polegar toda a região subescapular, soltando assim a musculatura. Em seguida, pressionar com a região ulnar da mão a mesma área. Repetir as manobras três vezes.

Encerrando a região das escápulas, volta-se o braço do cliente à sua posição normal, executam-se amassamentos circulares, com as mãos espalmadas e a região hipótenar, na borda lateral das duas escápulas. Repetir as manobras três vezes.

✓ Ombros

Friccionar com as pontas dos dedos toda a região da articulação glenoumeral.

✓ Braços

Estabilizando o braço com uma mão, executar o amassamento com a palma da mão e, com região hipótenar, o músculo deltoide.

Pressionar, apertando o braço com os polegares e região hipótenar da mão, no sentido descendente. Repetir as manobras três vezes.

✓ Antebraços

Com a palma da mão do cliente voltada para baixo, executar amassamentos com a região hipótenar da mão sobre os músculos extensores.

Com a mão do cliente voltada para cima, pressionar com o polegar a parte interna e externa dos músculos flexores e, na sequência, realizar o amassamento com a região hipótenar da mão. Repetir as manobras três vezes.

✓ Mãos

Fixar a mão do cliente com as duas mãos e massagear com o punho os polegares, lateralizando a mão levemente, para ambos os lados.

Com a palma da mão voltada para baixo, fazer uma massagem com o polegar, soltando os ossos do metacarpo. Com a palma da mão voltada para cima, pressionar com os polegares toda a região palmar, com movimentos do centro para as laterais.

Volta-se a mão para baixo e massageia-se os dedos, um a um, envolvendo-os com os cinco dedos, pressionando, fazendo uma leve tração e rotação, para ambos os lados.

Fixar o punho com os polegares, no dorso e os outros dedos na região, ou somente os indicadores, na região palmar, fazer um movimento de soltura e relaxamento.

✓ Finalizando os braços

Segurar o braço pela mão, estabilizando o punho, e fazer um leve alongamento lateral. Relaxar e em seguida realizar uma vibração suave.

Soltar o braço do cliente ao longo do corpo, fazer um movimento de rolamento, no qual uma mão segue em uma direção e a outra mão vai em direção contrária, horizontalmente. Voltar o braço do cliente sobre o apoio da cadeira.

MASSAGENS OCIDENTAIS |161

✓ Finalização da massagem

Percussão em toda a região das costas. Aqui temos várias maneiras de executar manobras de percussão: podemos usar as mãos espalmadas, com palmas unidas e dedos soltos, ou percutir com a lateral dos dedos mínimos.

Com as mãos unidas, percutir com o dorso das mãos; com os dedos flexionados, percutir com a região lateral das mãos; e com as mãos em concha (tapotagem), percutir com as palmas das mãos.

Em seguida, deslizar suavemente sobre toda a região das costas e ombros, com as mãos espalmadas, em movimentos descendentes.

Chamar gentilmente o cliente pelo nome e informar o término da massagem. Perguntar se ele está bem e posicioná-lo sentado na cadeira.

Aguarde que ele se levante devagar e agradeça a sua confiança.

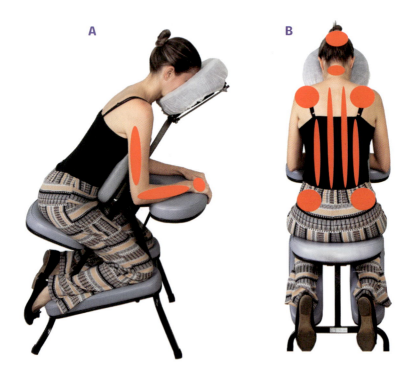

FIGURA 41 - Principais áreas de aplicação das manobras na quick massage (**A**) braço, antebraço e mão (**B**) cabeça, pescoço, ombros, dorsais e glúteos.

DRENAGEM LINFÁTICA MANUAL

História

Os estudos anatômicos e fisiológicos referentes ao sistema linfático são bem antigos.

Herófilo (335 - 280 a.C.), médico grego, considerado o primeiro anatomista, fundador da Escola de Medicina da Macedônia, foi quem fez a primeira menção sobre os vasos linfáticos.

Aristóteles (384 - 322 a.C.), grande filósofo grego, muito interessado pelos estudos do corpo humano, descreveu a existência de um líquido incolor, contido nesses vasos.

Hipócrates, "o pai da medicina"(460 - 337 a.C.), chamava esse líquido de sangue branco.

Gaspar Aselli (1581 - 1626 d.C.), professor de anatomia em Milão, discorreu pela primeira vez sobre o sistema linfático.

Jean Pecquet (1622 - 1674) observou e descreveu o *receptaculum chyli*, um pequeno reservatório no abdome, próximo ao umbigo no lado esquerdo, que ficou conhecido e chamado durante muito tempo como cisterna de Pecquet, em homenagem ao seu descobridor. A cisterna de Pequect, conforme nomenclatura anatômica internacional, hoje é chamada de cisterna de quilo.

Thomas Bartholin (1616 - 1680), médico dinamarquês, em 1652, junto a Olof Rudbeck (1630 - 1702), também médico, estabeleceu a ideia de que existe um outro sistema diferente do sistema sanguíneo.

Assim, o conceito do sistema linfático ficou estabelecido como um sistema auxiliar e paralelo ao sistema circulatório, e o nome do líquido passou a ser chamado de **linfa**.

Esses estudos permitiram que se desenvolvesse a linfografia, exame para detectar o sistema linfático, por meio da injeção de corante azul no sistema linfático.

Emil Vodder (1896 - 1986) fisioterapeuta, filho de médico e grande estudioso, mesmo não terminando seus estudos de medicina, foi quem usou a drenagem linfática como uma técnica de tratamento para linfedemas.

A drenagem linfática criada por Emil Vodder ganhou prestígio graças ao médico alemão, Johannes Asdonk (1910 - 2003), que em 1963 comprovou com estatísticas e cientificamente os resultados positivos da drenagem linfática de Vodder. Ele também elaborou com seus estudos, que incluem entrevista com dois mil pacientes tratados, as indicações e contraindicações da técnica. Assim, a técnica da drenagem linfática manual ganhou prestígio e se tornou conhecida e divulgada, mas é muito mais aplicada por esteticistas, que comprovam os resultados positivos sobre edemas e a melhora visual da pele.

Emil Vodder, aos 88 anos de idade, 27 anos após a primeira publicação de seus estudos, foi reconhecido pela União dos Fisioterapeutas da Alemanha.

Albert Leduc, professor de cinesioterapia e readaptação na Universidade de Bruxelas, fez curso com Emil Vodder em 1969 em Bruxelas, ficou impressionado com a técnica, interessou-se por estudá-la mais profundamente e então começou a utilizá-la no início com todas as manobras de Vodder, passando depois a fazer algumas pequenas modificações. Foi quando a técnica ganhou mais prestígio e reconhecimento.

Albert Leduc esteve no Brasil, ministrando cursos primeiramente em 1977, no Rio de Janeiro, a convite da Associação de Estética do Rio de Janeiro, depois em 1977 e 2001, em São Paulo.

- *No Brasil*

Em nosso país, viemos a conhecer a técnica por Waldtraud Ritter Winter, esteticista alemã, radicada em Belo Horizonte (MG), que no ano de 1969 estudou e frequentou um curso de drenagem linfática manual com Emil Vodder e sua esposa, Astrid Vodder. A partir daí ela começou então a trabalhar em Belo Horizonte, obtendo grandes resultados, e assim a técnica foi se difundindo e sendo cada vez mais aceita.

Características da técnica

Com manobras precisas, lentas, repetitivas – até mesmo às vezes consideradas monótonas –, a drenagem linfática manual tem ritmo próprio, pressões suaves, sem vasodilatação (hiperemia) por não comprimir músculos. As manobras são direcionadas sempre no sentido centrípeto e executadas de proximal para distal, o que significa que primeiro se estimulam as áreas próximas aos linfonodos e depois as mais distantes. Sua função é a de promover a circulação da linfa, um líquido de consistência viscosa que circunda as células, para manter o equilíbrio dos líquidos nos espaços intersticiais.

As principais manobras da drenagem linfática manual são: captação, reabsorção, evacuação, círculos fixos e braceletes – alguns terapeutas hoje utilizam também os deslizamentos superficiais.

As manobras da drenagem linfática manual, como toda terapia manual, vão assumindo sempre algumas características próprias dos terapeutas, surgindo então algumas variações que causam estranheza e dificuldades de aprendizado nos iniciantes. O que precisa ficar muito claro é que para se aplicar a técnica de drenagem linfática manual é necessário ter conhecimento anatômico e fisiológico do sistema linfático, seguir criteriosamente o sentido extremidades/centro e os preceitos de suavidade e lentidão e evacuação dos linfonodos, considerando sempre a respiração como grande auxílio na prática.

Para a aplicação da técnica de drenagem linfática manual, independentemente de seguir as linhas de Emil Vodder ou Albert Leduc, devemos ter muito claro que, sendo o sistema linfático auxiliar do sistema venoso de retorno e sua localização anatômica mais superficial, não podemos executar pressões fortes, ou seja, uma drenagem linfática manual não deixa hematomas nem é dolorosa, sua eficiência não se dá por meio da força e da velocidade, pois isso contraria sua fisiologia.

Tanto na estética quanto na massoterapia ou outra terapia voltada para a saúde das pessoas, os princípios da drenagem linfática manual são os mesmos.

- *A técnica de Emil Vodder*

Tratando pacientes com histórico de gripes e sinusites, Emil Vodder percebeu que os linfonodos da região do pescoço estavam edemaciados e, junto à sua esposa, começou a aplicar pressões ritmadas e suaves com os dedos, verificando melhora. Assim descobriu essa técnica, passando então a inspecionar toda a cadeia ganglionar para a diminuição de edemas.

Sua sequência inicia-se sempre pelos gânglios do pescoço, direcionando-se depois aos edemas mais distantes.

Em 1978, Waltraud Ritter Winter esteve no 1º Congresso Internacional da Sociedade de Linfologia, em Innsbruck, na Áustria, quando o Dr. Emil Vodder explicou a lógica da drenagem linfática manual, estabelecendo uma analogia com a limpeza de um ambiente. Dizia, exemplificando, que, quando um banheiro está inundado, a gente precisa limpar em primeiro lugar o ralo e depois mandar a água em sua direção; a partir daí ele concluiu que sempre devemos iniciar o tratamento pelo mesmo local, desobstruindo os vasos linfáticos principais (mais centrais) para que a linfa que vem da periferia do corpo consiga ser escoada. Waltraud concluiu, após realizar vários cursos, que nenhuma variação das técnicas apresenta mudança nos resultados; no entanto, ela, assim como Vodder, inicia o tratamento sempre pelo pescoço, no ângulo venoso.

- *A técnica de Albert Leduc*

Como dito anteriormente, Leduc foi aluno de Vodder, então não podemos esperar grandes diferenças entre as técnicas. O principal diferencial na aplicação da drenagem linfática é não iniciar pelo pescoço, principalmente quando o edema está em local muito distante, como nos membros inferiores; ele alegava que as manobras executadas sobre o ângulo venoso não teriam grande influência na aceleração do fluxo linfático. Pesquisando a literatura e imagens de terapeutas, inclusive de outras nacionalidades, observamos que Leduc também estabelece como princípio de sua técnica o conceito de pressões lentas e suaves, em sentido centrípeto: ele se preocupou em encaminhar a linfa para seus vasos condutores, também trabalhando de proximal para distal, e particularizando os tratamentos.

Leduc tem duas interpretações sobre a aplicação da drenagem linfática manual: em edemas com menos intensidade, sua abordagem é a de drenagem mais exercícios; já em edemas mais acentuados, além da drenagem manual, é feita também a aplicação de bandagens elásticas.

Indicações

- ➤ linfedemas;
- ➤ edemas faciais e corporais;
- ➤ insuficiência venosa e linfática;
- ➤ hematomas;
- ➤ equimoses;
- ➤ pré e pós-cirúrgico;

- rigidez muscular;
- fibromialgia;
- relaxamento;
- pós-traumatismos;
- queimaduras após cicatrização;
- ativa a cicatrização;
- auxilia nos casos de cicatriz hipertrófica ou queloide, enxertos, lipodistrofias, tensão pré-menstrual, gestação, membros inferiores cansados e pesados, acne vulgar, rosácea, inflamações crônicas;
- promove aumento da defesa imunológica;
- estimula a desintoxicação orgânica e tecidual.

Contraindicações

- insuficiência renal;
- insuficiência cardíaca descompensada;
- insuficiência hepática;
- inflamações;
- infecções agudas;
- afecções cutâneas;
- neoplasias (câncer).

Na drenagem linfática falamos também em contraindicações relativas, o que significa dizer que, dependendo da situação, podemos aplicar a técnica. É muito importante nesses casos termos a indicação médica.

- *Contraindicações relativas*
    - tromboses recentes (por risco de embolia);
    - flebites, tromboflebites e erisipela em fase aguda;
    - disfunções tireoidianas (hipo ou hipertireoidismo);
    - crises de asma (vagotonia);
    - nevos pré-cancerosos;
    - hipo ou hipertensão arterial descontrolada;
    - período menstrual.

Importante: grávidas sempre requerem um grande cuidado. A técnica da drenagem linfática manual é muito importante para o bem-estar da gestante, ajuda a prevenir edemas, traz relaxamento e alivia o estresse, desde que haja indicação médica e seja feito um acompanhamento durante a gravidez.

Sequência básica da drenagem linfática manual facial

Nesta seção vamos priorizar a descrição e sequência das manobras, uma vez que já abordamos a anatomia e fisiologia do sistema linfático.

Vamos iniciar pela drenagem facial, mas vale salientar que podemos aplicar a drenagem linfática manual apenas na face ou somente no corpo.

Primeiramente, como já vimos, há a necessidade de organizar o ambiente de trabalho, com temperatura agradável, música suave e pouca iluminação, durante a execução da técnica.

A drenagem facial pode ser executada com o cliente sentado em uma cadeira confortável com a cabeça reclinada e com bom suporte de sustentação; se executada em maca, deve-se levantar a cabeça mais ou menos num ângulo de 30°. O massoterapeuta pode trabalhar em pé ou sentado, observando sempre sua postura.

Deve-se tocar o cliente com suavidade, fazendo um deslizamento superficial, conforme a figura da página seguinte. As mãos devem estar em uma temperatura agradável (no inverno, é preciso aquecê-las), os materiais utilizados (lençóis, toalhas, etc.), quando não forem descartáveis, têm que estar muito limpos – devendo ser utilizados apenas uma vez e postos para lavar em seguida –, e sempre ao alcance do massoterapeuta. Uma vez iniciada a drenagem, o massoterapeuta não deve deixar o cliente antes do término da aplicação de toda a técnica.

Na drenagem linfática manual não usamos cremes nem óleos. Antes de iniciá-la, é necessário higienizar o rosto do cliente, e para isso podemos escolher um dos vários produtos de qualidade que existem hoje no mercado, sendo possível também usar água mineral ou soro fisiológico, e é evidente que não deve haver nenhum resquício de maquiagem.

É preciso levar sempre em consideração a localização dos linfonodos (gânglios) e executar as manobras no sentido proximal, medial e distal.

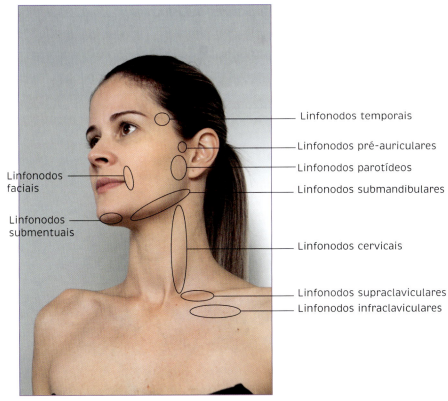

FIGURA 42 – Principais grupos de linfonodos faciais.

- *Passo 1*

Manobra de contato: iniciando a partir do mento, deslizar ambas as mãos, passando pelo orbicular da boca, pelo nariz, e subir até o frontal, levando o deslizamento até as têmporas, massageando-as com movimentos circulares. Deslizar com as duas mãos pela lateral do pescoço, passando pelo colo em direção ao ombro, massagear a região do trapézio, sem perder o contato, e encaixar uma mão de cada lado, nos ombros, fazendo pressão com uma certa profundidade, empurrando para baixo. Os braços do cliente devem estar estendidos e soltos, paralelos ao corpo.

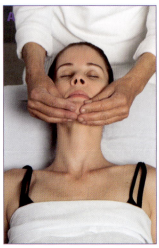 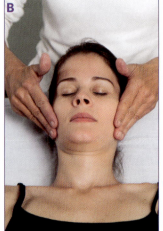 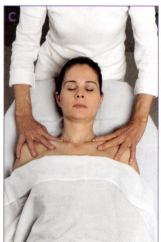

FIGURA 43 – Manobra de contato.

- *Passo 2*

Pressão e descompressão dos linfonodos: aplicando a manobra de círculos fixos com os dedos indicador e médio, dependendo da anatomia da(o) cliente e da mão do massoterapeuta, exercer pressão e descompressão nos linfonodos supraclaviculares e infraclaviculares. Em seguida, a mesma manobra deve ser aplicada na borda do pescoço no músculo trapézio, direcionando a manobra sempre no sentido dos gânglios da região supraclavicular.

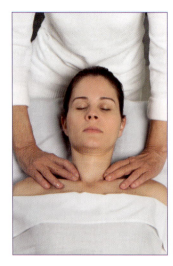

FIGURA 44 – Pressão e descompressão dos linfonodos supra e infraclaviculares.

- *Passo 3*

Com os dedos, as mãos posicionadas nas laterais do pescoço, aplicar a manobra de círculos fixos, iniciando o movimento a partir dos linfonodos da região supraclavicular (término) para a encruzilhada (articulação temporomandibular), na qual a pressão deve ser direcionada à região supraclavicular (término). É necessário fazer as manobras no sentido de ida e volta. Pressionar bombeando (pressão e descompressão) na região supraclavicular. Repetir o movimento de três a cinco vezes.

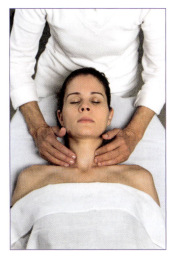

FIGURA 45 – Círculos fixos - laterais do pescoço.

- *Passo 4*

Utilizando os quatro dedos – indicador, médio, anular e mínimo –, com a manobra de círculos fixos, direcionar o movimento da encruzilhada às têmporas, fazendo pressão na região dos linfonodos pré e retroauriculares, simultaneamente. Na região pré-auricular temos seis pontos de pressão, e na região retroauricular temos três pontos. Fazer os círculos fixos no sentido de ida e volta, repetindo de três a cinco vezes.

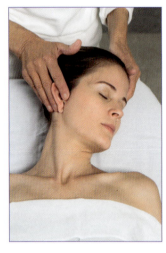

FIGURA 46 – Círculos fixos com os dedos: indicador, médio e anelar.

- *Passo 5*

Com os dedos na posição em gancho, dependendo da anatomia do cliente, poderão ser usados três ou quatro dedos, que realizarão círculos fixos, logo abaixo da mandíbula, começando o movimento na região da encruzilhada em direção à região submentoniana, ida e volta. A pressão deve ser direcionada para a região da encruzilhada. Repetir o movimento de três a cinco vezes.

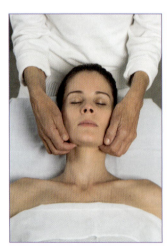

FIGURA 47 – Dedos em posição de gancho.

- *Passo 6*

Em seguida, descer em círculos fixos (mãos) até a supraclavicular. O movimento e a pressão serão direcionados para a região supraclavicular. Chegando na supraclavicular, bombear (pressão e descompressão) com os dedos indicador e médio.

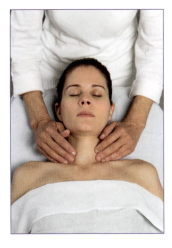

FIGURA 48 – Círculos fixos descendo.

- *Passo 7*

Aplicar a manobra de círculos fixos, utilizando os dedos indicadores, médios e anelar, e realizar o movimento e pressão do lábio inferior, na lateral do queixo, em direção aos linfonodos da região submentoniana. Repetir o movimento de três a cinco vezes.

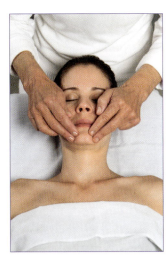

FIGURA 49 – Círculos fixos na região do mento.

- *Passo 8*

Aplicar a manobra de círculos fixos utilizando os quatro dedos (indicador, médio, anular e mínimo), com movimento de pressão no sentido das comissuras labiais até a região submandibular. Realizar a manobra de três a cinco vezes.

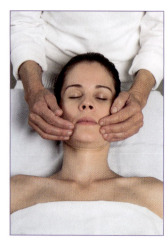

FIGURA 50 – Círculos fixos nas comissuras labiais.

- *Passo 9*

Aplicar a manobra de círculos fixos, utilizando os dedos indicador e médio, ou apenas um deles, acima do lábio superior, partindo das comissuras labiais até o centro (nariz), fazendo pressão em direção às comissuras labiais. Repetir o movimento de três a cinco vezes.

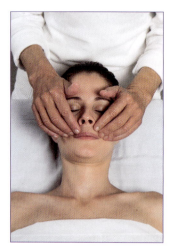

FIGURA 51 – Círculos fixos acima do lábio superior.

- *Passo 10*

Aplicar a manobra de círculos fixos utilizando os quatro dedos (indicador, médio, anular e mínimo), partindo da região submandibular em direção à base do nariz, sobre as comissuras labiais. A pressão deve ser realizada no sentido da região submandibular. Repetir a manobra de três a cinco vezes.

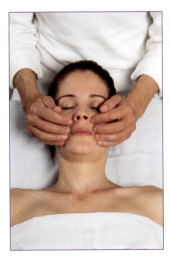

FIGURA 52 – Círculos fixos até a base do nariz.

- *Passo 11*

Aplicar a manobra de círculos fixos com os dedos médios ou com o indicador e o médio. O movimento deve partir da base do nariz em direção ao canto interno do olho (arco interno da órbita/pálpebra superior), e a pressão deve ser feita em direção à região submandibular. Bombear (pressão e descompressão) no canto interno dos olhos. Os círculos fixos são executados na lateral do nariz. Repetir o movimento de três a cinco vezes.

Obs.: Esta manobra pode ser executada em duas etapas, conforme mostram as imagens a seguir.

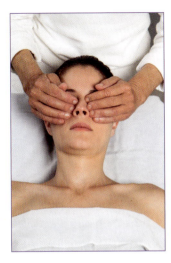

FIGURA 53 – Círculos fixos da base do nariz ao canto interno do olho.

- *Passo 12*

Aplicar a manobra de círculos fixos, utilizando três ou quatro dedos (indicador, médio, anular e mínimo). O movimento deve partir da região submandibular, pré-auricular, em direção ao ângulo do nariz e abaixo das pálpebras inferiores, "traçando" três ou quatro linhas sobre o zigomático, masseter e bochecha, realizando pressão sempre em direção à região submandibular e pré-auricular. Depois disso, executar os círculos fixos na região das têmporas, fazendo pressão em direção à encruzilhada. Repetir o movimento de três a cinco vezes.

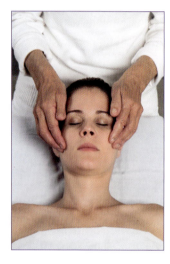

FIGURA 54 – Círculos fixos sobre o zigomático.

- *Passo 13*

Aplicar a manobra de círculos fixos utilizando os dedos médios e/ou dedos indicadores na região da pálpebra inferior. O movimento parte das têmporas para o canto interno dos olhos, exercendo pressão sempre no sentido das têmporas. Em seguida, aplicar a manobra de círculos fixos sobre as têmporas, pressionando em direção à região da encruzilhada. Repetir o movimento de três a cinco vezes.

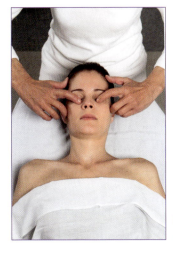

FIGURA 55 – Círculos fixos na região da pálpebra inferior.

- *Passo 14*

Aplicar a manobra de círculos fixos utilizando os dedos indicador e médio, ou somente o indicador na região da pálpebra superior. O movimento parte no sentido das têmporas para o canto interno do olho, realizando pressão em direção às têmporas. Aplicar também pressão e descompressão no canto interno dos olhos (bombeamento). Repetir o movimento de três a cinco vezes.

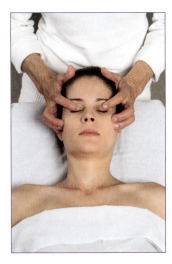

FIGURA 56 – Círculos fixos na região da pálpebra superior.

- *Passo 15*

Aplicar a manobra de círculos fixos, agora em forma de pinça, utilizando os dedos indicador e médio. O movimento parte no sentido das laterais externas dos olhos em direção às laterais internas, fazendo pressão em direção às laterais externas (têmporas). Em seguida, aplicar círculos fixos também nas têmporas, pressionando em direção à encruzilhada. Repetir os movimentos de três a cinco vezes.

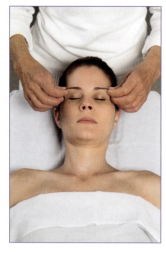

FIGURA 57 – Manobra de pinçamento nas sobrancelhas.

- *Passo 16*

Aplicar a manobra de círculos fixos na região frontal, utilizando quatro dedos (indicador, médio, anelar e mínimo). O movimento parte no sentido das laterais para a região central, fazendo pressão sempre em direção às laterais (têmporas). Aplicar círculos fixos nas têmporas, pressionando no sentido da encruzilhada. Repetir o movimento de três a cinco vezes.

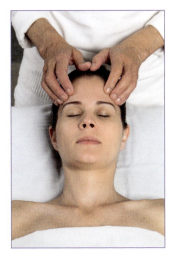

FIGURA 58 – Círculos fixos na região frontal no sentido das laterais para o centro.

- *Passo 17*

Aplicar a manobra de círculos fixos utilizando três dedos (indicador, médio e mínimo), na região das têmporas. O movimento parte das têmporas à encruzilhada, realizando pressão também em direção à encruzilhada. Agora teremos seis pontos importantes para executar os círculos fixos, veja:

1º - têmporas;

2º, 3º e 4º - parotídeos;

5º - ângulo da mandíbula com a encruzilhada;

6º - encruzilhada.

O movimento e a pressão devem ser sempre no sentido da encruzilhada.

Em seguida, aplicar círculos fixos com os dedos em gancho, na região submandibular. O movimento parte da região da encruzilhada em direção ao mento, e a pressão será sempre no sentido da encruzilhada.

Posicionar a cabeça do cliente lateralmente e, com as mãos espalmadas, aplicar pressão no sentido do centro para as laterais. Descer sobre o esternocleidomastóideo até a região supraclavicular. Depois de aplicar a manobra de círculos fixos no sentido descendente sobre o esternocleidomastóideo (via principal), a pressão segue no mesmo sentido até a região supraclavicular.

Realizar pressão e descompressão (bombear) com os dedos indicadores e médios nos linfonodos supraclaviculares e infraclaviculares.

Repetir o movimento três vezes.

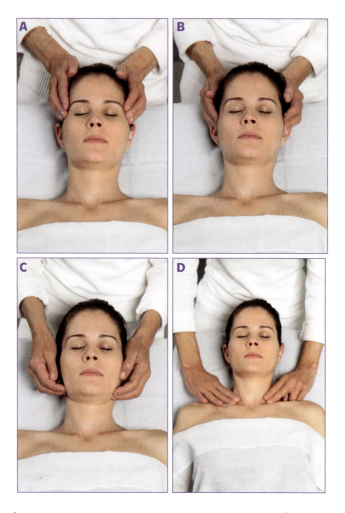

FIGURA 59 – Círculos fixos com dedos: (**A**) pressão nas têmporas (**B**) pressão nos parotídeos (**C**) pressão no ângulo da mandíbula com a encruzilhada (**D**) pressão na região da encruzilhada.

- *Passo 18*

Terminar a drenagem manual facial com os mesmos movimentos iniciais de contato. Informar o cliente gentilmente e agradecer.

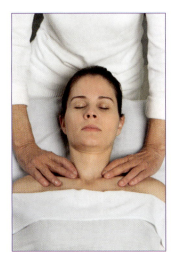

FIGURA 60 – Encerramento da drenagem facial.

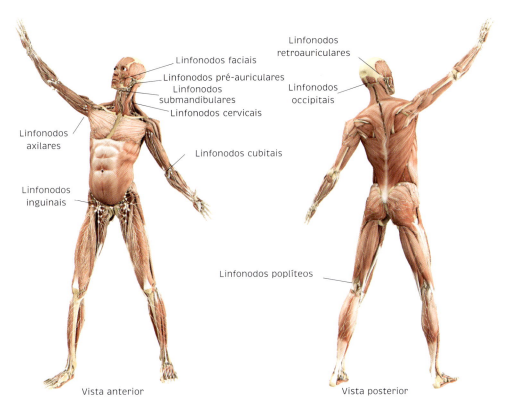

Figura 61 – Principais grupos de linfonodos corporais.

Sequência básica da drenagem linfática manual corporal

Apresentamos a seguir uma sequência da prática da drenagem linfática manual corporal, lembrando que existem massoterapeutas, esteticistas e outros profissionais que iniciam sua prática de forma diferente, de acordo com a necessidade do cliente: alguns iniciam pelos membros inferiores e outros, pelos membros superiores, por exemplo. O importante é ter sempre em mente quais são os principais linfonodos (gânglios), o trajeto do sistema linfático e seu ritmo de funcionamento, principalmente sua velocidade, e manter a suavidade das pressões. Se o profissional seguir fielmente o método Vodder, seu primeiro estímulo será na região do pescoço, desde a região do occipital até a supraclavicular.

Na drenagem linfática corporal, o cliente deve estar deitado na maca, com as pernas elevadas em torno de 15 cm.

Acreditamos que o mais importante é iniciarmos estimulando a respiração, o que traz relaxamento imediato e auxilia o aparelho circulatório, trazendo mais benefícios à técnica.

- *Em decúbito dorsal*

✓ Passo 1

> Primeiramente, pressionar a região do timo na expiração e pedir que o cliente respire lenta e profundamente. Repetir três vezes.

> Drenagem (pressão e descompressão) dos linfonodos supraclaviculares (indicação 1 da figura página seguinte).

> Drenagem (pressão e descompressão) dos linfonodos deltopeitorais (indicação 2 da figura).

> Drenagem (pressão e descompressão) dos linfonodos pré-axilares (indicação 3 da figura).

> Drenagem (pressão e descompressão) dos linfonodos axilares (indicação 4 da figura).

> Aplicar a manobra de círculos fixos com as pontas dos dedos, da região axilar até a infraclavicular, e de volta à axilar. A pressão deve ser realizada sempre em direção aos linfonodos axilares (indicação 5 da figura).

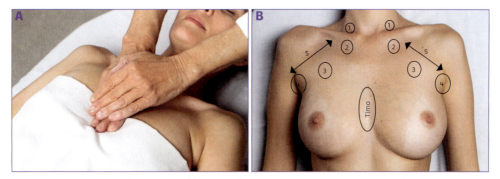

FIGURA 62 – Pressionar região do timo (**A**) e fazer compressão e descompressão dos grupos de linfonodos (**B**).

✓ Passo 2

> Aplicar compressão e descompressão na região da cisterna do quilo. Repetir pelo menos três vezes.

✓ Passo 3

> Aplicar movimentos circulatórios com as mãos espalmadas ou com os dedos, estimulando todo o intestino grosso (cólon ascendente, cólon transverso e cólon descendente). Repetir o movimento de três a cinco vezes.

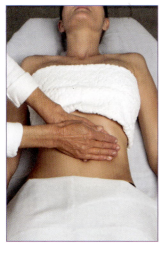

FIGURA 63 – Aplicar movimentos circulatórios com as mãos espalmadas, para estimular o intestino grosso.

✓ Passo 4 (membros superiores)

- Aplicar compressão e descompressão nos linfonodos axilares.
- Aplicar a manobra de bracelete no braço, respeitando proximal, medial e distal. O movimento segue no sentido da axila à fossa cubital, e a pressão será realizada em direção às axilas. Repetir de três a cinco vezes.

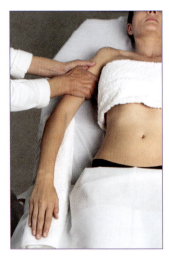

FIGURA 64 – Manobra de bracelete no braço.

- Aplicar a manobra de círculos fixos, com os quatro dedos ou mão espalmada, na região da veia cefálica. O movimento será realizado no sentido da axila à fossa cubital, realizando pressão em direção às axilas, respeitando proximal, medial e distal. Repetir de três a cinco vezes.
- Repetir a manobra de bracelete.

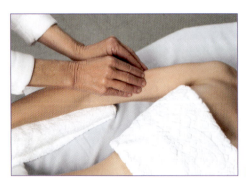

FIGURA 65 – Manobra de círculos fixos.

- Pressão e descompressão no linfonodo cubital;
- Aplicar a manobra de braceletes na face anterior e posterior do antebraço, o movimento no sentido da fossa cubital ao punho e a pressão em direção à fossa cubital. Respeitar proximal, medial e distal. Repetir de três a cinco vezes.

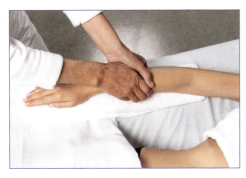

FIGURA 66 - Manobra de braceletes no antebraço.

- Aplicar a manobra de círculos fixos com os dedos ou mãos espalmadas, na face anterior e posterior do antebraço. O movimento em sentido fossa cubital ao punho e a pressão em direção à fossa cubital, respeitando proximal medial e distal. Repetir de três a cinco vezes.
- Aplicar novamente compressão e descompressão no linfonodo da região da fossa cubital.

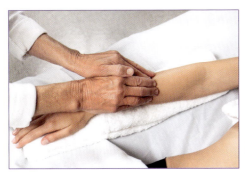

FIGURA 67 - Manobra de círculos fixos no antebraço.

- Aplicar a manobra de círculos fixos, utilizando os polegares, na região do dorso das mãos. O movimento no sentido articulação do punho às articulações metacarpofalangianas, fazendo pressão no sentido do punho. Em seguida, executam-se as mesmas manobras nos dedos, sempre utilizando os dedos polegar e indicador, ou mesmo os cinco dedos, num movimento de envolver cada dedo como um anel. Os movimentos são lentos e a pressão muito leve, respeitando também aqui proximal, medial e distal.

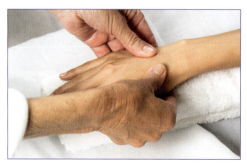 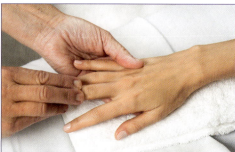

FIGURA 68 – Manobra de círculos fixos na região palmar e nos dedos.

› O próximo passo é executar as mesmas manobras na região palmar, sempre suavemente e direcionando a pressão ao punho. Repetir as manobras de três a cinco vezes.

› Finalizar o braço (membro superior) com braceletes, aplicados ao longo de todo o membro superior, somente uma vez. Realizar também compressão e descompressão nos linfonodos axilares.

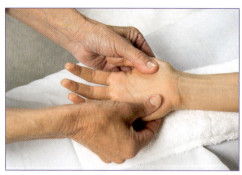 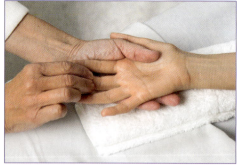

FIGURA 69 – Manobra de círculos fixos na região palmar e nos dedos.

✓ Passo 5 - Mamas

Executar as manobras primeiro em uma mama e depois na outra.

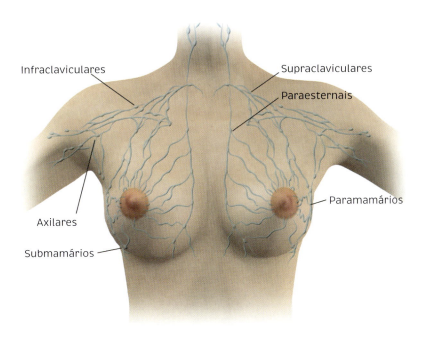

FIGURA 70 - Drenagem das mamas (trabalhar uma das mamas e, depois, a outra).
Imagem adaptada do livro *Drenagem linfática: reestruturação anatômica e fisiológica passo a passo*, de Carla Parada Pazinatto Andreoli e Paula Parada Pazinatto (São Paulo: Napoleão, 2008).

- Compressão e descompressão dos linfonodos supraclaviculares.
- Compressão e descompressão dos linfonodos infraclaviculares.
- Compressão e descompressão dos linfonodos axilares.
- Compressão e descompressão dos linfonodos paraesternais.
- Compressão e descompressão dos linfonodos paramamários.
- Compressão e descompressão dos linfonodos submamários.

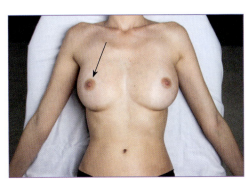

Figura 71 - Círculos fixos da região dos linfonodos infraclaviculares à auréola mamária.

› Aplicar a manobra de círculos fixos, com os quatro dedos, iniciando o movimento da região dos linfonodos infraclaviculares à auréola mamária, pressionando em direção aos linfonodos. Repetir o movimento de três a cinco vezes.

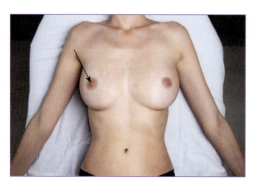

FIGURA 72 - Círculos fixos da região dos linfonodos axilares à auréola mamária.

› Aplicar a manobra de círculos fixos, com os quatro dedos, iniciando o movimento da região dos linfonodos axilares em direção à auréola mamária, passando pela região paramamária, fazendo pressão no sentido dos linfonodos axilares. Repetir o movimento de três a cinco vezes.

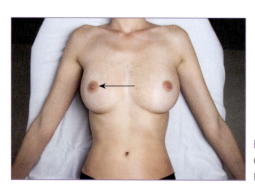

FIGURA 73 - Círculos fixos da região dos linfonodos paraesternais à auréola mamária.

› Aplicar a manobra de círculos fixos, com os quatro dedos, com o movimento partindo da região dos linfonodos paraesternais em direção à auréola mamária, realizando pressão no sentido dos linfonodos paraesternais. Repetir o movimento de três a cinco vezes.

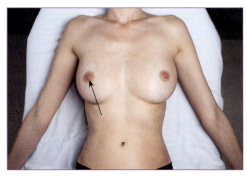

FIGURA 74 - Círculos fixos da região dos linfonodos submamários à auréola mamária.

> Aplicar a manobra de círculos fixos, com os quatro dedos. O movimento parte da região dos linfonodos submamários em direção à auréola mamária, exercendo pressão no sentido dos linfonodos submamários. Repetir de três a cinco vezes.

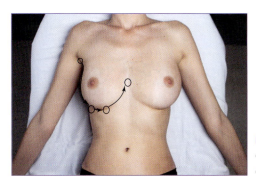

FIGURA 75 - Círculos fixos da região dos linfonodos axilares aos linfonodos paraesternais.

> Aplicar a manobra de círculos fixos, com os quatro dedos. O movimento parte da região dos linfonodos axilares à região dos linfonodos paraesternais, passando pela região dos linfonodos mamários e submamários, realizando pressão em direção aos linfonodos da região axilar. Repetir o movimento de três a cinco vezes.

✓ Passo 6 - Alto abdome e tórax

> Aplicar a manobra de círculos fixos sobre o trajeto do intestino grosso (cólon ascendente, cólon transverso e cólon descendente), no sentido horário. Repetir o movimento de três a cinco vezes.

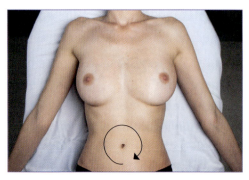

FIGURA 76 – Círculos fixos no abdome.

> Compressão e descompressão nos linfonodos axilares.

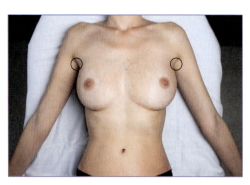

FIGURA 77 – Compressão e descompressão dos linfonodos axilares.

> Aplicar a manobra de círculos fixos utilizando os quatro dedos com as mãos em posição horizontal, ou a polpa digital dos dedos indicador, médio e anelar, com as mãos em posição vertical. O movimento parte da região dos linfonodos axilares em direção ao umbigo, realizando pressão no sentido das axilas. Executar a manobra em três trajetos:
> - 1º movimento partindo da região axilar, em direção à linha umbilical, passando pela lateral da cintura;
> - 2º movimento partindo da região axilar em direção à linha umbilical, seguindo uma linha diagonal;
> - 3º movimento partindo da região axilar em direção à linha umbilical, seguindo uma linha diagonal mais ao centro do abdome. Repetir o movimento de três a cinco vezes.

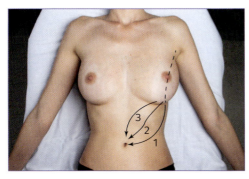

FIGURA 78 - Círculos fixos da axila ao umbigo.

- Aplicar a manobra de bracelete, na região lateral do tórax e abdome acima da linha umbilical. O movimento parte da região axilar em direção à linha umbilical, fazendo pressão no sentido dos linfonodos axilares. Realizar pressão em bracelete pela lateral do abdome, da linha umbilical até os linfonodos axilares. Repetir o movimento de três a cinco vezes.

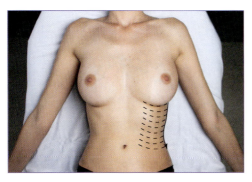

FIGURA 79 - Bracelete na lateral do tronco.

✓ Passo 7 - Baixo abdome

- Compressão e descompressão dos linfonodos inguinais.

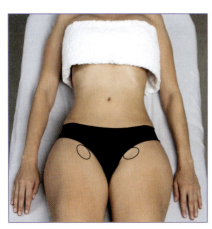

Figura 80 - Compressão e descompressão dos linfonodos inguinais.

MASSAGENS OCIDENTAIS | 191

> Aplicar a manobra de círculos fixos com os quatro dedos, com as mãos em posição horizontal, ou a polpa digital dos dedos indicador, médio e anular, com as mãos em posição vertical. O movimento parte da região dos linfonodos inguinais no sentido da linha umbilical, fazendo pressão em direção à região dos linfonodos inguinais. Executar as manobras em três trajetos. Repetir o movimento de três a cinco vezes.

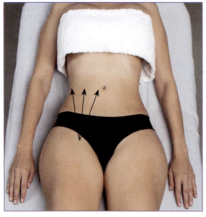

FIGURA 81 – Círculos fixos dos linfonodos inguinais em direção à linha umbilical.

✓ Passo 8 - Membros inferiores

> Iniciar a drenagem linfática nos membros inferiores na parte anterior.

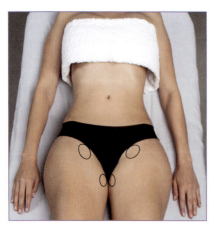

FIGURA 82 – Compressão e descompressão nos linfonodos inguinais laterais e superiores.

➤ Aplicar a manobra de bracelete com ambas as mãos, na coxa. O movimento parte da região inguinal em direção à área do joelho, fazendo pressão em direção à região dos linfonodos inguinais, respeitando proximal, medial e distal. A manobra deve abranger toda a região da coxa (da face medial até a face lateral). Portanto, caso seja necessário, executar a manobra em dois trajetos. Repetir o movimento de três a cinco vezes.

Obs.: Nos membros inferiores, devemos dividir a coxa e a perna em três seguimentos, respeitando proximal, medial e distal dos linfonodos, e aplicar as manobras em três estágios.

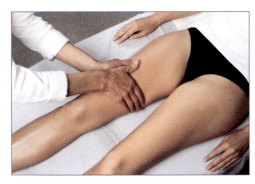

FIGURA 83 - Manobra de braceletes na coxa.

➤ Aplicar a manobra de círculos fixos: podem ser executados círculos fixos alternados com os quatro dedos, mãos em paralelo, em posição horizontal, ou pode-se aplicar a manobra de círculos fixos com a polpa digital dos dedos indicador, médio e anular, mãos em paralelo, na posição vertical. A manobra deve abranger toda a região da coxa. Para isso, será necessário fazer dois ou mais trajetos. O movimento parte da região inguinal no sentido do joelho, realizando pressão em direção à região dos linfonodos inguinais. Repetir o movimento de três a cinco vezes.

Obs.: A manobra de círculos fixos não é feita em três estágios; porém, respeita-se o sentido de proximal para distal.

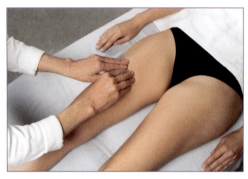

FIGURA 84 – Manobra de círculos fixos na coxa.

> Aplicar manobra de compressão e descompressão, com toda a mão (região palmar e dedos) ou com as mãos em posição horizontal sobre o trajeto da veia safena. O movimento parte da região inguinal para a região do joelho, exercendo pressão em direção à região dos linfonodos inguinais. Repetir o movimento de três a cinco vezes.

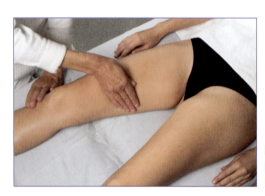

FIGURA 85 – Manobra de compressão e descompressão na veia safena.

> Aplicar a manobra de bracelete com ambas as mãos, na coxa. O movimento parte da região inguinal para a área do joelho, exercendo pressão em direção à região dos linfonodos inguinais; respeitando proximal medial e distal. A manobra deve abranger toda a região da coxa (da face medial até a face lateral). Portanto, caso seja necessário, executar a manobra em dois trajetos. Repetir o movimento de três a cinco vezes.
> Aplicar compressão e descompressão nos linfonodos da região poplítea.

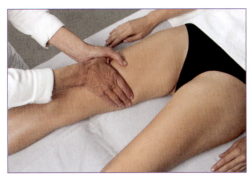

FIGURA 86 – Manobra de braceletes com ambas as mãos na coxa.

- Aplicar a manobra de círculos fixos com os dedos indicador e médio ou polegar, com ambas as mãos circundando a região patelar. O movimento parte da região medial para a região lateral, e a pressão é feita em direção à veia safena magna. Repetir o movimento de três a cinco vezes.
- Aplicar compressão e descompressão nos linfonodos da região poplítea, novamente.

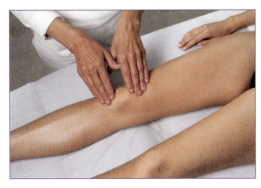

FIGURA 87 – Manobra de círculos fixos na região patelar.

- Aplicar a manobra de bracelete, com ambas as mãos na perna. O movimento parte da região do joelho para os maléolos, exercendo pressão em direção aos linfonodos da região poplítea, respeitando proximal, medial e distal. Repetir o movimento de três a cinco vezes.

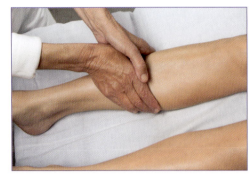

FIGURA 88 – Manobra de braceletes com ambas as mãos na perna.

- Aplicar a manobra de círculos fixos na perna, podendo utilizar as mãos espalmadas, em posição horizontal, ou utilizar os dedos indicador, médio e anelar em posição vertical.
- O movimento parte da região do joelho em direção aos maléolos, e a pressão é exercida em direção à região poplítea. Repetir o movimento de três a cinco vezes.

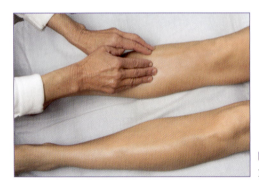

FIGURA 89 – Manobra de círculos fixos na perna.

- Aplicar manobra de compressão e descompressão, com toda a mão (região palmar e dedos) ou mãos em posição horizontal sobre o trajeto da veia safena. O movimento parte da região do joelho no sentido dos maléolos, realizando pressão em direção à região dos linfonodos da região poplítea. Repetir o movimento de três a cinco vezes.
  Obs.: podem-se utilizar as mãos sobrepostas.

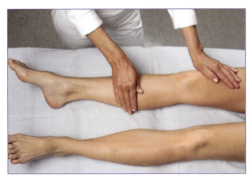

FIGURA 90 – Manobra de compressão e descompressão, com a mão em posição horizontal, sobre a veia safena.

> Aplicar a manobra de bracelete, com ambas as mãos na perna. O movimento parte da região do joelho para os maléolos, realizando pressão no sentido dos linfonodos da região poplítea, respeitando proximal, medial e distal. Compressão e descompressão dos linfonodos poplíteos. Repetir o movimento de três a cinco vezes. Verificar na figura a seguir.

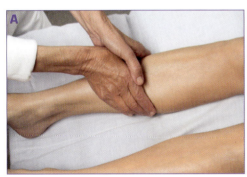 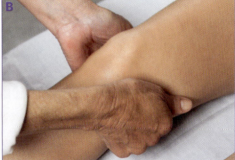

FIGURA 91 – Manobra de braceletes com ambas as mãos na perna (**A**) e compressão e descompressão nos linfonodos poplíteos (**B**).

> Encerrar a parte anterior do membro inferior com as mãos em forma de anel, fazer compressão e descompressão. O movimento parte da região dos maléolos em direção à região inguinal. Executar apenas uma vez essa manobra.

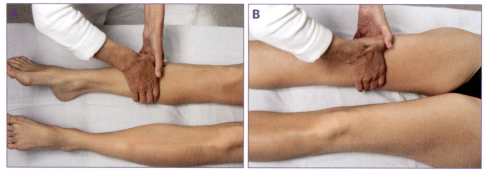

FIGURA 92 – Encerrar a face anterior do membro inferior com manobra com ambas as mãos em anel.

✓ Passo 9 – Pés

› Compressão e descompressão na região dos maléolos, na parte posterior, utilizando a polpa digital dos quatro dedos. Em seguida, repetir na parte anterior.

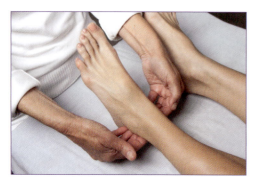

FIGURA 93 – Manobra de compressão e descompressão na região dos maléolos.

› Aplicar a manobra de círculos fixos, utilizando a polpa digital dos dedos indicador, médio e anular, ou o dedo polegar, com o movimento partindo da região dos maléolos em direção à região das articulações metatarsofalangeanas, realizando pressão no sentido da região dos maléolos. A manobra deve abranger todo o dorso do pé. Repetir o movimento de três a cinco vezes.

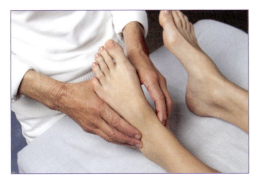

FIGURA 94 – Manobra de círculos fixos, partindo da região dos maléolos.

> Aplicar a manobra de círculos fixos, utilizando os dedos polegar, indicador e médio, envolvendo os artelhos. O movimento parte da região da articulação metatarsofalangeana para a última falange, exercendo pressão no sentido dos coletores, na região dorsal próxima à articulação metatarsofalangeana. Aplicar a manobra nos cinco artelhos. Repetir o movimento de três a cinco vezes.

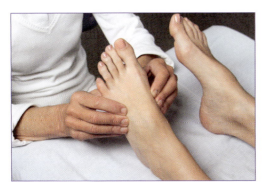

FIGURA 95 – Manobra de círculos fixos, pressão em direção aos coletores da região dorsal.

> Finalizar com as mãos (região palmar e dedos) em posição horizontal, com movimentos ondulatórios desde os dedos até a região dos maléolos, exercendo pressão no sentido dos maléolos. Repetir o movimento de três a cinco vezes.

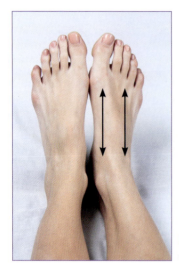

FIGURA 96 – Movimentos ondulatórios, dos dedos até a região dos maléolos.

- *Em decúbito ventral*
  - Na região posterior do corpo, as cadeias ganglionares são profundas, por isso a linfa é encaminhada para os linfonodos da região anterior, como demonstra a imagem a seguir.

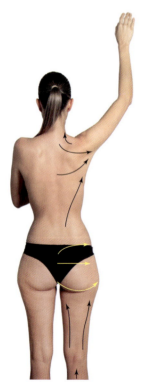

FIGURA 97 – Sentido de circulação da linfa na região posterior do corpo.

✓ Passo 10

> Aplicar a manobra de bracelete (mãos mais espalmadas) na posição horizontal. O movimento parte da região da prega glútea à poplítea, realizando pressão em direção aos linfonodos inguinais, respeitando proximal, medial e distal. Repetir o movimento de três a cinco vezes.

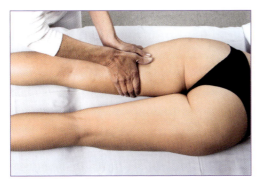

FIGURA 98 – Manobra de bracelete na coxa.

> Aplicar a manobra de compressão e descompressão, com toda a mão (região palmar e dedos), posicionando as mãos horizontalmente em relação ao trajeto da veia safena. O movimento parte da região inguinal à fossa poplítea, exercendo pressão no sentido dos linfonodos da região inguinal. Repetir o movimento de três a cinco vezes.
> Obs.: pode-se utilizar as mãos sobrepostas.

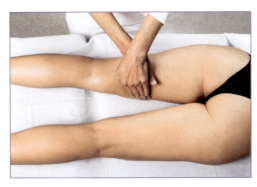

FIGURA 99 — Manobra de compressão e descompressão na região da veia safena.

- Aplicar a manobra de bracelete (mãos mais espalmadas ou apenas uma mão) na posição horizontal. O movimento parte da região da fossa poplítea aos maléolos, fazendo pressão no sentido dos linfonodos poplíteos, respeitando proximal, medial e distal. Repetir o movimento de três a cinco vezes.

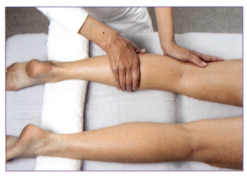

FIGURA 100 – Manobra de braceletes na perna.

- Aplicar a manobra de círculos fixos, utilizando as mãos (região palmar e os quatro dedos) na posição horizontal. O movimento parte da região poplítea em direção aos maléolos, fazendo pressão no sentido dos linfonodos poplíteos. Repetir o movimento de três a cinco vezes.

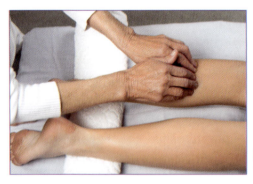

FIGURA 101 – Manobra de círculos fixos na perna.

- Aplicar a manobra de bracelete, utilizando as duas mãos ou uma só, na posição horizontal. O movimento parte da região poplítea aos maléolos, fazendo pressão no sentido dos linfonodos poplíteos. Repetir o movimento de três a cinco vezes.

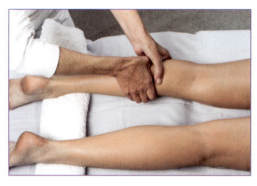

FIGURA 102 – Manobra de braceletes na perna utilizando uma ou as duas mãos.

> Encerrar a parte posterior do membro inferior com as mãos em forma de um anel, realizando compressão e descompressão. O movimento parte da região dos maléolos à prega glútea. Executar apenas uma vez a manobra.

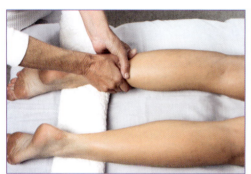 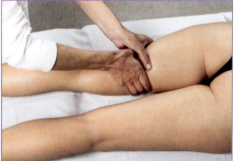

FIGURA 103 – Encerrar a face posterior do membro inferior com manobra utilizando ambas as mãos em anel.

✓ Passo 11 - Região glútea

> Aplicar a manobra de círculos fixos, utilizando a polpa digital dos dedos indicador, médio e anular, com a mão em posição vertical. O movimento parte da região próxima aos gânglios inguinais em direção ao sulco anal, realizando pressão no sentido dos linfonodos inguinais. A manobra deve ser executada seguindo três linhas horizontais. Repetir o movimento de três a cinco vezes.

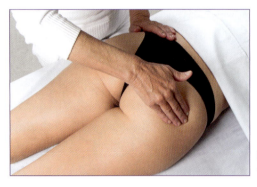

FIGURA 104 – Manobra de círculos fixos.

> Aplicar a manobra de movimento ondulatório, utilizando os dedos indicador, médio, anular e mínimo, percorrendo três ou quatro linhas, ou usar a mão (região palmar e os dedos) na posição horizontal. O movimento parte da região próxima aos gânglios inguinais em direção ao sulco anal, fazendo pressão no sentido dos linfonodos inguinais. Repetir o movimento de três a cinco vezes.

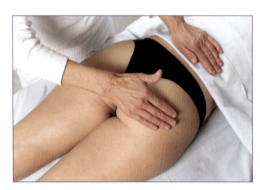

FIGURA 105 – Manobra de movimento ondulatório.

> Compressão e descompressão nos linfonodos da região sacra, utilizando a polpa digital dos dedos indicador, médio e anular.

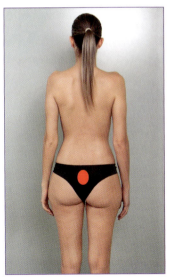

FIGURA 106 - Compressão e descompressão nos linfonodos da região sacral.

✓ Passo 12 - Costas

› Iniciar a drenagem nas costas.

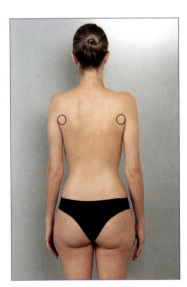

FIGURA 107 - Compressão e descompressão na região de linfonodos axilares.

› Aplicar a manobra de movimento ondulatório, utilizando as mãos (região palmar e os dedos indicador, médio, anular e mínimo) em paralelo. A posição pode ser horizontal ou vertical. O movimento parte da cintura em direção às regiões axilar e supraclaviculares, exercendo pressão no sentido da região dos linfonodos axilar e supraclavicular. Repetir o movimento de três a cinco vezes.

Obs.: Nas costas não aplicamos o conceito de proximal, medial e distal.

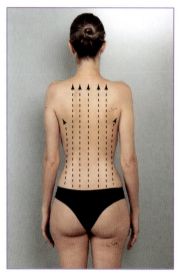

FIGURA 108 – Movimento ondulatório da cintura às regiões axilares e supraclaviculares.

› Aplicar manobra de círculos fixos, utilizando os dedos indicador, médio anular e mínimo, com as mãos em paralelo nas laterais da coluna vertebral. O movimento parte da cintura em direção às regiões axilares e supraclaviculares, realizando pressão no mesmo sentido. Repetir o movimento de três a cinco vezes.

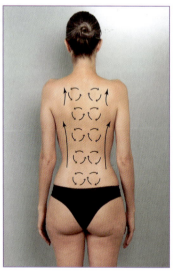

FIGURA 109 – Círculos fixos da cintura às regiões axilares e da cintura às regiões axilares e supraclaviculares.

> Aplicar a manobra de movimento ondulatório, utilizando as mãos (região palmar e os dedos indicador, médio, anular e mínimo) em paralelo. A posição pode ser horizontal ou vertical. O movimento parte da cintura em direção às regiões axilares e supraclaviculares, fazendo pressão no sentido da região dos linfonodos axilares e supraclaviculares. Repetir o movimento de três a cinco vezes.

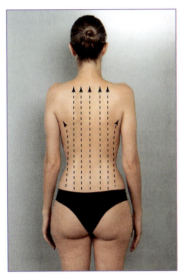

FIGURA 110 – Movimento ondulatório da cintura às regiões axilares e supraclaviculares.

Em seguida, retornamos o cliente para o decúbito dorsal e aplicamos compressão e descompressão nos linfonodos principais, obedecendo à ordem:

> linfonodos inguinais laterais e superiores;
> linfonodos axilares;
> linfonodos infraclaviculares;
> linfonodos supraclaviculares.

REFLEXOLOGIA

Técnica milenar de massagem que já fez parte de um conceito de medicina alternativa e hoje é considerada como medicina complementar, a reflexologia vem ganhando projeção por seus resultados, razão pela qual muitos profissionais da área da saúde buscam conhecê-la e aplicá-la para ajudar seus clientes, proporcionando um tratamento mais humanizado e holístico.

A reflexologia é uma terapia de toques profundos e estruturados, mas ao mesmo tempo suaves. Trata-se de uma massagem com várias manobras próprias, como hoje conhecemos, muito benéfica ao ser humano, mas que ainda causa estranheza e desconfiança a muitos. Por isso, apresentaremos o conceito fisiológico e energético da reflexologia, de macro e microssistemas, e um pouco da história da ciência e da pesquisa sobre esse tipo de terapia, que tem como base o funcionamento fisiológico e neurológico do corpo humano.

Introdução aos microssistemas

Sabemos que o ser humano é, por si só, um macrossistema, que tem sua composição física formada por vários microssistemas. As zonas reflexas, por sua vez, são áreas em nosso corpo que ao tocarmos desencadeiam uma ação ou uma reação em um ponto de nosso corpo diferente daquele que foi tocado, como um reflexo. Elas são consideradas microssistemas, e o mais conhecido é o pavilhão auricular, em que temos a representação de todo o nosso organismo, nossos órgãos e sistemas internos. Na auriculoterapia, os estímulos podem ser feitos utilizando agulhas, magnetos, sementes, cristais e, até mesmo, massagem. Todas essas ferramentas vão agir por reflexo em órgãos internos, aliviando dores ou atuando nas emoções, buscando o equilíbrio físico e energético.

Nos pés, em que atuamos com a terapia da reflexologia podal, encontramos a maior zona de reflexos, obtendo excelentes resultados. Outros microssistemas menos conhecidos e pouco trabalhados são encontrados nas mãos, na face, na coluna, etc.

Os primeiros registros sobre as zonas reflexas na literatura ocidental foram feitos por Voltolini, em 1883. Ele descreveu as alterações sofridas pelas mucosas nasais, em decorrência de alterações ou distúrbios em órgãos internos.

Esses relatos levaram o Dr. W. Fliess, ginecologista alemão, a investigar melhor essa relação entre a mucosa nasal e os órgãos internos. Ele observou que o ciclo menstrual e o aparelho urogenital de suas clientes eram alterados pela aplicação de um anestésico local em zonas determinadas da mucosa nasal.

Em 1932, conhecedor desses fatos e estudos publicados até então, o médico austríaco Dr. A. Koblanck elaborou uma pesquisa com a localização de todos os pontos reflexos encontrados nas mucosas nasais.

Outros estudiosos das zonas reflexas foram o Dr. H. Head, médico inglês que publicou artigos sobre zonas de dor na superfície da pele, relacionando-as com órgãos internos; o médico canadense Dr. J. N. Mackenzie, que também pesquisou essa mesma relação entre os órgãos internos e os planos dos estratos musculares, na mesma época; e o fisiólogo russo Dr. Pavlov (1849-1936), Prêmio Nobel de Medicina em 1904, que foi reconhecido por seus estudos e experiências sobre a influência e o mecanismo de ação dos reflexos condicionados no ser humano.

O médico alemão Dr. A. Weihe também contribuiu muito para o reconhecimento das áreas reflexas e sua aplicabilidade no tratamento, ao pesquisar e publicar um estudo que relaciona as zonas cutâneas e os pontos reflexos doloridos ou sensíveis a enfermidades de um órgão interno, chegando mesmo a fazer uma listagem da localização e sintomatologia desses pontos.

A partir dos 195 pontos relacionados por Weihe, em 1932, Soulié de Morant comprovou a equivalência de 140 pontos da acupuntura, técnica de origem chinesa que usa um sistema de meridianos e pontos neles localizados para o tratamento das pessoas.

De forma simplificada, a ação das zonas de reflexo ocorre da seguinte maneira: temos vários plexos nervosos distribuídos em nosso corpo, todos interligados a órgãos, tecidos e células específicas que, quando estimulados de forma correta, vão enviar e receber informações por meio de nosso sistema nervoso, estabelecendo assim um *feedback*, buscando equilibrar as funções fisiológicas e emocionais do ser humano, restabelecendo assim a saúde de forma global, holística. Nesse conjunto de ações, também ocorre a liberação de endorfinas, responsáveis pelo alívio de dores e sensação de bem-estar.

História

Sabe-se que a reflexologia, assim como a acupuntura, teve origem há cerca de 5000 anos, nos países do Oriente, como a China, mas esse fato não é documentado. No Antigo Egito, temos o primeiro registro reconhecido do início da reflexologia: uma pintura nas paredes da tumba do médico Ankhmahor, datada de aproximadamente 2500 a.C., na qual são retratadas duas pessoas, uma recebendo massagem nas mãos e outra, nos pés.

Na Europa, no período do Renascimento, vamos encontrar relatos de que o escultor florentino Benvenuto Cellini (1500-1571), discípulo de Michelangelo e criador do Perseo de bronze, teria sido massageado com fortes pressões nos pés e nos dedos das mãos, para alívio de suas dores.

Já na América, precisamente nos Estados Unidos, o primeiro evento que gera maior credibilidade à reflexologia podal ocorreu em 1881, quando o presidente eleito James A. Garfield teve seus ferimentos tratados por um pajé que pressionava determinados pontos de seus pés e surpreendeu a todos com a melhora das dores e a cicatrização das feridas. Cabe informar que esse recurso foi utilizado quando os medicamentos e tratamentos convencionais da época não estavam surtindo mais efeito. A massagem nos pés era um método usado por índios Cherokees americanos.

Uma personalidade marcante na história da reflexologia foi o Dr. William H. Fitzgerald (1872-1942), especialista em otorrinolaringologia formado nos Estados Unidos, com estágio em clínicas de Paris, Londres e Viena. Ele obteve prestígio profissional a partir de seus estudos e pesquisas com os seus pacientes submetidos a cirurgias, ao observar que eles tinham o limiar de dor retardado, ou melhor, conseguiam suportar melhor a dor quando suas mãos e os dedos eram pressionados nos braços (alças) da cadeira de rodas. Analisando as pressões exercidas em diversos pontos do corpo, mais sensíveis ou com dores, dividiu, então, o corpo humano em dez zonas longitudinais.

Cada uma corresponde a uma região do corpo, interna e externamente. As linhas longitudinais partem dos dedos dos pés e das mãos e terminam na cabeça. Sendo assim, quando manipulamos certo ponto localizado numa zona, os órgãos que estão dentro desse limite também serão estimulados.

Em 1917, Fitzgerald publicou com o Dr. Edwin F. Borges o livro *Zone Teraphy or Relieving Pain at Home* (Terapia zonal ou aliviando a dor em casa). Apesar de seus estudos, ele não deu muita importância para as áreas reflexas nas plantas dos pés, dedicando-se com mais afinco à manipulação dos dedos e das mãos.

Foi o Dr. Harry Bond Bressler quem primeiro destacou e enfatizou que a maior concentração e a mais delimitada região de zonas reflexas do nosso corpo encontra-se nas plantas dos pés.

Depois disso, a reflexologia ficou, de certa forma, em segundo plano por algum tempo, voltando a ser estudada pelo Dr. Joe Shelby Riley, que estimulou sua equipe a fazer o mesmo. Entre os terapeutas que compunham a sua equipe estava Eunice Ingham, que se aprimorou nos estudos e na confecção de mapas, nos quais relacionou os pontos sensíveis dos pés às partes do corpo.

Na década de 1930, Eunice Ingham, pesquisando e aplicando a teoria das zonas reflexas no corpo, percebeu que todas elas podem ser acessadas, mas aquelas mais fáceis de serem encontradas e que trazem resultados mais eficazes quanto ao alívio de dores e à diminuição do estresse estão nos pés. Essa descoberta levou à elaboração de mapas que localizam os órgãos e sistemas do nosso corpo nos pés.

Eunice escreveu os livros *Stories the Feet Can Tell Thru Reflexology* (Histórias que os pés podem contar por meio da reflexologia) e *Stories The Feet Have Told Thru Reflexology* (Histórias que os pés têm contado por meio da reflexologia). O primeiro deles foi traduzido para várias línguas, nascendo assim a reflexologia podal. A estudiosa é considerada "a mãe da reflexologia podal", por seu incansável trabalho de aplicação e divulgação da técnica junto ao grande público, de 1930 a 1964.

Em 1973 foi fundado o International Institute of Reflexology, que deu continuidade ao seu trabalho, recebendo a colaboração de suas discípulas, destacando-se Mildred Carter, Hedi Masafret, Doreen E. Bayly e Hanne Marquardt, sendo esta última a realizadora de muitas pesquisas, mapeando a divisão por zonas das cinturas, e grande divulgadora da reflexologia nos países germânicos. Transmitiu seus ensinamentos a estudantes de medicina, fisioterapia e massagistas, entre outros profissionais, e publicou o livro *Reflexzonenarbeit am Fuß*, com mais de vinte edições.

A reflexologia vem ganhando prestígio, sendo praticada em países da Europa por vários profissionais da área da saúde, mas, apesar disso, nos Estados Unidos ainda é considerada uma terapia de autocura, de uso caseiro. É interessante que ainda persista essa crença, porque nos Estados Unidos há uma grande quantidade de livros sobre reflexologia, principalmente podal, explicando sua aplicação e seus efeitos.

Na América do Sul, as técnicas foram introduzidas no Paraguai pela missionária Margarida Gootaht, que começou a lecionar no Instituto Conaras. Ela tratou a esposa do então presidente do Paraguai, Stroessner (1958-1988), que era a dirigente do instituto. Muitos brasileiros estudaram e se formaram nesse instituto, e esse acabou sendo o caminho traçado pela reflexologia podal para chegar ao Brasil, na década de 1970. Hoje vemos cada vez mais terapeutas, massoterapeutas, fisioterapeutas e outros profissionais da área da saúde buscando o conhecimento por meio de cursos e estudos para se aprimorar na aplicação da técnica, que é tão benéfica ao ser humano.

Divisão do corpo por zonas

Nosso corpo foi dividido em 10 linhas longitudinais (figura a seguir), e qualquer desequilíbrio ou anormalidade surgida em um ponto do nosso organismo terá uma ação refletida nos pés e nas mãos, sempre acompanhando as delimitações das linhas das figuras abaixo.

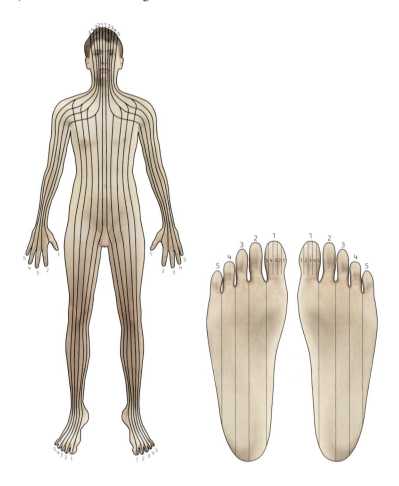

FIGURA 111 - Divisão do corpo por zonas.

Temos ainda na reflexologia a divisão por cinturas, que foram estudadas, pesquisadas e aplicadas por Hanne Marquardt, enfermeira alemã e reflexologista, especialista nessa prática. Desde 1970, ela ensina a reflexologia na Alemanha e em várias cidades da Europa.

Essas divisões, assim como na divisão por zonas, mostram-nos as relações de localização de regiões e órgãos do nosso corpo na planta dos pés.

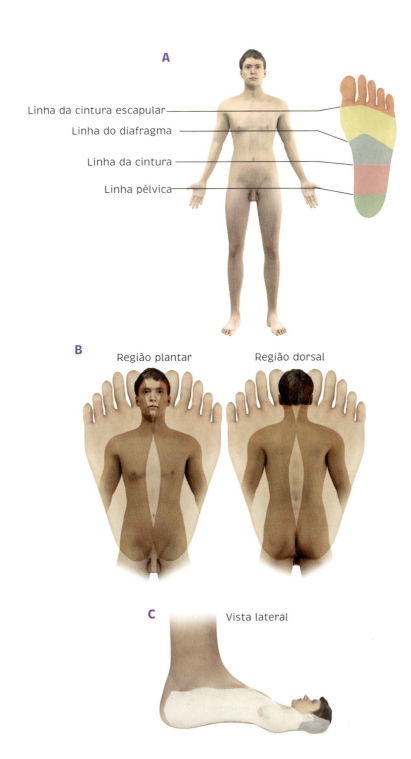

FIGURA 112 – Representação do corpo humano nos pés: (**A**) Cinturas, (**B**) Região dorsal e região plantar, (**C**) Corpo humano representado no pé, em vista lateral.

Reflexologia energética

A exemplo da acupuntura, seus meridianos ou canais energéticos e outras técnicas de manipulação, todas essas terapias se fundamentam no conceito de energia, como veremos de forma mais aprofundada quando falarmos das massagens orientais. Certamente, a reflexologia tem uma estreita relação com a acupuntura, o shiatsu e a acupressão, o que não invalida de forma alguma os conhecimentos de zonas reflexas.

A **energia** pode ser chamada de força vital, prana, Qi, ki, chi, e é essencial para a manutenção da vida. Apesar de ser invisível, está presente em tudo que nos rodeia, nos alimentos, no ar, nas emoções, enfim, em todo o universo. Segundo a medicina tradicional chinesa, deve circular livremente no nosso corpo para mantermos a saúde, por meio dos meridianos. Se essa energia estiver em excesso ou deficiente em qualquer parte do nosso corpo, poderá gerar distúrbios e desequilíbrios. Para reequilibrar essa circulação energética, podemos usar técnicas como acupuntura, shiatsu, acupressão (pressão com os dedos) e também a reflexologia, considerando que esses canais de energia também passam pelos pés, e, dessa forma, conseguimos acessá-los.

Reflexologia podal

Nossos pés são nossa base de sustentação, nosso contato direto com a terra, recebendo e transmitindo energias, promovendo assim o nosso equilíbrio estático e emocional. Segundo uma célebre frase atribuída a Leonardo da Vinci, "os pés são uma obra prima de engenharia e uma construção artística".

Para conhecermos a estrutura e compreendermos o funcionamento da maior zona de reflexos do nosso corpo, localizada nos pés e trabalhada pela reflexologia podal, apresentamos a seguir algumas ilustrações esquemáticas e informações que consideramos essenciais.

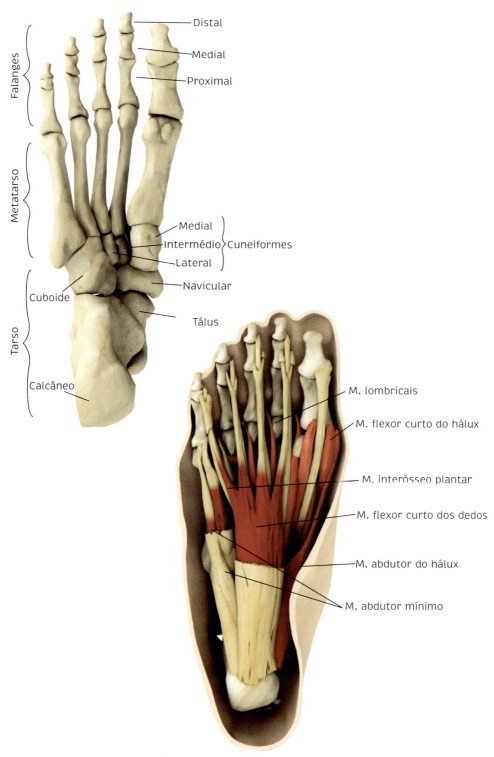

FIGURA 113 – Ossos e músculos do pé.

MASSAGENS OCIDENTAIS | 215

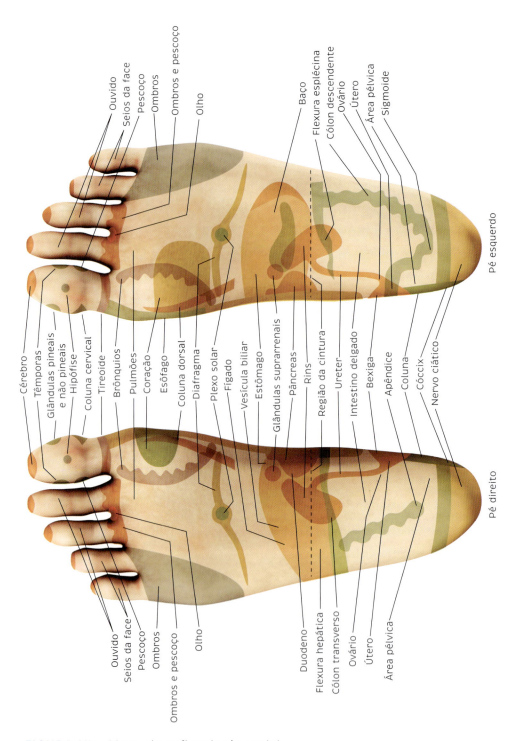

FIGURA 114 - Mapa de reflexologia podal.

- *Indicações*
  - relaxamento físico e mental;
  - estresse;
  - dores musculares;
  - dores de cabeça;
  - auxílio à circulação sanguínea e linfática;
  - revitalização de energias;
  - promoção do bem-estar;
  - prevenção de doenças.

- *Contraindicações ou cuidados especiais*
  - febre;
  - gravidez (até o terceiro mês) – depois, apenas com autorização médica; muita atenção com zonas e pontos abortivos;
  - fraturas ou lesões recentes;
  - varizes expostas;
  - tromboflebites;
  - quadro de dermatites;
  - cardíacos com marca-passo;
  - diabéticos (cuidados especiais);
  - quadro crônico de doenças degenerativas (cuidados especiais).

- *Possíveis reações*
  - maior diurese (urina mais escura e cheiro forte);
  - flatulência (movimentação mais frequente dos intestinos);
  - agravamento dos problemas de pele (apenas nas primeiras aplicações, depois começa a melhorar);
  - aumento da transpiração;
  - melhoria na cor da pele;
  - maior secreção das membranas mucosas do nariz, boca e brônquios;
  - perturbações do padrão de sono;
  - desencadeamento temporário de uma doença que já havia sido suprimida;

- aumento do fluxo menstrual;
- agitação;
- cansaço;
- dores de cabeça;
- depressão, desejo incontrolável de chorar.

- *Duração do tratamento*

Existem diferentes formas de tratamento, que podemos chamar de conduta terapêutica de cada profissional. Mencionamos aqui a conduta mais praticada – essa é a que nós adotamos.

A primeira sessão tem duração de aproximadamente uma hora. É preciso fazer uma ficha de avaliação do cliente e inspecionar melhor os pés.

As sessões seguintes duram de quarenta a cinquenta minutos.

Se a sessão for muito rápida, os estímulos serão poucos, e teremos apenas uma massagem relaxante. Se for muito longa, teremos um excesso de estímulos e o corpo vai deixar de registrá-los.

Podemos afirmar que as reações aparecem logo na primeira sessão; já os resultados vão se intensificar após a terceira ou quarta sessão.

O tratamento deve ser de, no mínimo, uma série de cinco sessões. O mais indicado é uma série de oito a doze sessões, sempre uma vez por semana e, dependendo do caso, até duas vezes na semana.

Caso não se observe nenhuma reação, provavelmente seja porque o organismo não é receptivo à técnica, por fatores externos (medicação ou atitude psicológica).

A reflexologia podal não substitui tratamentos médicos, nem o cliente deve suspender medicação de forma nenhuma. Antes de tudo, precisamos ter claro que a reflexologia é uma terapia preventiva, que pode ser aplicada uma vez por semana para manter o equilíbrio físico e energético, gerando maior bem-estar.

- *Sequência da aplicação da reflexologia podal*

Para iniciarmos nossa sessão, precisamos ter um lugar limpo e tranquilo. Hoje existem cadeiras especiais para a prática da reflexologia podal, mas o mais importante é que nosso cliente esteja confortável e relaxado.

Devemos fazer uma ficha de avaliação do nosso cliente, para depois posicioná-lo na maca ou na cadeira, explicar o que é o procedimento, como você vai fazer a terapia, reações que podem surgir, etc. É importante colocar-se inteiramente no cuidado com seu cliente.

Em seguida, deve ser feita a higienização dos pés – é importante que o cliente esteja com os dois pés bem amparados, sustentados. Nessa etapa encontramos duas formas terapêuticas de trabalho; uma ocorre após o toque inicial nos dois pés, que é uma prática comum: iniciando pelo pé direito, o terapeuta executa uma manobra num pé e logo depois no outro, assim ele vai executando as pressões alternadamente nos dois pés.

Outra forma é, após o toque inicial de contato, fazer as pressões primeiramente no pé direito todo e depois ir para o pé esquerdo.

Após a higienização, aplicar um toque suave com os polegares nos pontos correspondentes ao plexo solar de ambos os pés, por alguns segundos.

Iniciamos pelo pé direito, passando em seguida para o pé esquerdo, repetindo as mesmas manobras.

- *Técnica de relaxamento*

Iniciar com as mãos na parte posterior da perna, da panturrilha até o tornozelo, alongando suavemente.

Com as duas mãos nas laterais dos pés, na articulação metatarsofalangeana, realizando movimentos de vaivém, alternadamente, estender o movimento em toda a lateral do pé. Depois fazer movimentos de dorsiflexão e plantiflexão, movimentos giratórios na articulação do tornozelo, para a esquerda e para a direita. "Abrace" com as duas mãos o pé todo, confortando-o.

A

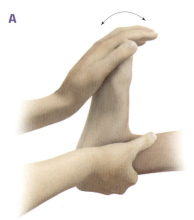

Estiramento/alongamento do tendão calcâneo

Disponível em https://youtu.be/pRHrD--xTJ4

B

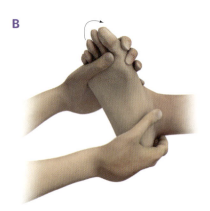

Pressão e torção do metatarso, com uma leve movimentação de tornozelo

Disponível em https://youtu.be/tm3elaᏦuong

C

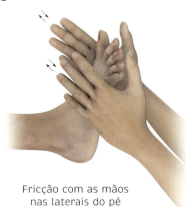

Fricção com as mãos nas laterais do pé

Disponível em https://youtu.be/dKcje79u4WY

D

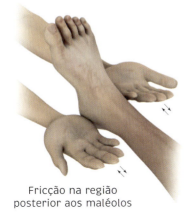

Fricção na região
posterior aos maléolos

Disponível em https://youtu.be/72Ca36IYWas

E

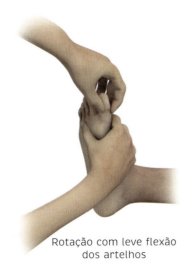

Rotação com leve flexão
dos artelhos

Disponível em https://youtu.be/D-O7dZDyQyM

FIGURA 115 – Relaxamento.[1]

A técnica da reflexologia aplica manobras mais fortes, localizadas; porém, ao sinal de desconforto ou dor, o massoterapeuta deve suavizar a pressão.

Começamos segurando firmemente o pé com uma das mãos, e com a outra vamos aplicar as pressões e manobras.

---

[1] Ilustrações feitas a partir do livro de Inge Dougans & Suzanne Ellis, *Um guia passo a passo para a aplicação da reflexologia* (São Paulo: Cultrix, 1992).

Em seguida, seguramos o pé (técnica básica) usando o polegar e fazemos a manobra de caminhar com o polegar. O polegar também é usado com pressão estacionária e/ou rotação.

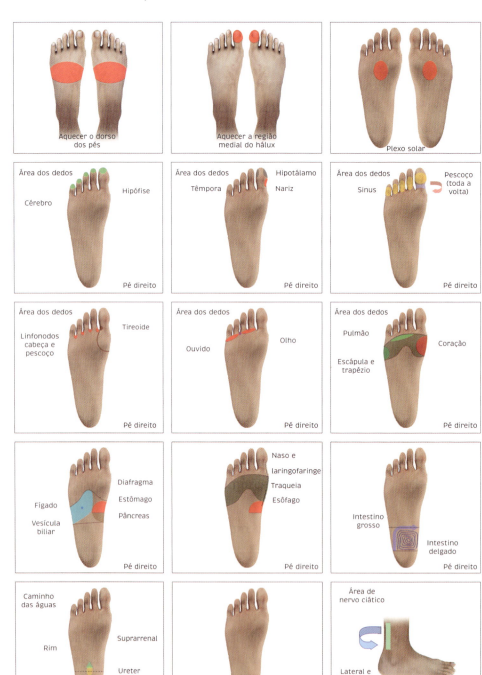

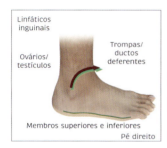
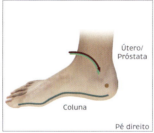
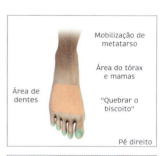
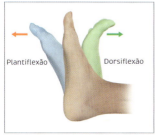
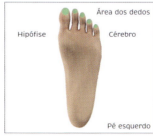
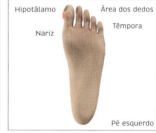
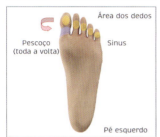
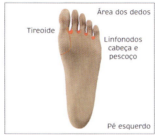
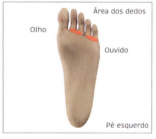
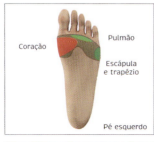
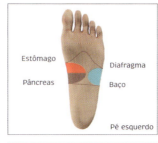
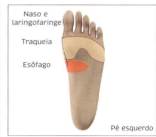
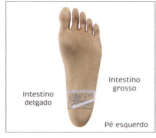
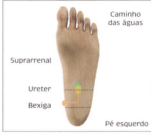
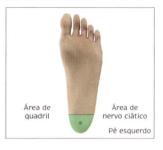

MASSAGENS OCIDENTAIS | 223

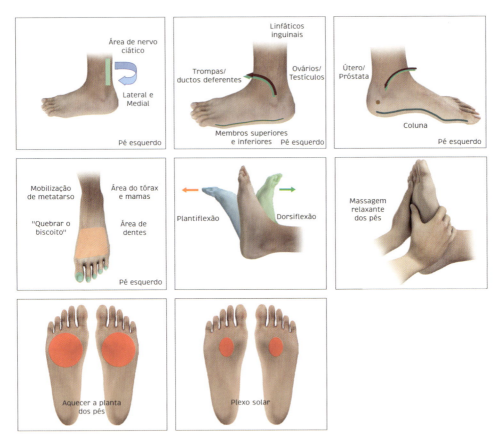

Figura 116 – Sequência de uma aplicação da técnica de reflexologia completa. Ilustrações feitas a partir das fotos de Marize Coelho Lippi.

AROMATERAPIA

História

Identificar o início do uso das plantas com finalidade terapêutica é praticamente impossível. Podemos apenas deduzir que, com a evolução do homem, o uso do fogo para cozinhar frutas e vegetais para consumo ou o ato de queimar galhos para se aquecer do frio permitiu que ele sentisse o aroma exalado desses materiais, que propiciava um deleite, iniciando-se aí uma alquimia, uma parceria muito duradoura.

Os primeiros a usar os óleos foram os egípcios, não só na forma como os conhecemos hoje, mas também como unguentos – que não podemos saber ao certo se eram utilizados como medicamento ou como perfume, pois naquela época a medicina se misturava à magia.

Encontramos registros do uso de óleos aromáticos de 2000 a 3000 a.C., em vasilhas de alabastro de tumbas egípcias que continham unguentos – como na tumba de Tutancâmon, descoberta em 1992, na qual encontraram um unguento feito de Frankincense (incenso) misturado a uma gordura de origem animal.

Os gregos aprenderam com os egípcios as propriedades dos óleos. Com a tomada do Egito pelos romanos, muitos de seus médicos passaram a fazer parte da equipe que cuidava dos guerreiros romanos, assim como dos nobres – Galeno, por exemplo, foi médico pessoal de Marco Aurélio.

Após a queda do Império Romano, os médicos e sábios que sobreviveram escolheram ir para Constantinopla, levando consigo todo o conhecimento da época.

Avicenna - Abu Ali Ibn Siná (980-1037), filósofo, astrônomo, com conhecimentos de geometria, metafísica, medicina e outras ciências naturais, usava os óleos como nova forma de tratamento, já que descobriu a maneira de destilar para a extração dos óleos das plantas. Com esse descobrimento a arte da perfumaria ganhou um grande impulso entre os árabes, que chegaram à Europa por volta de 1100.

Durante a Idade Média, várias técnicas de utilização e também da extração foram estimuladas.

Na primeira metade do século XVII, crescia e ganhava prestígio uma nova ciência, cujos princípios curativos químicos estavam sendo adotados na medicina. Pesquisas químicas ganhavam renome, e foram descobertos os princípios quimicamente ativos das plantas, que passaram a ser isolados, como a cafeína, o quinino, a morfina, etc. Assim, os óleos deixaram de ser usados, em sua totalidade, como elemento único de cura. Eles foram sendo substituídos gradativamente por drogas sintéticas, principalmente na segunda metade do século XX.

Por volta de 1920, o químico e perfumista René Maurice Gattefossé descobriu que boa parte dos óleos essenciais usados na indústria perfumista tinham uma grande propriedade antisséptica. Durante um de seus experimentos, sofreu um acidente, queimando uma das mãos. Então, mergulhou-a em um recipiente com óleo puro de Lavander (lavanda).

Sua mão curou-se de uma forma espantosamente rápida, não deixando cicatriz. René passou, então, a estudar as propriedades antissépticas, bactericidas, antiviróticas e antiinflamatórias dos óleos essenciais e em 1937 criou o termo "aromaterapia".

Em decorrência disso, os óleos aromáticos ou essenciais voltaram a ganhar mais estudos e novas pesquisas sobre suas propriedades.

Durante as duas grandes guerras mundiais, os óleos essenciais foram usados para tratar os soldados feridos em combate com grande eficácia.

Médicos franceses se empenharam muito nesses estudos, sendo o pioneiro e mais reconhecido o Dr. Jean Valnet (1920-1995), cirurgião militar que inicialmente utilizou os óleos essenciais, como Galeno, em tratamentos de queimaduras graves e ferimentos de batalhas, empregando os óleos de camomila, cravo, limão e tomilho, mais especificamente. Também os adotou no tratamento de quadros psiquiátricos, publicando seus trabalhos.

Atualmente, na França, há muitos médicos que prescrevem o tratamento com óleos essenciais, para uso externo e interno.

Marguerite Maury (1895-1968), bioquímica austríaca, estudou o trabalho de Valnet e levou a aromaterapia para a Inglaterra. Seus estudos buscaram associar os benefícios dos óleos essenciais tanto para a saúde como para a beleza, criando ainda o conceito da prescrição individual, retomando o elo existente entre a aromaterapia e a massagem.

Depois de Marguerite Maury, a aromaterapia no Reino Unido e a busca por informações sobre a terapia com óleos se intensificou, trazendo assim uma respeitabilidade até mesmo entre os médicos ortodoxos, no tratamento com óleos essenciais.

Conceito

O nosso olfato é o mais antigo e o mais desconhecido dos nossos cinco sentidos, embora tenhamos condições de detectar inúmeras substâncias odoríferas em menos de um segundo. Esse sentido controla nossas emoções e comportamentos, e a aromaterapia trabalha exatamente com ele.

No caso dos óleos essenciais, partículas impressionam nossas terminações nervosas, nossas células olfativas, que levam as informações ao nervo olfativo, que irá transmitir as sensações do aroma ao nosso sistema límbico e ao hipocampo, causando alterações no nosso organismo. O hipocampo é o responsável pelo controle da maioria das funções vegetativas e endócrinas do ser humano.

A região do hipocampo também está relacionada ao comportamento, memória e emoções; já o sistema límbico ligado ao hipotálamo controla a agressividade e os impulsos motivacionais. O hipotálamo vai ter uma ação direta na hipófise, que atuará nas glândulas suprarrenais e glândulas sexuais, desencadeando assim um aumento da circulação periférica, atuando em todos os sistemas do nosso corpo.

Os óleos essenciais, quando aplicados durante a massagem diretamente sobre a pele, sempre diluídos em um óleo vegetal carreador, são rapidamente absorvidos pelos folículos pilosos, e suas finas moléculas alcançam os vasos capilares, que por meio da corrente sanguínea vão atuar no corpo todo.

Óleos essenciais são substâncias aromáticas complexas e poderosas, extraídas de minúsculas glândulas, encontradas em diversas partes das plantas. Eles são cultivados, colhidos e processados com cuidados especiais para preservar seus compostos químicos, mantendo-os funcionais e terapêuticos.

Possuem fragrância variável e são relativamente fluídos, podendo solidificar-se em baixas temperaturas. Sua coloração vai do incolor, dourado e amarelado a nuances esverdeadas – isso se deve à variação de seus componentes de acordo com a região de cultivo, clima, solo, processo de colheita e extração. São extremamente voláteis e insolúveis em água, e sensíveis à exposição da luz.

Considerando todas essas características, os óleos essenciais devem ser armazenados apenas em vidros pequenos, de cor âmbar, para protegê-los da luz, em lugar fresco (18°) e devem ser utilizados em até dois anos. São inflamáveis.

Indicações

Podem ser usados em massagens, desde que os óleos sejam diluídos em óleos vegetais (carreadores) ou cremes.

Cada óleo tem sua indicação e contraindicação específica (ver tabela no fim da seção).

Contraindicações

- proibido durante a gravidez;
- proibido durante tratamento homeopático;
- nunca usar óleo essencial puro.

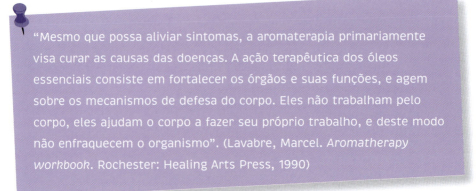

"Mesmo que possa aliviar sintomas, a aromaterapia primariamente visa curar as causas das doenças. A ação terapêutica dos óleos essenciais consiste em fortalecer os órgãos e suas funções, e agem sobre os mecanismos de defesa do corpo. Eles não trabalham pelo corpo, eles ajudam o corpo a fazer seu próprio trabalho, e deste modo não enfraquecem o organismo". (Lavabre, Marcel. *Aromatherapy workbook*. Rochester: Healing Arts Press, 1990)

Tratamento com óleos essenciais

O tratamento exclusivo de patologias e disfunções orgânicas com óleos essenciais deve ser feito por um terapeuta especializado em aromaterapia, para avaliar, receitar e acompanhar a evolução do cliente.

O técnico em massoterapia ou outro profissional da área da saúde, com conhecimentos anatômicos e fisiológicos, e também conhecimentos dos óleos essenciais, suas indicações e contraindicações, deve usá-los com cautela no auxílio de suas práticas terapêuticas, não esquecendo de questionar sempre o cliente sobre o aroma que vai utilizar, se lhe agrada ou não, e também informar o que irá fazer logo após a massagem ou outra terapia.

- *Óleos vegetais*

Também chamados de carreadores, são óleos extraídos de plantas pela prensagem a frio. Têm propriedades curativas e são um excelente veículo de rápida absorção pela pele. Os óleos vegetais mais usados na aromaterapia, como carreadores para os óleos essenciais, são: semente de uva, de girassol, amêndoas doces; para peles secas são usados, mais especificamente, o óleo de gérmen de trigo, o óleo de abacate e o de oliva.

A quantidade básica para uma mistura segura é de 20 gotas de óleo essencial para cada 60 ml de óleo vegetal.

A mistura de dois ou mais óleos essenciais é chamada de sinergia. Nela, um óleo vai potencializar e complementar a ação do outro.

Formas de aplicação

> **Compressa fria:** para dores de cabeça, contusões, entorses, edema (inchaço), febre, queimadura, picadas de insetos, articulações inchadas e doloridas.
> Colocar até 6 gotas de óleo essencial em uma tigela com água fria, misturar, umedecer uma toalha e colocar sobre a superfície a ser tratada, por 10 a 20 minutos.

> **Compressa quente:** para dores nas costas, cólicas menstruais e estomacais, dores e cãibras musculares, dor de ouvido.
> Colocar até 6 gotas de óleo essencial em uma tigela com água quente, misturar, umedecer uma toalha e colocar sobre a superfície a ser tratada, por 10 a 20 minutos (trocar ou umedecer a toalha novamente, se ela esfriar).

> **Inalação:** é um método eficiente para problemas respiratórios, tosse, inflamação de garganta e limpeza profunda da pele. A inalação pode ser seca ou úmida. Observação: a inalação é contraindicada para pessoas com asma.
>
> - Inalação seca: colocar cinco gotas de óleo essencial num lenço macio e aproximar do nariz, aspirando várias vezes.
> - Inalação úmida: colocar de 3 a 6 gotas de óleo essencial em uma tigela, com água bem quente (não fervente). Aproximar a cabeça, podendo até cobri-la, e aspirar várias vezes de 5 a 10 minutos. Pode fazer um cone de papelão e direcionar a parte menor para o rosto e a maior para o recipiente. Não se esquecer de fechar sempre os olhos.

Dicas

Atenção, pois a inalação não deve ser feita em pessoas com asma ou com problemas de capilares rompidos.

Se for a primeira vez, colocar somente uma gota do óleo, tanto na compressa quente como na fria.

Para problemas de pele, é recomendável inalação uma vez por semana.

Para problemas respiratórios, é recomendável fazer inalação até três vezes ao dia.

> **Banhos:** os banhos são sempre muito reconfortantes, pois os óleos essenciais fazem sempre uma assepsia agradável e relaxam, causando bem-estar. Por sua hidrofobicidade (dificuldade de dissolução em água), tendem a ficar suspensos na água, por isso devemos adicionar os óleos essenciais a 20 ml de um óleo vegetal (carreador).

- Banho de imersão: de 5 a 7 gotas do óleo essencial, diretamente na água da banheira.
- Chuveiro: de 2 a 3 gotas de óleo essencial diluída em 10 ml de óleo carreador. Aplicar em uma esponja e passar diretamente no corpo, friccionando.
- Banho de assento: para celulite, cólicas menstruais, infecções genitais e hemorroidas, colocar 10 gotas de óleo essencial em um recipiente com água até a cintura.
- Lavagem local: de 5 a 7 gotas de óleo essencial, colocadas na água, agitando bem, para assegurar sua dispersão. Aplicar no local.

> **Purificadores de ar:** para pulverização aérea, colocar de 2 a 10 gotas de óleo essencial em 150 ml de água fervida e resfriada. Misturar bem, colocar em um borrifador e vaporizar o ambiente. Ideal para perfumar e higienizar a casa, banheiros, ambientes onde haja pessoas doentes, salas para fumantes e outros.

- **Difusão aérea:** os vaporizadores de ambiente elétricos de cerâmica são os melhores. Colocar 50 ml de água e adicionar de 2 a 4 gotas de óleo essencial. Muito bom para problemas respiratórios, digestivos, psíquicos, emocionais.

- **Aromatizador de pisos e área de trabalho:** adicionar de 2 a 4 gotas de óleo essencial na água antes de esfregar a aérea. São ótimas opções de óleo o capim-limão, limão, eucalipto, lavanda e pinho.

- **Em conjunto com as técnicas de massagem:** a maneira mais prazerosa, sem dúvida, é a massagem corporal, e não somente pelo bem-estar que promove, mas também porque a massagem atua liberando a musculatura, acelerando a circulação sanguínea e facilitando, assim, a absorção dos óleos essenciais,

Cuidados Especiais

O uso de óleos essenciais, tanto para a pele como para o corpo, de uma forma geral, requer certos cuidados.

Nossa pele tem algumas características especiais, podendo ser: sensível, seca, oleosa, mista, madura, com manchas e cicatrizes, congestionadas, com tendência a reter água, etc. A seguir, fazemos algumas indicações de óleos essenciais de acordo com o tipo específico de pele. Atentando-se às contraindicações de cada óleo, não esquecendo que os óleos essenciais não podem ser aplicados puros na pele mas sempre adicionados a um óleo vegetal carreador, podemos fazer uso deles na massagem facial, drenagem linfática manual facial e corporal, massagem clássica, entre outras aplicações.

Uso dos óleos de acordo com a pele

Pele sensível: camomila, jasmim, nelori, rosa.

Pele seca: benjoim, camomila, jasmim, nelori, palmarosa, rosa.

Pele oleosa: bergamota, cedro, esclareia, junípero, limão, capim-limão, melissa, milefolio.

Pele madura: cipreste, olíbano, rosa, sândalo.

Pele mista: gerânio, jasmim, lavanda, nelori, olíbano, patchuli, rosa, sândalo, ylang-ylang.

Pele com tendência a reter água: alecrim, cipreste, mirra.

Pele congestionada: alecrim, eucalipto, erva-doce, junípero, hortelã-pimenta, laranja, manjericão, tea-tree.

Pele com manchas e cicatrizes: eucalipto, jasmim, lavanda, nelori, patchuli, tea-tree.

Tônico para pele: erva-doce, gerânio, manjericão, olíbano.

Tônico para o couro cabeludo: alecrim, camomila, cedro, esclareia, melissa, milefolio, tea-tree, ylang-ylang.

Glossário das propriedades dos óleos essenciais

Adstringente = contrai tecidos.

Afrodisíaco = aumenta o desejo sexual.

Analgésico = alivia dores.

Anestésico = alivia dores e auxilia na diminuição das sensações nervosas.

Antiácido = combate a acidez.

Antialérgico = diminui os sintomas de alergênicos.

Antibiótico = combate infecções.

Anticoagulante = impede a coagulação do sangue.

Anticonvulsivo = controla e impede as convulsões.

Antidepressivo = combate os sintomas da depressão, é revigorante.

Antídoto = neutraliza a ação de substâncias venenosas.

Antissemítico = evita a ânsia de vômito.

Antiesclerótico = age no combate ao enrijecimento dos tecidos.

Antiescorbútico = auxilia na prevenção do escorbuto.

Antigalactagogo = interrompe o fluxo de leite.

Anti-inflamatório = combate a inflamação.

Antimicrobiano = combate os microrganismos.

Antinevrálgico = reduz a dor nos nervos.

Antiodontálgico = alivia dores de dente.

Antipruriginoso = alivia coceiras.

Antirreumático = alivia as dores reumáticas.

(cont.)

Antisséptico = controla a infecção, contaminação.

Antiespasmódico = reduz os espasmos.

Antitussígeno = evita, alivia a tosse.

Antiviral = auxilia no combate à infecção por vírus.

Bactericida = auxilia no combate a infecção por bactérias.

Balsâmico = alivia a mucosidade.

Carminativo = auxilia a expelir gases intestinais.

Cefálico = estimula a concentração, clareia a mente.

Cicatrizante = auxilia na formação do tecido cicatricial.

Citofilático = estimulante da formação de células cutâneas.

Colagogo = ativa a produção da bílis.

Depurativo = auxilia na purificação do sangue.

Descongestionante = alivia a congestão nasal, ajuda a eliminar o catarro.

Desintoxicante = neutraliza o efeito de substâncias tóxicas.

Desodorizante = inibe a proliferação de bactérias causadoras de odor

Digestivo = auxilia a digestão.

Diurético = auxilia o aumento da urina.

Emenagogo = estimulante e regularizador do fluxo menstrual.

Emético = ação de indução ao vômito.

Emoliente = tem ação calmante e amaciante na pele.

Escarótico = ajuda a eliminar verrugas.

Esplenético = age sobre as funções do baço.

Estimulante = aumenta a ação (coração, estômago, fígado).

Estimulante geral = aumenta o fluxo de energia.

Expectorante = auxilia na remissão da mucosidade dos brônquios.

Febrífugo = baixa a temperatura corporal (febre).

Sudorífero = ativa as glândulas sudoríparas (aumenta a transpiração).

Tônico estomacal = auxilia no alivio dos distúrbios gástricos.

Tônico geral = auxilia e melhora o desempenho geral do organismo.

Vasoconstritor = tem ação constritora nos vasos sanguíneos (contrai as paredes dos vasos); hipertensor.

Vasodilatador = tem ação dilatadora nos vasos sanguíneos (dilata as paredes dos vasos); hipotensor.

Vermífugo = ajuda a expelir parasitas intestinais.

Vulnerário = impede e auxilia na ação de controlar o sangramento e degeneração dos tecidos.

QUADRO 9 – Propriedades dos principais óleos essenciais, seus usos e indicações

NOME	DESCRIÇÃO	PROPRIEDADES	INDICAÇÕES	CONTRAINDICAÇÕES	USO
Alecrim (*Rosmarinus officinalis*). Extração a partir de botões e folhas, por destilação a vapor. Aroma forte, herbáceo, refrescante e penetrante.	Analgésico (dor muscular), antidepressivo, antisséptico, bactericida, estimulante, purificador geral.	Abcesso, acne, artrite, asma, bronquite, cãibra muscular, cansaço mental, caspa, constipação, dor muscular, eczema, exaustão, gota, hipotensão, lesão, má circulação, menstruação irregular, nevralgia, piolho, problemas articulares, problemas digestivos, queda de cabelo, retenção de líquido, reumatismo, varizes.	Epilepsia, febre, gravidez, hipertensão. Não usar durante tratamento ou ingestão de remédios homeopáticos.	Aromatização de ambiente, compressas, inalação,* massagens.**
Artemísia (*Artemisia vulgaris, Artemisia herba-alba*). Extração por destilação a vapor de toda a planta. Comum em Portugal e no Brasil.	Analgésico, antiespasmódico, regulador do ciclo menstrual, tônico. Atua nas emoções, na mente e no sonho.	Amenorreia, ascaríase, convulsão, dismenorreia, distúrbio hepatobiliar, epilepsia, oxiurose, vômito nervoso.	Gravidez (abortivo).	Aromatização de ambiente, compressas, inalação,* massagens.**
Benjoim (*Styrax tonkinensis*). Extração a partir da destilação por solvente (extraído da resina). Aroma doce, que se assemelha ao da baunilha.	Usado como fixador de perfumes. Possui propriedades antioxidantes, é antigripal, estimula a circulação sanguínea, é equilibrador de energia, euforizante e reconfortante. Auxilia processos respiratórios.	Ansiedade, artrite, bronquite, erupção, estresse, irritação de pele, laringite, lesão de pele (rachadura), problemas articulares e circulatórios.	Pode causar irritação em peles sensíveis, sendo necessário utilizar o óleo com cautela. Em excesso, pode gerar sonolência.	Muito usada como inalação,* para tratar resfriados. Também utilizado para massagens, compressas e como aromatizador de ambiente.

(cont.)

* A inalação do óleo é contraindicada para quem tem asma.

** A massagem deve ser sempre feita com óleo carreador.

NOME	DESCRIÇÃO	PROPRIEDADES	INDICAÇÕES	CONTRAINDICAÇÕES	USO
Bergamota (*Citrus aurantium*). Extraída da casca ainda verde, a frio ou por destilação a vapor. Aroma leve, delicado e refrescante, semelhante ao da laranja e do limão.	Antidepressivo, antiespasmódico, antisséptico, energizante, sedativo. É fototóxico.	Acne, ansiedade, cistite, coceira, depressão, estresse, furúnculo, mau hálito, pele oleosa, perda de apetite, problemas digestivos, prurido vaginal, psoríase.	Pode causar fotossensibilidade. Não se expor ao sol nas horas seguintes à aplicação do óleo.	Aromatização de ambiente, compressas, inalação,* massagens.**
Camomila romana (*Anthemis nobilis*). Extração a partir das flores secas, por destilação a vapor. Aroma de fruta, próximo ao da maçã.	Analgésico, antialérgico, anticonvulsivo, antidepressivo, antiespasmódico, anti--inflamatório, antipruriginoso, antirreumático, antisséptico, cicatrizante, sedativo, tônico geral, vermífugo.	Acne, ansiedade, artrite, depressão, dor de cabeça, eczema, estresse, histeria, insônia, nevralgia, reumatismo.	Não usar nos três primeiros meses de gravidez.	Aromatização de ambiente, compressas, inalação,* massagens.**
Canela (*Cinnamomum zeylanicum*). Extração de brotos, cascas e folhas, por destilação a vapor. Aroma picante e forte, também doce.	Adstringente, afrodisíaco, anestésico, antiespasmódico, antiodontálgico, antisséptico, carminativo, emenagogo, estimulante, hemostático, inseticida, parasiticida, termogênico, vermífugo. Ativa a produção de saliva, lágrimas e muco.	Cólica menstrual, depressão, diarreia, espasmo muscular, flatulência, gripe, infecção causada por vírus, náusea, problema respiratório, resfriado, reumatismo, vômito.	Abortivo. Usar com cautela, pois pode provocar reações na pele.	Aromatização de ambiente, compressas, massagens.**
Capim-Limão (*Cymbopogon citratus*). Extraído a partir de folhas, por destilação a vapor. Aroma doce e forte, como o do limão.	Analgésico, antidepressivo, antifúngico, bactericida, digestivo, diurético, estimula o apetite, estimulante geral, galactogogo, inseticida, repelente, revigorante, sedativo, tônico.	Acne, anorexia, dor muscular – principalmente depois de esforços físicos (esportes), fadiga mental, febre baixa, infecções.	Sendo um óleo essencial muito forte, recomenda-se usá-lo com cautela, pois pode irritar peles sensíveis.	Aromatização de ambiente, compressas, massagens.**

(*cont.*)

* A inalação do óleo é contraindicada para quem tem asma.

** A massagem deve ser sempre feita com óleo carreador.

NOME	DESCRIÇÃO	PROPRIEDADES	INDICAÇÕES	CONTRAINDICAÇÕES	USO
Cardamomo (*Elletaria cardamomum*). Extraído a partir das sementes, por destilação a vapor. Seu aroma também se assemelha ao do limão, doce e picante.	Afrodisíaco, antiespasmódico, antisséptico, aumenta o fluxo de saliva, carminativo, cefálico, digestivo, diurético, estimulante do apetite, laxativo, tônico geral.	Cólica, dificuldade de urinar, dispepsia, fraqueza e fadiga mental, gases, mau hálito, náusea, problemas digestivos (especialmente de fundo nervoso), tosse.	Cuidado com peles sensíveis, pode causar alergia.	Aromatização de ambiente, compressas, massagens.**
Cedro vermelho (*Juniperus virginiana*), branco (*Cedrus atlantica*). Extraído da madeira, por destilação a vapor. Aroma semelhante ao do sândalo, amadeirado, mas um pouco mais seco.	Antisséptico, adstringente, diurético, emoliente, expectorante, fungicida, sedativo, tônico geral, facilitador de meditação, inseticida. Mais útil em problemas crônicos.	Acne, acúmulo de catarro, alopecia, ansiedade, bronquite, caspa, cistite, doenças do aparelho respiratório, pele oleosa, sarna, seborreia, tônico dos rins, tosse.	Evitar durante a gravidez, pois pode irritar peles sensíveis.	Compressas, massagens.**
Cipreste (*Cupressus semprevirens*). Extraído do caule, das folhas e pinhas, por destilação a vapor. Aroma amadeirado, um pouco picante, mas refrescante.	Antiespasmódico, antirreumático, antisséptico, cicatrizante, diurético, estimulante do fígado, febrífugo, fortificante, homeostático, inseticida, sedativo, tônico geral, vasoconstritor.	Câimbra muscular, celulite, cólica, edema, excesso de fluxo menstrual, hemorragia, hemorroida, ondas de calor, reumatismo, sangramento nasal, sudorese excessiva, tensão pré-menstrual, varizes.	Grávidas e pessoas hipertensas não devem usá-lo.	Compressas, massagens.**
Erva cidreira – ver *Melissa officinalis*.	-	-	-	-
Erva-doce ou funcho (*Foeniculum vulgare*). Extraído das folhas e sementes, por destilação. Aroma floral e herbáceo, suavemente picante.	Antiespasmódico, Anti--inflamatório, antisséptico, calmante, carminativo, desintoxicante, diurético, emenagogo, estimulante do apetite, expectorante, galactagogo, inseticida, laxativo, tônico do estômago e do fígado, vermífugo.	Cálculo renal, retenção de líquido, picada de inseto, ressaca.	Se usado em excesso, pode ser tóxico. Contraindicado para gravidez e pessoas com epilepsia.	Compressas, massagens,**

* A inalação do óleo é contraindicada para quem tem asma.

** A massagem deve ser sempre feita com óleo carreador.

(cont.)

NOME	DESCRIÇÃO	PROPRIEDADES	INDICAÇÕES	CONTRAINDICAÇÕES	USO
Esclareia (*Salvia esclareia*). Extraída da erva, de botões e folhagem, por destilação a vapor. Seu aroma é um pouco forte.	Afrodisíaco, anticonvulsivo, antidepressivo, anti--inflamatório, antisséptico, desodorizante, digestivo, facilitador do parto, hipotensor, sedativo, tônico geral. Diminui a sudorese, fortalece o sistema imunológico.	Ansiedade, cãibra, depressão (principalmente a pós--parto), dor de cabeça, dor de parto, estresse, gases, inflamação de garganta, oleosidade capilar, problemas de fertilidade, tensão pré-menstrual.	Evitar o uso antes de dirigir, não usar e ingerir bebidas alcoólicas (pode acarretar náuseas). Hipotensos.	Aromatização de ambiente, compressas, inalação,* massagens.**
Eucalipto (*Eucalyptus globulus*). Extraído de caule e folhas, por destilação a vapor. Aroma com características bem marcantes, forte.	Analgésico, antiespasmódico, anti-inflamatório, antirreumático, antisséptico, antiviral, bactericida, cicatrizante, descongestionante, desodorizante, diurético, expectorante, hipoglicêmico, inseticida, vermífugo. Age no sistema respiratório, auxilia na concentração, atua nas inflamações, principalmente nos estados gripais.	Asma, catapora, cistite, cortes, diabetes, diarreia, disenteria, escarlatina, excesso de catarro, falta de concentração, febre, feridas, gonorreia, gripe, hemorragia, herpes, inflamação de garganta, nefrite, problemas respiratórios, queimadura, sinusite, tosse, ulceração.	Epilepsia, hipertensão. Altera o efeito de medicamentos homeopáticos.	Aromatização de ambiente, compressas, inalação,* massagens.**
Gengibre (*Zingiber officinale*). Extraído do rizoma (raiz), por destilação a vapor. Aroma forte e picante, estimulante, ativo, com um toque cítrico.	Afrodisíaco, analgésico, antiemético, antisséptico, carminativo, estimulante do apetite e da memória, expectorante, laxativo, rubefaciente, sudorífero, tônico estomacal.	Acne, amigdalite, colesterol, contusões, coriza, depressão, enjoo, excesso de catarro, febre, feridas, flatulência, gripe, náusea, resfriado, varizes.	Peles sensíveis (pode ocorrer irritação). Não usar em bebês e crianças.	Compressas e massagens.**

* A inalação do óleo é contraindicada para quem tem asma.

** A massagem deve ser sempre feita com óleo carreador.

(*cont.*)

NOME | DESCRIÇÃO	PROPRIEDADES	INDICAÇÕES	CONTRAINDICAÇÕES	USO
Gerânio (*Pelargonium odorantissimum*). Extraído de flores e folhas, por destilação a vapor. Aroma forte e doce, lembrando o da rosa, mas levemente mentolado.	Analgésico, anticoagulante, antidepressivo, antisséptico, adstringente, cicatrizante, citofilático, diurético, desodorizante, hemostático, hipoglicêmico, inseticida, vasoconstritor, tônico geral. Auxilia na eliminação das toxinas do organismo, melhora a circulação sanguínea.	Ansiedade, cálculo renal e biliar, colite, depressão, diabetes, eczema, edema nos tornozelos, estresse, frieira, gastrite, herpes-zoster, icterícia, infecção de garganta e boca, infecção urinária, inflamação e congestão nos seios, menopausa, nevralgia, pele oleosa, queimadura, retenção de líquido, tensão pré-menstrual, tinha.	Gravidez, hipertensão arterial, peles sensíveis.	Aromatização de ambiente, banhos, compressas, gargarejos, massagens.**
Hortelã (*Mentha spicata*). Extraído de erva, botões e folhas, por destilação a vapor. Seu aroma lembra a hortelã-pimenta, mas é levemente mais adocicado.	Antiespasmódico, antipruriginoso, carminativo, emenagogo, estimulante, facilitador do parto, fortificante.	Cálculo renal, dor de cabeça, feridas, inflamação da gengiva, leucorreia, mau hálito, prurido, sarna.	Gravidez. Em peles sensíveis, pode ocorrer irritação da mucosa. Pode anular o efeito de medicamentos homeopáticos. Deve ser usado em pequenas áreas (na massagem) em epiléticos.	Aromatização de ambiente, banhos, compressas, gargarejos. Massagem apenas em pequenas áreas, e muito rapidamente.
Hortelã-pimenta (*Mentha piperita*). Extraído de erva, folhas e botões, por destilação a vapor. Aroma forte, mentolado e penetrante.	Adstringente, analgésico, anestésico, antiespasmódico, anti-inflamatório, antiodontálgico, antisséptico, carminativo, colagogo, descongestionante, emenagogo, estimulante do fígado, expectorante, febrífugo, revigorante, sudorífero, tônico estomacal, vasoconstritor, vermífugo.	Anemia, asma, bronquite, cálculo biliar, cólera, cólica, congestão nasal, depressão, diarreia, distúrbio renal e hepático, dor de cabeça, dor de dente, dor muscular, fadiga mental, febre, flatulência, histeria, intoxicação alimentar, irritação, mau hálito, mucosidade, nevralgia, pneumonia, prisão de ventre, problemas respiratórios, resfriado, reumatismo, tosse seca, tuberculose, vertigem, vômito.	Epiléticos, gravidez, hipertensos. Tomar cuidado com a dosagem. Não usar no período de amamentação. Não usar durante tratamento homeopático.	Aromatização de ambiente, banhos, compressas, infusão, massagens em pequenas áreas. Em grandes áreas, não usar dosagem elevada (diluir poucas gotas em óleo carreador).

* A inalação do óleo é contraindicada para quem tem asma.

** A massagem deve ser sempre feita com óleo carreador.

(cont.)

NOME | DESCRIÇÃO	PROPRIEDADES	INDICAÇÕES	CONTRAINDICAÇÕES	USO
Jasmim (*Jasminum grandiflorium* ou *Jasminum oficcinalis*). Extraído das flores, por destilação com solventes voláteis. Aroma floral e exótico, adocicado.	Antidepressivo, antisséptico, antiespasmódico, afrodisíaco, sedativo, tônico para o útero, facilitador do parto. Atua como calmante, revitalizador e equilibrador hormonal. Aumenta o fluxo de leite, Aumenta a produção de espermatozoides. No parto, reforça as contrações uterinas, aliviando a dor.	Cicatrizes, cólica menstrual, depressão grave, depressão pós-parto, dor no parto, ejaculação precoce, insegurança, frigidez, infertilidade masculina, marcas de expressão, pele seca e sensível, problemas respiratórios, rouquidão, tosse.	Gravidez (usar somente no momento do parto) pode impedir a concentração. Não usar dosagens altas.	Aromatização de ambiente, compressas, inalação,* massagens.**
Junípero ou zimbro (*Juniperus communis*). Extraído das bagas, por destilação a vapor. Seu aroma é refrescante, suavemente amadeirado.	Adstringente, afrodisíaco, antiespasmódico, antirreumático, antisséptico, carminativo, cicatrizante, depurativo, desinfetante, desintoxicante, diurético, emenagogo, estimulante, facilitador do parto, regulador do apetite, rubefaciente, sudorífero, tônico estomacal, tônico geral e vulnerário. Limpa e estimula a mente. Auxilia na liberação da urina quando da dilatação da próstata.	Acne, artrite, cálculo renal, cansaço, celulite, ciática, cirrose, cistite, cólica menstrual, dermatite, eczema, edemas, ciclo menstrual desregulado, estranguria (incapacidade de urinar), gota, hemorroida, hidropisia, ingestão excessiva de álcool, pele oleosa, psoríase, retenção de líquido, reumatismo, seborreia do couro cabeludo, sonolência.	Gravidez, bebês, crianças. Não usar em casos de problemas renais graves – o uso prolongado pode estimular demais os rins.	Aromatização de ambiente, compressas, massagens.**
Laranja-amarga (*Citrus amara*). Extraído da casca da fruta, por expressão (espremedura) a frio. Seu aroma e cítrico, refrescante.	Antidepressivo, antiespasmódico, antisséptico, digestivo, diurético, hipotensor, sedativo. É fototóxico.	Constipação, digestão difícil, estresse, flatulência, gengivite, gripe, hipertensão arterial, histeria, insônia, pele opaca, resfriado, retenção de líquido, tensão.	Pode causar fotossensibilidade. Não se expor ao sol nas horas seguintes à aplicação do óleo.	Aromatização de ambiente, banhos, compressas, massagens.**

* A inalação do óleo é contraindicada para quem tem asma.

** A massagem deve ser sempre feita com óleo carreador.

(*cont.*)

NOME	DESCRIÇÃO	PROPRIEDADES	INDICAÇÕES	CONTRAINDICAÇÕES	USO
Laranja-doce (*Citrus vulgaris; aurantium; sinensis*). Extraído da casca da fruta, por expressão (espremedura) a frio. Seu aroma cítrico é doce, refrescante.	Antidepressivo, antisséptico, afrodisíaco, sedativo, febrífugo, estimulante do estômago, carminativo, tônico geral, revitalizante. Estimula o apetite, a produção da bílis e a absorção de vitamina C. Fortalece o sistema imunológico. É fototóxico.	Depressão, dermatite, dor e inflamação muscular, diarreia, distúrbios gástricos, efeitos da ressaca, estresse, gripe, prisão de ventre, resfriado, rugas, tensão.	Pode causar fotossensibilidade. Não se expor ao sol nas horas seguintes à aplicação do óleo.	Aromatização de ambiente, banhos, compressas, massagens.**
Lavanda (*Lavandula officinalis; Lavandula angustifólia*). Extraído de flores, por destilação a vapor. Aroma floral, fresco, suavemente amadeirado.	Analgésico, anticonvulsivo, antidepressivo, anti-inflamatório, antirreumático, antisséptico, antiespasmódico, antiviral, bactericida, carminativo, emenagogo, colagogo, cicatrizante, revigorante, citofilático, descongestionante, desodorizante, desintoxicante, diurético, fungicida, hipotensor, fortificante, sedativo, inseticida, sudorífero e vulnerário. Limpa o baço e fígado, auxilia a produção da bílis (digestão de gorduras). Elimina o mofo.	Abcesso, acne, alopecia, asma, bronquite, catarro, distensões, dor reumática, eczema, esgotamento psicológico, espasmo muscular, espinha, estresse, flatulência, furúnculo, hipertensão arterial, infecção da garganta, insônia, irritação, laringite, leucorreia, menstruação escassa, náusea, palpitações, psoríase, queimaduras, resfriado, torções, vômito.	Hipotensão arterial. Evitar nos primeiros meses de gravidez.	Aromatização de ambiente, banhos, compressas, inalação,* massagens.**

(*cont.*)

* A inalação do óleo é contraindicada para quem tem asma.

** A massagem deve ser sempre feita com óleo carreador.

NOME / DESCRIÇÃO	PROPRIEDADES	INDICAÇÕES	CONTRAINDICAÇÕES	USO
Lavandin (*Lavandula hybrida*). Extraído das flores, por destilação a vapor. Aroma fresco e doce, semelhante ao da lavanda.	Antidepressivo, analgésico, antisséptico, cicatrizante, expectorante e vulnerário.	Cistite, dermatite, dor muscular, ferimentos (pele), gripe, mente cansada, picada de inseto, resfriado, reumatismo, rigidez das articulações, rigidez muscular, sarna, sinusite, vertigem.	Gravidez (não usar), epilepsia, febre, em tratamento homeopático.	Aromatização de ambiente, banhos, compressas, inalação,* massagens.**
Lima (*Citrus aurantifolia*). Extraído da casca da fruta por expressão (espremedura) a frio. Seu aroma é fresco e forte, agridoce.	Antiescorbútico, antisséptico, antiviral, estimulante do apetite, adstringente, bactericida, desinfetante, febrífugo, hemostático, fortificante, tônico geral, inseticida. Controla o sangramento de cortes e feridas, auxilia o sistema imunológico e é estimulante do apetite.	Anorexia, ansiedade, apatia, congestão do peito, cortes, depressão, dor reumática, efeitos do álcool, febre, feridas, gripe, inflamação de garganta, problemas de pele, resfriado, sinusite, tosse.	Gravidez (nos primeiros meses), não expor ao sol, peles sensíveis (pode ocorrer irritação).	Aromatização de ambiente, banhos, compressas, inalação,* massagens.**
Limão (*Citrus limonum*). Extraído da casca da fruta por expressão (espremedura) a frio. Seu aroma é cítrico, refrescante e forte.	Antiácido, antiesclerótico, antiescorbútico, antinevrálgico, antirreumático, antipruriginoso, antisséptico, adstringente, bactericida, carminativo, cicatrizante, depurativo, diurético, emoliente, escarótico, febrífugo, hemostático, hipoglicêmico, hipotensor, laxativo, vermífugo, estimulante do fígado e do estômago, tônico geral, inseticida. Colabora para a clareza de ideias. É tônico do sistema circulatório e fortalece as unhas.	Acidez estomacal, anemia, artrite, celulite, diabetes, doenças infecciosas, dor de cabeça, enxaqueca, febre, hemorragia nasal, herpes, hipertensão arterial, inflamação de garganta, nevralgia, pele oleosa, picada de inseto, prisão de ventre, problemas de circulação, reumatismo, unhas enfraquecidas, varizes, verrugas.	Gravidez (nos primeiros meses), fotossensibilidade.	Aromatização de ambiente, banhos, compressas, inalação,* massagens.**

* A inalação do óleo é contraindicada para quem tem asma.
** A massagem deve ser sempre feita com óleo carreador.

(cont.)

NOME | DESCRIÇÃO	PROPRIEDADES	INDICAÇÕES	CONTRAINDICAÇÕES	USO
Manjericão (*Ocimum basilicum*). Extraído dos botões e das folhas, por destilação a vapor. Seu aroma é fresco, herbal, doce, picante.	Analgésico, antidepressivo, antisséptico, antiespasmódico, antitóxico, afrodisíaco, bactericida, carminativo, cefálico, emenagogo, digestivo, expectorante, febrífugo, galactogogo, fortificante, vermífugo, tônico estomacal e geral, inseticida. Aguça os sentidos e é calmante. Auxilia a eliminar a placenta.	Ácido úrico, acne, alergia, asma, bronquite, câimbra, coqueluche, depressão, desmaio (ajuda a recobrar os sentidos), dispepsia, distúrbios digestivos, dor de cabeça, dor de ouvido, enfisema pulmonar, enxaqueca, espasmo muscular, esterilidade, estresse, febre, gripe, histeria, inchaço dos seios, malária, náusea, pele cansada, picada de inseto, pólipo nasal, problemas menstruais, sinusite, soluços, vômito.	Não indicado para grávidas e pessoas com pele sensível. Gera efeito entorpecente quando usado em demasia.	Aromatização de ambiente, banhos, compressas, inalação,* massagens.**
Manjerona (*Origanum majorana*). Extraído a partir das folhas e botões, por destilação a vapor. Seu aroma é penetrante, estimulante, suavemente picante.	Analgésico, anafrodisíaco, antisséptico, antiespasmódico, carminativo, cefálico, revigorante, digestivo, emenagogo, expectorante, hipotensor, laxativo, sedativo, fortificante, tônico geral, vulnerário. Ativa a circulação sanguínea. Acredita-se que diminua o desejo sexual.	Ansiedade, asma, bronquite, dor de cabeça, dor muscular, dor reumática, enjoo marítimo, hematomas, hiperatividade, hipertensão arterial, insônia, má circulação sanguínea, mágoas, prisão de ventre, problemas digestivos, problemas menstruais, resfriado, rigidez articular, solidão, traumas psicológicos.	Hipotensão arterial, gravidez.	Aromatização de ambiente, banhos, compressas, inalação,* massagens.**

(cont.)

* A inalação do óleo é contraindicada para quem tem asma.

** A massagem deve ser sempre feita com óleo carreador.

NOME | DESCRIÇÃO	PROPRIEDADES	INDICAÇÕES	CONTRAINDICAÇÕES	USO
Melissa (*Melissa officinalis*). Extraído de folhas e flores, por destilação a vapor. Aroma semelhante ao do limão, doce, com um leve toque floral.	Carminativo, revigorante, digestivo, febrífugo, hipotensor, sedativo, estimulante do estômago, sudorífero, tônico para o útero, tônico geral. É calmante, auxilia a circulação sanguínea, regula o ciclo menstrual. É repelente de insetos.	Alergias, asma, bloqueios emocionais, calvície, choque, cólicas menstruais, disenteria, dispepsia, dor de cabeça, eczema, enxaqueca, esterilidade feminina, fadiga, febre, flatulência, hipersensibilidade, hipertensão arterial, infecções por fungos, náusea, pânico, pele oleosa, problemas de má circulação, resfriado, taquicardia, vômito.	Não indicado para grávidas e pessoas com pele sensível.	Aromatização de ambiente, banhos, compressas, inalação,* massagens.**
Milefólio (*Achillea millefolium*) Extraído dos botões da planta, por destilação a vapor da resina. Seu aroma é picante, suavemente doce.	Anti-inflamatório, antisséptico, antiespasmódico, adstringente, colagogo, diurético, expectorante, febrífugo, estimulante, fortificante, estimulante do apetite. Age na medula óssea e na renovação das células sanguíneas. Tem ação hormonal na mulher. Estimula o crescimento do cabelo.	Anemia, calvície, cortes, diarreia, digestão lenta, dor de cabeça, dor nas costas, dor reumática, dor de estômago, estranguria, febre, feridas, fibromas, flatulência, hemorroidas, incontinência urinária, inflamação dos ovários, menopausa, menstruação irregular, pele oleosa, prolapso do útero, rachaduras nas mãos e pés, resfriado, ulceração, varizes.	Gravidez, peles sensíveis. O uso prolongado pode acarretar dores de cabeça.	Aromatização de ambiente, banhos, compressas, massagens.**

* A inalação do óleo é contraindicada para quem tem asma.

** A massagem deve ser sempre feita com óleo carreador.

(cont.)

NOME | DESCRIÇÃO	PROPRIEDADES	INDICAÇÕES	CONTRAINDICAÇÕES	USO
Mirra (*Commiphora myrrha*). Extraído do tronco e dos galhos, por destilação a vapor. Seu aroma é suavemente almiscarado.	Antisséptico, antimicrobiano, anti-inflamatório, adstringente, carminativo, desodorizante, desinfetante, diurético, balsâmico, expectorante, fungicida, estimulante, tônico estomacal, do útero e geral. É estimulante do apetite e auxilia o sistema imunológico.	Aftas, apatia, asma, bronquite, desânimo, diarreia, eczema úmido, escaras, faringite, febre, feridas com secreção, ferimentos, flatulência, fungos vaginais, furúnculo, gengivite, hemorroidas, inflamação de garganta, irritação, leucorreia, mau hálito, piorreia, problemas ginecológicos, problemas pulmonares em geral, resfriado, tosse, ulceração cutânea, úlcera.	Gravidez. Se usado em altas concentrações, pode ser tóxico.	Aromatização de ambiente, banhos, compressas, inalação,* massagens.**
Nelori (*Citrus aurantium; vulgaris*). Extraído das pétalas por enfloragem ou destilação a vapor (da flor de laranjeira). Seu aroma é floral, forte.	Antidepressivo, antisséptico, antiespasmódico, afrodisíaco, bactericida, carminativo, revigorante, citofilático, desodorizante, digestivo, emoliente, sedativo, tônico geral. Aumenta a elasticidade da pele seca, sensível e madura.	Acessos de bocejo, ansiedade crônica, choque, cicatriz, circulação sanguínea, colite, depressão, diarreia, dor de cabeça, estresse, euforizante, hipnótico, histeria, insônia, marcas de expressão, nevralgia, palpitações, problemas sexuais, sintomas da menopausa (como a irritabilidade e hipersensibilidade), tensão pré-menstrual, vertigem.	Gravidez (nos primeiros meses). Por sua ação relaxante, prejudica o raciocínio e a concentração.	Aromatização de ambiente, banhos, compressas, massagens.**

* A inalação do óleo é contraindicada para quem tem asma.

** A massagem deve ser sempre feita com óleo carreador.

(*cont.*)

NOME	DESCRIÇÃO	PROPRIEDADES	INDICAÇÕES	CONTRAINDICAÇÕES	USO
Olíbano (*Boswellia carterii; thurifera*). Destilação da goma a vapor (extraída da casca do tronco). Seu aroma é amadeirado, picante e levemente cítrico, lembrando o limão.	Adstringente, antisséptico, calmante, carminativo, cicatrizante, citofilático, digestivo, diurético, revitalizante, sedativo, tônico do útero, tônico geral, vulnerário.	Ansiedade, asma, bronquite, cistite, cortes, depressão pós-parto, dispepsia, eructação, espinhas, estados emocionais angustiantes (sentir-se preso ao passado), feridas, hemorragia uterina, inflamação dos seios, laringite, nefrite, pele cansada, problemas digestivos, problemas respiratórios, rugas, tosse, ulceração.	Gravidez (os primeiros meses). Deve ser usado com parcimônia, por ser tóxico.	Aromatização de ambiente, banhos, compressas, inalação,* massagens.**
Palmarosa (*Cymbopogon martini*). Extraído das folhas, por destilação a vapor. Seu aroma é doce e tem um toque de rosa, floral e suavemente seco.	Antisséptico, antiviral, bactericida, calmante, citofilático, febrífugo. Combate agentes patogênicos da flora intestinal, é tônico do sistema digestivo e estimulante do apetite.	Anorexia nervosa, disenteria, febre, infecções cutâneas, pele seca, problemas digestivos, rigidez articular, rugas.	Gravidez (nos primeiros meses). Outras precauções não foram ainda identificadas.	Aromatização de ambiente, banhos, compressas, massagens.**
Patchuli (*Pogostemon cablin*). Extraído de folhas por destilação a vapor. Aroma forte, exótico, picante, terroso, balsâmico.	Adstringente, afrodisíaco, antidepressivo, anti--inflamatório, antisséptico, cicatrizante, citofilático, desodorizante, diurético, febrífugo, fungicida, inseticida, tônico. Sedativo em doses baixas e estimulante em doses altas. Controlador do apetite. Equilibra as emoções.	Acne, celulite, diarreia, dieta alimentar, distúrbios do couro cabeludo, eczema, falta de raciocínio, feridas, frigidez, infecções por fungos, letargia, pele áspera e com rachaduras, pele flácida, picada de inseto, redução de peso, retenção de líquido.	Gravidez (primeiros meses). Pessoas sensíveis a aromas fortes.	Aromatização de ambiente, banhos, compressas, massagens.**

(*cont.*)

* A inalação do óleo é contraindicada para quem tem asma.

** A massagem deve ser sempre feita com óleo carreador.

NOME | DESCRIÇÃO	PROPRIEDADES	INDICAÇÕES	CONTRAINDICAÇÕES	USO
Petitgrain bigarade (*Citrus vulgaris; aurantium*). Extraído de folhas e brotos, por destilação a vapor. Aroma cítrico, floral, penetrante, suavemente amadeirado.	Antidepressivo, antiespasmódico, desodorizante, revigorante, sedativo.	Acne, ansiedade, desânimo, espasmos musculares, espinhas, estados debilitados, problemas respiratórios, insônia, irritação, manchas na pele, pânico.	Gravidez (nos primeiros meses).	Banhos, compressas, massagens.**
Rosa (*Rosa damascena; centifolia*). Extraído das flores e das pétalas, por meio de solvente ou destilação a vapor. Aroma de perfume delicado, floral, doce, profundo.	Afrodisíaco, antidepressivo, antiespasmódico, anti-inflamatório, antisséptico, bactericida, calmante, colagogo, depurativo, diurético, emenagogo, estimulante do fígado e do estômago, hemostático, laxativo, sedativo, tônico. Libera dopamina, melhora a autoestima feminina. Aumenta secreções vaginais e a produção de sêmen. Ativa a circulação sanguínea, regula o ciclo menstrual. Tônico para o coração e para o útero.	Ciúme, depressão, efeitos da ressaca, estresse, frigidez, ictericia, impotência, infertilidade, inflamação da garganta, inveja, liberação da dopamina, má circulação, mágoa, náusea, prisão de ventre, problemas de pele, ressentimento, tensão nervosa, tensão pré-menstrual, tosse, vômito.	Não usar durante a gravidez.	Aromatização de ambiente, banhos, compressas, massagens.**
Sândalo (*Santalum album*). Extraído do cerne (parte interna do tronco da árvore), por destilação a vapor. Aroma exótico, amadeirado, doce, radiante, sutilmente almiscarado.	Adstringente, antiespasmódico, anti-inflamatório, antisséptico, antitussígeno, carminativo, diurético, emoliente, expectorante, sedativo, tônico. Aumenta secreções vaginais.	Acne, ansiedade, bronquite, cistite, coceira, conforto a clientes em estado terminal, diarreia, eczema seca, estados emocionais angustiantes (sentir-se preso ao passado), ferida infeccionada, frigidez, furúnculo, impotência, inflamações de garganta, peles envelhecidas e desidratadas, tensão nervosa, tosse seca.	Gravidez (nos primeiros meses). Hipotensão arterial. Deve ser evitado antes de dirigir e beber álcool.	Aromatização de ambiente, banhos, compressas, massagens.**

(cont.)

* A inalação do óleo é contraindicada para quem tem asma.

** A massagem deve ser sempre feita com óleo carreador.

NOME	DESCRIÇÃO	PROPRIEDADES	INDICAÇÕES	CONTRAINDICAÇÕES	USO
Tangerina (*Citrus reticulata*). Extraído da casca da fruta, por expressão (espremedura) a frio. Seu aroma é cítrico, ácido suave.	Antiespasmódico, antisséptico, citofilático, estimulante do estômago, sedativo, tônico geral. Auxilia a produção da bile, melhora a circulação periférica e a absorção de vitamina C. Suaviza marcas de expressão. É fototóxico.	Constipação, diarreia, digestão difícil, estresse, flatulência, rugas, tensão.	Gravidez (nos primeiros meses). Pode causar fotossensibilidade. Não se expor ao sol nas horas seguintes à aplicação do óleo.	Aromatização de ambiente, banhos, compressas, massagens.**
Tea tree ou Ti-Tree (*Melaleuca alternifolia*). Extraído da folha, por destilação a vapor. Aroma refrescante, forte.	Antibiótico, antipruriginoso, antiviral, bactericida, balsâmico, cicatrizante, expectorante, fungicida, inseticida, revigorante. Fortalece o sistema imunológico. Reduz as marcas de cicatriz do tratamento de radioterapia de câncer de mama (aplicar antes de iniciar o procedimento).	Afecção por fungos, caspa, choque pós-operatório, cistite, coceiras, dermatoses, erupções da catapora, espinhas, febre, feridas, furúnculos, gengivite, gripe, herpes labial, herpes-zoster, inflamação dos intestinos, inflamação vaginal, marcas de radioterapia nos seios, otite, parasitas intestinais, pé de atleta, picada de inseto, prurido anal e genital, queimadura, verrugas, viroses.	Gravidez (nos primeiros meses). Peles sensíveis.	Aromatização de ambiente, banhos, compressas, massagens.**
Ylang-ylang (*Cananga odorata*). Extraído do caule e das flores por destilação a vapor. Aroma exótico e forte, adocicado e floral.	Afrodisíaco, antidepressivo, antisséptico, hipotensor, sedativo (regula o fluxo de adrenalina). Tônico para o útero. Favorece o crescimento do cabelo.	Agitação, ansiedade, choque, crises de pânico, frigidez, hipertensão, impotência, infecção intestinal, medo, problemas do sistema reprodutor.	Peles sensíveis, inflamadas ou com dermatites. Usar moderadamente, pois o uso excessivo pode acarretar náusea e dor de cabeça.	Aromatização de ambiente, banhos, compressas, massagens.**

* A inalação do óleo é contraindicada para quem tem asma.

** A massagem deve ser sempre feita com óleo carreador.

CROMOTERAPIA (OU COLORTERAPIA)

Conceito

Toda vez que nos deparamos com algo que não podemos tocar ou ver sua ação, ficamos duvidosos dos seus efeitos. A cromoterapia é uma terapia muito antiga, que durante muito tempo foi associada a práticas religiosas e esotéricas, causando ainda hoje descrença em algumas pessoas.

A cromoterapia é uma maneira natural de tratamento, considerada por muitos como ciência, mas ainda não totalmente reconhecida pelos cientistas; seu papel é buscar o equilíbrio das funções de nossos órgãos e do nosso psiquismo, promovendo assim harmonia e bem-estar ao ser humano.

A cor só é percebida se três elementos estiverem presentes: a luz, um objeto ou ser e o homem; portanto, a terapia da cor ou cromoterapia é a ação da luz sobre o corpo físico e psíquico.

O físico Isaac Newton descobriu em 1665 que a luz branca se decompunha em sete cores ao atravessar um prisma triangular. Cada uma delas tem uma vibração diferente, ou seja, um comprimento de onda diferente.

Nosso corpo é constituído de diversos componentes químicos que reagem às vibrações das cores, ao campo eletromagnético que elas emitem. Como a vida no planeta Terra está diretamente ligada à radiação de luz, da luz solar e seu campo eletromagnético, a aplicação das luzes (cores) no nosso corpo, preconizada pela cromoterapia, acarreta alterações fisiológicas e psicológicas.

Examinemos um arco-íris, uma das mais belas obras de arte coloridas da natureza.

Temos a luz solar branca (ela contém todas as cores), que, ao se encontrar com as gotículas de água suspensas no ar, gera uma reverberação, desencadeando a refração das cores. Nesse processo, conseguimos ver as sete cores do arco-íris: **vermelho**, **laranja**, **amarelo**, **verde**, **azul, índigo** e **violeta**. Apesar das cores do arco-íris serem sete, hoje cientistas relatam que a luz que vemos é composta por seis faixas vibratórias básicas, excluindo a cor índigo, que afirmam ser uma subdivisão da radiação azul, assim como todos os outros subtons.

O **vermelho** é a cor com maior comprimento de onda (625-740 nm) seguido do **laranja** (590-625 nm), depois o **amarelo** (565-590 nm), o **verde**

(500-565 nm), o azul (485-500 nm), e, com o menor comprimento, o violeta (380-440 nm).

Não podemos deixar de informar que o campo eletromagnético é composto por vibrações visíveis (as cores) e outras invisíveis, como a luz ultravioleta e infravermelha, raios X, raios gama, micro-ondas e radiofrequência.

Nós, seres humanos, temos uma composição eletroquímica formada por aproximadamente 60% a 75% de água, que é um meio de refração da luz, provocando, assim, vibrações que alteram o funcionamento de nossos órgãos e nossa reprodução celular, resultando em uma modificação física do ser humano, saudável ou não. Isso significa que, se uma cor for erroneamente empregada, poderemos prejudicar em vez de ajudar.

Empiricamente, já se constatou que as cores têm modos diferentes de atuar sobre as células de um ser vivo. Elas podem estimular o seu crescimento, diminuir ou retardar seu funcionamento, ou simplesmente destruir a célula por completo. É evidente que outros tipos de radiação também provocam esses resultados (raios X, UVA, gama, micro-ondas, etc.). Um exemplo claro de como a radiação atua no nosso organismo é o tratamento com radioterapia, que é aplicada para inibir o crescimento das células cancerígenas, destruindo-as – afetando também, infelizmente, as células sadias.

A cor é uma percepção visual provocada pela refração da luz branca. Conseguimos visualizá-la pela ação de células especiais da nossa retina (bastonetes e cones), que transmitem informações que serão processadas pelo nosso nervo ótico e enviadas ao nosso cérebro. "A cor também é um princípio ativo comparável a uma 'enzima' do nosso sangue; uma enzima é uma substância que 'modifica' ou altera o comportamento de outras substâncias, como um catalisador." (Povo, 2007)

As cores podem ser classificadas como frias e quentes:

- ➤ **Frias**: são as cores verde, azul, índigo e violeta, além de suas derivações. Elas são mais rápidas na aplicação da cromoterapia e não alteram as características da superfície em que está sendo aplicada, não importando o tempo de exposição.

- ➤ **Quentes**: são as cores vermelho, laranja e amarelo, além de suas derivações. Elas são mais lentas, provocando aquecimento e calor no local da aplicação.

Estudiosos da cor e da luz

Leonardo da Vinci (1452-1519) – afirmou que as cores não eram propriedades dos objetos mas sim da luz. Construiu o fotômetro para medir a intensidade da luz e desenvolveu o modelo de síntese subtrativa da cor RYB, segundo o qual as cores primárias eram o vermelho, o amarelo e o vermelho, sendo as secundárias o laranja, o púrpura e o verde. Aplicou essa teoria de cores em suas obras, em uma época em que não se utilizava a mistura de cores na pintura, pois os pigmentos eram escassos.

Isaac Newton (1643-1727) – demonstrou, a partir da irradiação de um feixe de luz branca, a presença das cores vermelho, laranja, amarelo, verde, azul, anil e violeta.

Goethe (1749-1832) – publicou a teoria das cores, em 1810. Contestava Newton, que restringia seus estudos sobre a cor à física da luz. Preocupava-se com a influência das cores no âmbito psicológico e fisiológico, caindo em descrédito por não conseguir provar sua teoria.

Dr. Niels Ryberg Finses (1860-1904) – médico dinamarquês, inventor da lâmpada curativa de Finsen e Prêmio Nobel de Medicina de 1903, usou a cor para tratar a tuberculose.

Dr. Wagner Gabriel (2009) – biomédico e cientista, realizou pesquisas com células doentes, constatando o potencial de cura das cores azul, vermelho e verde.

Nélio Barbosa Boccanera (2002) – enfermeiro, especialista em epidemologia e terapia intensiva, pesquisou a ação das cores em três hospitais públicos de Goiânia, concluindo que a cor interfere no corpo, na mente e nas emoções, tanto dos funcionários como dos pacientes.

História

Egito (2800 a.C.) – evocavam o Deus Thot e usavam pedras coloridas e plantas para cuidar das pessoas. Tiveram um avanço na medicina praticando a mistura de cores nos tratamentos. Foram encontradas evidências por arqueólogos de um tipo especial de construção, nos templos: uma sala, na qual os raios solares se decompunham nas sete cores do espectro.

China – há mais de 4000 anos, em todas suas artes curativas, os chineses identificavam doenças a partir das cores observadas na face. Vermelho relaciona-se com o coração e sistema circulatório; amarelo, com o baço; o branco, com os pulmões; preto ou azul-escuro, com os rins; e o verde com o fígado.

Índia – é a que mais contribuiu para a cromoterapia. Criou as leis de cura, determinando a cor e seus efeitos sobre o corpo físico, o corpo emocional (psíquico) e o corpo sutil. Uniu a cor e o som para o equilíbrio da saúde. As cores são aplicadas nos centros de energia do corpo, os chamados chacras, em que pulsa com maior intensidade nossa energia vital, a energia prânica, base da medicina ayurveda.

Chacras (ou chakras)

São vários os chacras espalhados pelo nosso corpo, porém os principais são sete. Cada um deles se relaciona com o nosso sistema endócrino, em especial com uma glândula e sua cor específica.

- ➢ **1º chacra (básico ou coccigiano)** – também chamado de Muladhara, está localizado na base da coluna. Cor correspondente: vermelho. Plexo relacionado: sacrococcígeo. Vinculado ao sistema reprodutivo. Glândula associada: gônoda (testículo).

- ➢ **2º chacra (sacral)** – também chamado de Swadhisthana, está localizado entre a base da coluna e o umbigo. Cor correspondente: laranja. Plexo relacionado: lombar. Vinculado ao sistema genitourinário. Glândulas associadas: gônadas (ovários) e suprarrenais.

- ➢ **3º chacra (umbilical ou esplênico do baço)** – também chamado de Manipura. Localizado um pouco acima do umbigo. Cor correspondente: amarela. Plexo relacionado: solar. Vinculado ao sistema digestivo. Glândulas associadas: fígado, pâncreas e suprarrenais.

- ➢ **4º chacra (do coração)** – também chamado de Anahata, está localizado no centro do peito. Cor correspondente: verde ou rosa. Plexo relacionado: cardíaco. Vinculado ao sistema imunológico e circulatório. Glândula associada: timo.

- ➢ **5º chacra (da garganta ou laríngeo)** – também chamado de Vishuddha, está localizado na garganta. Cor correspondente: azul. Plexo relacionado: cervical. Vinculado ao sistema respiratório. Glândulas associadas: tireoide, gânglios cervicais e medula.

- ➢ **6º chacra (do terceiro olho ou frontal)** – também chamado de Ajna, está localizado entre as sobrancelhas. Cor correspondente: índigo (ou anil). Plexo relacionado: cavo. Vinculado ao sistema nervoso autônomo. Glândulas associadas: hipófise e hipotálamo.

› **7º chacra (da coroa ou coronário)** – também chamado de Sahasrara, está localizado no centro da cabeça. Cor correspondente: violeta. Plexo relacionado: coronário. Vinculado ao sistema nervoso central (córtex cerebral). Glândulas associadas: pineal e pituitária.

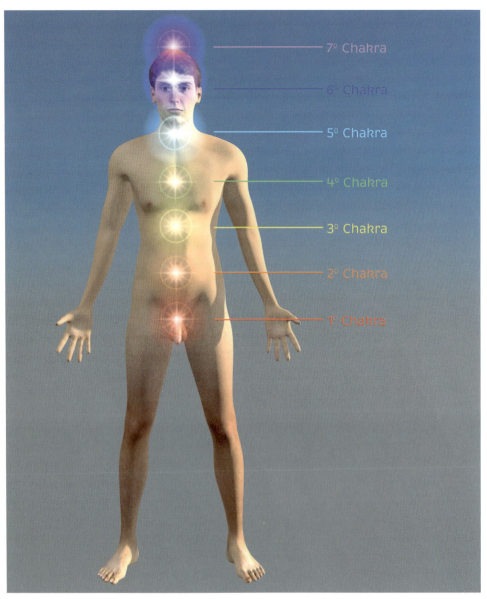

FIGURA 117 – Chacras.

O segundo chacra é chamado de umbigo, umbilical, gonadal, esplênico ou sacro. É a sede da energia sutil da sexualidade.

Parece haver divergências entre diferentes textos referentes ao baço e ao segundo chacra. Na verdade, existem provavelmente dois grandes chacras distintos entre o chacra do plexo solar e a raiz. Há indicações que sugerem dois sistemas de chacras, um para o Oriente e outro para o Ocidente.

Relacionando os chacras, sua localização e a cor correspondente a cada um, podemos entender que:

A cor violeta relaciona-se com a mente superior; o índigo (anil), com a visão; o azul, com a autoexpressão; o verde, com a harmonia interior; o amarelo, com o estímulo intelectual; o laranja, com a assimilação; e o vermelho, com a vitalidade e a criatividade.

A medicina indiana (ayurveda) trabalha com os fundamentos mais profundos de cada chacra, tanto nas suas técnicas de massagem, alimentação e chás, como nas técnicas de meditação.

Na medicina chinesa, o chacra que possui grande vitalidade e força é o chacra umbilical, chamado tanden, que é um ponto central localizado no hara (abdome).

Formas de aplicação

Temos várias formas de aplicar as cores para tratamento:

> Lanternas com vários feixes de luz/cor, que aproximamos do corpo sobre os sete chacras principais com suas cores próprias, sempre começando pelo sétimo chacra e descendo até o primeiro (raiz), com movimentos circulares no sentido horário – o chamado alinhamento de chacras ou energização dos chacras. Podemos também fazer a aplicação do foco de luz/cor sobre a região, o sistema ou o órgão afetado.

> Alguns autores mencionam a técnica de energização e limpeza, segundo a qual projeta-se a luz/cor em movimento sobre todo o corpo do cliente, sentado ou deitado.

> Outra forma é a impostação das mãos e a mentalização das cores sobre o corpo. As mãos não tocam no corpo do cliente; ficam a uma distância de mais ou menos 15 cm. Nessa prática, o terapeuta deve ter um grande domínio da técnica de mentalização.

- Há ainda aparelhos com lâmpadas para colocação no teto ou na parede direcionados para a maca, e os feixes de luz incidem em determinados pontos no corpo, geralmente nos chacras.
- No mercado existem também canetas com ponta de cristal ou acrílico, contendo filtros coloridos de sete cores ou mais, que são direcionadas para o corpo do cliente, nos chacras, sistemas, regiões e órgãos com problemas ou disfunções.

Quanto ao tempo de exposição, também há várias informações. Alguns mencionam a idade, reduzindo o tempo de exposição para as crianças, de acordo com a faixa etária:

- crianças até 6 meses – 2 a 5 segundos;
- crianças de 6 meses a 2 anos – 5 a 10 segundos;
- crianças de 2 a 8 anos – 15 a 20 segundos;
- acima de 12 anos até a idade adulta – até 30 segundos.

Valcapelli, em seu livro *As cores e suas funções*, cita tratamentos de 2 a 5 minutos de projeção da luz/cor. Reuben Amber, em *Cromoterapia: a cura através das cores*, cita tratamentos com aplicações de 15 a 30 minutos.

Quanto à frequência e à quantidade de aplicações, também vamos encontrar na literatura diferentes indicações: de uma vez por semana até três vezes ao dia, dependendo da gravidade do desequilíbrio; o que parece ser um consenso é o número de aplicações em um tratamento, que corresponde normalmente a dez sessões.

O massoterapeuta, após a massagem, pode complementar o tratamento com aplicações de cromoterapia, para fazer uma limpeza da aura, equilibrar os chacras ou mesmo focar em um determinado músculo estressado e dolorido, o que pode ser de grande auxílio, levando o cliente a um bem-estar geral. Pode-se usar uma lanterna ou caneta com ponta de cristal, direcionando as cores necessárias aos chacras e/ou locais de dor. O tempo de aplicação em cada local pode ser de dois a três minutos em cada ponto, chacra ou órgão, uma vez por semana, com dez aplicações ou mais, quando necessário.

Essas aplicações têm trazido ótimos resultados: os clientes ficam mais tranquilos, liberam emoções, passam a dormir melhor e a resolver com mais calma os seus problemas pessoais.

Outros terapeutas trabalham primeiro fazendo a limpeza da aura (nosso corpo sutil), os sistemas nervoso, central e periférico, para depois realizarem o equilíbrio de chacras e a seguir tratamentos personalizados. Essa prática terapêutica não está relacionada a apenas um tratamento completo de cromoterapia, mas a outras formas associadas de terapia.

Limpeza e energização

- *Limpeza de aura*

✓ Lateral do corpo

Com o cliente sentado, podemos executar os movimentos com caneta ou lanterna cromática, primeiro pela lateral (lado esquerdo ou direito), direcionando o facho de luz para os pés e contornando todo o corpo do cliente, indo até o outro pé. Ir e voltar três vezes. Repetir no outro lado.

✓ Frente do corpo

Em seguida, executar os movimentos da mesma forma, iniciando no pé esquerdo, perna esquerda, subindo pela parte esquerda frontal do tórax, ombro esquerdo, descer pelas costas (lado esquerdo), indo até o pé esquerdo, para, então, lançar o feixe de luz em direção ao chão.

Repetir a manobra no centro do corpo, iniciando com o facho de luz entre os dois pés, passando pelo centro do abdome, tórax, face, cabeça, e descendo pela coluna vertebral até o cóccix. Lançar o facho de luz em direção ao chão.

Repetir no lado direito as mesmas manobras e movimentos.

O tempo de duração de cada manobra é de aproximadamente 30 segundos, com três repetições.

As cores utilizadas na limpeza áurica são: azul, violeta e índigo, juntos na sequência; o amarelo pode ser usado após o azul nos casos de: câncer, HIV, pós-operatório e gripe.

- *Limpeza e energização do sistema nervoso central e periférico*

Deve ser sempre aplicada após a manobra de limpeza da aura.

Iniciar com o cliente deitado, em decúbito ventral.

Pelas costas, iniciar a projeção do facho de luz, partindo da primeira vértebra dorsal, indo até o cóccix e retornando pelo mesmo trajeto. Repetir a manobra três vezes. A duração de cada manobra deve ser de 30 segundos.

Outra forma terapêutica de atuar nos sistemas é adotar a técnica chamada de zigue-zague, em que o cliente pode estar deitado ou sentado.

Começamos então pela parte frontal, projetando o facho de luz no ombro direito, descendo por toda a frente do corpo, em movimentos de zigue-zague e desenhando uma letra "z" até o pé esquerdo. Repetir três vezes a manobra. O tempo de duração de cada uma é de 5 segundos.

Continuamos a manobra, agora de costas, fazendo um movimento inverso, ou seja, começamos pelo ombro esquerdo, passamos por toda a parte posterior do corpo, em movimentos de zigue-zague, até o pé direito. Repetir três vezes a manobra. O tempo de duração é o mesmo da parte dianteira, 5 segundos.

As cores utilizadas são as mesmas da limpeza áurica, azul, violeta e índigo, juntos na sequência; o amarelo pode ser usado após o azul nos casos de: câncer, HIV, pós-operatório e gripe.

Outras formas de usar as cores

Podemos usar o poder das cores no vestuário, atuando diretamente sobre nossa pele, tanto no nosso físico como no emocional, e também nos ambientes, nas paredes, móveis e objetos de decoração, para criar ambientes harmônicos que tragam a sensação de bem-estar ou para estimular atividades como o trabalho e os estudos.

- *Água solarizada*

Uma forma simples mas muito eficaz de usarmos as cores de forma terapêutica é tomar água solarizada. Para prepará-la, basta colocar água filtrada em um recipiente de vidro colorido com a cor desejada, expor ao sol por no mínimo 3 horas, em dias de sol forte, e até 12 horas, em dias nublados. Pode-se também embrulhar o vidro com papel de seda colorido e depois beber um copo em jejum (ao todo deve-se consumir até três copos ao dia).

- *Vestuário*

Vermelho: deve ser usado quando há baixa vitalidade e em regiões frias (pés, mãos). Aumenta a energia física, sendo ideal para esportes. Seu excesso pode causar agressividade e irritabilidade.

Laranja: indicado quando há necessidade de descontração, acalmar os pensamentos e sentir segurança para tomar decisões importantes. É alegre e jovial.

Amarelo: recomenda-se seu uso quando se quer estar em evidência, destacando-se entre as outras pessoas. Não deve ser usado se tiver o desejo de ficar sozinha(o).

Verde: ideal para procurar emprego, fazer negociações, obter sucesso e prosperidade.

Azul: acalma e tranquiliza. Quando usado em ocasiões sociais, não expõe em excesso, permitindo manter sua personalidade.

Índigo: deve ser usado nas mesmas situações do azul; porém, ressalta a capacidade de transmissão de paz.

Violeta: utilizado principalmente para meditação e prece, mas é também capaz de transmitir muito amor e estimula o interesse e a sexualidade.

Essas formas de uso das cores têm conquistado cada vez mais adeptos; para tanto, há a necessidade de se aprofundar no estudo das cores, principalmente sua aplicação nos ambientes.

Propriedades terapêuticas das cores

- *Vermelho*

Cor quente, estimulante, revigorante, que energiza todo o organismo.

Cor complementar: verde.

Atua na aceleração da circulação sanguínea, na produção de glóbulos vermelhos do sangue, nas enzimas produzidas pelo fígado e na medula óssea. É hipertensor, ativa o sistema nervoso autônomo simpático. Sua ação se estende também aos nervos cérebro-espinhais, assim como os nervos sensoriais. Tem ação diurética, diminuindo edemas. Auxilia na remoção de cicatrizes da pele e na descontração muscular. Facilita a liberação da adrenalina nas glândulas suprarrenais e é excitante sexual. Sua ação revigorante atua auxiliando o organismo a combater o esgotamento físico ou a baixa resistência.

Nos estados emocionais, sua ação leva à motivação, alegria, vontade de viver, recomeçar, a ser persistente, afetuoso, ter gratidão, perdoar... O amor físico e a paixão são sempre lembrados na cor vermelha.

Indicações: anemia, asma, bronquite, hipotonia muscular, deficiência de ferro, debilidade física, doenças do sangue, deficiência da circulação sanguínea, paralisia, pneumonia, prisão de ventre, tuberculose, indiferença, melancolia, tristeza, apatia.

Contraindicações: hipertensão arterial (pressão alta), febre, feridas abertas, queimaduras, contusões, inflamações, insônia. Pessoas agitadas, enfurecidas, frágeis, idosas, recém-nascidos.

- *Rosa*

É a cor que deve ser usada quando o vermelho não é recomendado; sua vibração é menos intensa que a vibração do vermelho.

Está relacionada aos sentimentos de amor, romance e fraternidade, em que não há conotação sexual. Afasta as energias negativas, auxiliando na transformação das emoções e dos pensamentos negativos, como: cólera, medo, raiva, vergonha, inveja, ciúme, tristeza e frigidez. Ativador da corrente sanguínea, de uma forma mais calma e suave que o vermelho, elimina impurezas, desobstruindo e cauterizando vasos, veias e artérias. Auxilia no tratamento de queimaduras e cicatrizes, elimina manchas na pele e hematomas. Auxilia a ação da digestão e, com o verde, equilibra as funções dos órgãos da região abdominal.

Indicações: cicatrizante, cauteriza os tecidos (feridas), anemia. Pessoas com autoestima frágil, dificuldade em dizer não, ressentimento, amargura, desgosto, muito sensíveis.

Contraindicações: não há.

Porém, deve-se ter precaução, pois, se usada em excesso, pode infantilizar as pessoas, tornando-as imaturas e com dificuldade para assumir responsabilidades.

- *Laranja*

Cor resultante da mistura do vermelho com o amarelo, inspira a expansão, afirmação, entusiasmo e vivacidade.

Cor complementar: índigo (anil).

É a cor que transmite confiança, coragem, animação, vitalidade, alegria, atitude positiva e generosidade. Pessoas com medo de perdas, da pobreza, do abandono, da velhice, que sejam ciumentas e possessivas, beneficiam-se com o uso da cor laranja. Auxilia na superação de crises, depressão e desânimo, ajuda ainda no amadurecimento dos adolescentes, impulsionando o autoconhecimento. Estimula a produção de leite durante a amamentação. Energiza o corpo, atuando nas funções mentais, nos processos de assimilação dos alimentos e ativa a circulação sanguínea.

Indicações: asma, bronquite, cãibras, cálculo biliar, cálculo renal, cansaço mental, cólicas, constipação, desequilíbrio hormonal, epilepsia, espasmo muscular, fraturas, gota, menstruação (interrupção), problemas respiratórios, raquitismo, resfriado, reumatismo, tireoide, toxinas e venenos ambientais, tumor maligno e benigno (nesse caso, mesclar com violeta e púrpura). No processo de câncer na tireoide e paratireoide e infecção das amígdalas, aplicar com verde e violeta. Indicado também para aumentar as dilatações na hora do parto.

Contraindicações: insônia e pessoas extremamente emotivas.

- *Amarelo*

Cor clara, que se aproxima da cor do sol.

Cor complementar: violeta.

Mistura de verde e laranja, é a cor do equilíbrio mental, da ativação do intelecto, estimulando o raciocínio lógico, trazendo alegria e harmonia, deixando as pessoas bem-humoradas e com domínio do seu autocontrole.

Indicações: arteriosclerose, artrite, anemia, aumenta a imunidade (fortalece o sistema imunológico), agitação mental, ansiedade, auxilia na digestão, ciático, diabetes, depressão, falta de concentração, lapsos de memória, eczema, equilibra funções do fígado, vesícula biliar, flatulência, fortalece o coração, estimula a circulação sanguínea, abscesso purulento (utilizado na limpeza), gripe, resfriado, inflamação das articulações e tecidos conjuntivos, hemiplegia, hemorroida, paralisia, prisão de ventre, problemas pancreáticos, gota, ácido úrico, reumatismo, zumbido. Pessoas com pensamentos obsessivos, apreensivas, preconceituosas e paranoicas.

Contraindicações: diarreia, insônia, inflamações agudas, febre, distúrbios nervosos, delírio, demência, cólera, histeria, alcoolismo, nevralgia, palpitação cardíaca.

- *Verde*

É a cor da natureza, mistura de amarelo e azul, uma cor quente e outra fria.

Cor complementar: magenta (mistura de vermelho e violeta).

Sua posição central no espectro solar lhe confere as características de equilíbrio, justiça, compreensão, estabilidade, tranquilidade, calma, repouso e respeito; seus apreciadores são gentis, sinceros, sociáveis, modestos e discretos. Tem ação calmante, abranda os efeitos das cores quentes, auxilia na regeneração dos tecidos e nas doenças nervosas, energiza e limpa, traz renovação, é vasodilatador, normalizador da pressão arterial, tem ação anti-inflamatória (aplicado com o azul e o violeta).

Indicações: asma, cólicas, doenças venéreas, erisipela, hemorroidas, insônia, laringite, malária, palpitação, sinusite, taquicardia, má circulação sanguínea, estresse, insônia, esgotamento, irritação, dores de cabeça, previne infecções, úlcera, contratura muscular, cálculo renal e biliar, espinhas, eczema, problemas pulmonares, problemas cardíacos, febre, distúrbios do pâncreas, diabetes (associado ao vermelho), varizes. Pessoas eufóricas, desorientadas, extremamente sensíveis e com pânico, instáveis (vão da euforia ao desespero).

Contraindicações: usando pelo tempo indicado nas aplicações, não há restrição ao seu uso. Algumas pessoas têm rejeição ao verde, por relacionar a algum acontecimento com consequências negativas.

- *Azul*

A cor da purificação e da limpeza.

Cor complementar: laranja.

Associada à imagem da auréola, coroa dos santos, estimula a devoção, promovendo a fé, tendo até a potencialidade de mudar o temperamento das pessoas. Admiradores e usuários constantes do azul são pessoas sociáveis, confiáveis, conservadoras, realistas. Sua ação constritora a torna um antídoto da cor vermelha, que é expansiva. Tem propriedades analgésicas, antissépticas, anti-inflamatórias, hipertensoras, regeneradoras e relaxantes.

Indicações: asma, amigdalite, faringite, laringite, alergia, coceira, colapso, cólera, cólica, coqueluche, dentes (inflamação), diarreia, disenteria, dor de cabeça, doenças gastrointestinais, doenças renais, doenças venéreas masculinas (usado com o índigo), epilepsia, estresse, gastrite (aplica-se após o amarelo), herpes, histeria, icterícia, baixa imunidade, insônia, escarlatina, palpitações, problemas de pele, queimaduras, resfriados, reumatismo agudo, sarampo, sífilis, úlcera, tifo, varicela, vômito. Aplicado juntamente com a cor laranja, auxilia no tratamento de miomas. Pessoas com falta de concentração e criatividade, constrangidas, reprimidas, frustradas, magoadas, com medo do sucesso ou do fracasso, sem fé e força de vontade são beneficiadas com o uso do azul.

Contraindicações: hipertensão, reumatismo crônico, paralisia, contrações musculares, taquicardia.

O uso prolongado da cor azul deve ser evitado por pessoas deprimidas e com baixa autoestima.

Muitos terapeutas usam a cor azul no final de cada aplicação.

- *Índigo (anil)*

É a mistura das cores azul e vermelho.

Cor complementar: laranja.

Tem grande potencial de estimular mudanças interiores, fazendo com que cada pessoa consiga entender quem realmente é e o que aspira da vida. Eleva o ser espiritualmente, libera a mente, ajuda a libertar-se dos medos e restrições. Tem ação refrescante, anestésica, adstringente, coaguladora e expansiva, aumenta a atuação do sistema imunológico, ativando as funções do baço. Pessoas imaturas, apáticas, confusas, com dificuldade para progredir na vida podem ser beneficiadas com o índigo.

Indicações: amigdalite, apendicite, asma, bronquite, dor de cabeça, catarata, convulsões, dependência (comida, álcool, drogas), doenças dos olhos e nariz, hemorragia, hipertireoidismo, insanidade, olfato (para estimular, usar a cor rosa e depois o índigo), paralisia facial, epistaxe (perda de sangue pelo nariz), surdez (usar a cor laranja após o índigo), zumbido (ruído nos ouvidos). Aplicar índigo na cabeça auxilia a cicatrização no pós-operatório. Estimula a hipófise e ajuda nos problemas inflamatórios nos ouvidos (usar antes o azul). Atua ainda sobre as doenças venéreas e da próstata (por sua ação higienizadora). Pessoas imaturas e inseguras, com medo do sucesso ou fracasso, inibidas, tímidas e confusas na maneira de se expressar são beneficiadas pelo índigo.

Contraindicações: Não há propriamente contraindicação ao seu uso, mas temos que ter certa precaução nos casos de hipertensão arterial e infecção, pois, por sua ação expansiva, os sintomas podem ser intensificados. Nesses casos, o índigo deve ser usado após outra cor, não como a primeira a ser aplicada.

- *Violeta*

É a cor da dignidade, nobreza; mistura do vermelho com o azul.

Cor complementar: amarelo.

Ligado à espiritualidade, à energia do psiquismo, à visão e à intuição, o violeta vibra com a força de integrar e unificar o ser humano. Age estimulando ideias e intuição; inspirador para apreciar a arte, poesia, pintura, essas características levam ao autoconhecimento e à concentração, sendo muito benéfico e usado na meditação. Entre suas propriedades terapêuticas, destacam-se a anticancerígena (é equilibradora de potássio e sódio), calmante, desinfeccionante, purificadora, anti-inflamatória, cauterizante, ativadora do sistema endócrino, controladora do sistema nervoso simpático e estimulante do sistema imunológico.

Indicações: abalos, cãibras, catarata, feridas (age cauterizando), ciático, epilepsia, gagueira, insônia, dor de cabeça, vias respiratórias (inflamações) tosse (acalma), leucodermia (deficiência de pigmentação dos tecidos), problemas do sistema nervoso, diminuição da visão, problemas urinários, crescimento dos ossos, doenças do couro cabeludo, meningite, nevralgia, perda de audição, problemas renais, tumores. Para pessoas com depressão mórbida, desorientadas, fóbicas, vulneráveis, medrosas (que têm principalmente medo da loucura), irracionais, paranoicas e possessivas, a cor violeta é muito indicada.

A cor violeta, agindo no equilíbrio do potássio e do sódio no nosso corpo, colabora para a diminuição de tumores porque as células tumorais não se multiplicam em um meio em que há potássio.

Contraindicações: Não há propriamente contraindicação de seu uso, porém deve ser evitado em pessoas com déficit mental.

Vamos falar também de duas cores especiais, muito usadas nos dias de hoje.

- *Preto*

É uma vibração que demonstra o estado do vazio, a ausência de cor.

Tem a capacidade de interiorização, de abstrair-se, de desejar estar só. Se usado em excesso intensifica a densidade energética, conduz ao individualismo e egocentrismo. Se soubermos usá-la com moderação, incluindo seus subtons ou derivados, irá levar-nos à compreensão do âmago de nossa existência.

- *Branco*

É uma vibração que traz consigo a sensação da paz, do puro, do limpo, da expansão, da suavidade, da proteção. Seu uso em excesso pode nos deixar inertes para a ação, pois ficaremos sempre idealizando.

MASSAGENS ORIENTAIS

PRINCÍPIOS BÁSICOS DA MEDICINA TRADICIONAL CHINESA (MTC)

Diferenças entre a visão ocidental e a oriental

Nós, ocidentais, dificilmente conseguiremos entender a medicina tradicional chinesa enquanto estivermos fazendo paralelos e comparando-a com a medicina ocidental. O massoterapeuta, assim como os demais profissionais da área de saúde, certamente não deve esquecer os conceitos de anatomia, fisiologia e patologia durante um atendimento ou quando for definir a melhor técnica a ser utilizada em uma sessão. Porém, para entender a MTC e estudá-la a fundo, é imprescindível despir-se de preconceitos e ideias fixas, pois certamente a medicina tradicional chinesa traz outra visão sobre a vida e os processos da natureza, como tudo funciona e como as doenças acontecem. Basta entendermos o pensamento oriental para perceber que muitas informações não são adversas, mas sim complementares. Muito do que a ciência não consegue explicar, ainda, pode ser complementado e explicado pela medicina chinesa, e vice-versa.

> Muitas vezes os conceitos de **MTC** se assemelham à **cultura de nossos antepassados**. Afinal, quem não se lembra quando a avó dizia que não podia tomar "friagem" depois de um banho quente, ou, então, que para melhorar um resfriado era preciso fazer um "suador" (tomar um banho bem quente, se agasalhar bastante, tomar um chá também quente e se deitar debaixo das cobertas para suar bastante)? A cultura do tratamento pelas ervas também reflete essa proximidade de pensamento, utilizando os recursos naturais, o que difere bastante da cultura ocidental.

Na cultura ocidental, aprendemos a pensar de forma mais lógica, mecânica: para entender como algo acontece, focamos em suas partes, no micro, dividindo e organizando os processos em etapas, e as explicações devem ser comprovadas pela ciência. Como exemplo, podemos dizer que a tendência na área da saúde é dividir a medicina em partes, portanto temos o profissional especialista em neurologia, outro em cardiologia, outro em ortopedia, e não para por aí: na ortopedia, temos o especialista em joelho, outro em coluna, outro em ombro, enfim, dividindo o todo em pequenas partes.

Já na cultura oriental, é importante perceber o todo, como um processo influencia naquilo que o cerca e como será a resposta de todo um sistema mediante o estímulo de uma pequena parte, compreendendo que a intuição deve ser considerada e respeitada. Como exemplo, podemos citar que, ao recebermos um cliente que nos procura com uma dor na coluna, realizamos uma avaliação global, entendendo que essa dor possivelmente teve alguma razão para acontecer, buscando sentimentos que podem tê-la influenciado. Assim, muitas vezes o tratamento não é realizado sobre a coluna, mas sim em pontos distantes para tratar distúrbios emocionais ou energéticos, a fim de se trabalhar na "raiz" do problema.

Entendendo a medicina tradicional chinesa

Na MTC, os conceitos usados não são específicos da área médica, mas sim de uma filosofia de vida. Ela foi criada a partir de uma observação da natureza e de como os processos acontecem, desde um simples amanhecer e anoitecer, as mudanças das estações, a interação dos animais com a natureza e os rios cruzando os vales. Assim, aos poucos, essas observações foram transferidas para o funcionamento do corpo, percebendo-se que o corpo funciona de forma similar aos fenômenos naturais. Originalmente e culturalmente, a MTC influencia diretamente o modo de ser do chinês, em sua alimentação, habitação, na sua música, e também na sua forma de prevenir e tratar as doenças.

A MTC possui três pilares que explicam e embasam toda essa filosofia de vida, bem como o funcionamento do corpo e a forma de tratar: o **Qi**, a **teoria do yin-yang** e a **teoria dos 5 elementos**.

- *Qi*

Pode ser chamado de Qi, Chi, Tchi ou Ki, e geralmente é traduzido como "energia". Porém, em seu conceito mais amplo, pode se apresentar tanto como matéria (densa) quanto como energia (sutil). É representado pelo caractere chinês mostrado na figura a seguir. Dividindo-o em duas partes, chegamos aos termos "arroz" e "vapor", ou seja, pode ser tão denso como o arroz e tão sutil quanto o vapor.

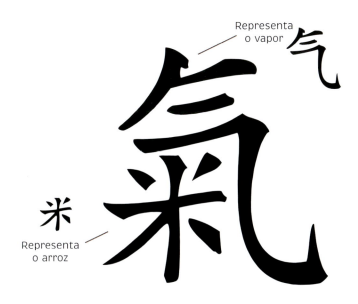

FIGURA 118 – Qi.

Na visão da MTC entende-se que tudo é formado por Qi, tanto a matéria como a energia. Pensando-se na natureza: as montanhas, plantas, rios, animais, a luz do sol e o ar, por exemplo, são formados por Qi. Complementando, o Qi é que move a matéria e é responsável pelos fenômenos naturais. Portanto, o crescimento de uma planta depende do Qi, assim como a mudança das estações, o movimento dos rios e o vento (movimento do ar) são realizados pelo Qi. Ou seja, em tudo na natureza temos o Qi influenciando e gerando vida, movimento.

No homem, assim como na natureza, tudo é formado por Qi: ossos, pele, músculos, sangue, etc.; portante, o seu funcionamento também depende dessa "energia", bem como as reações químicas, os processos de formação de tecidos, o crescimento, o pensamento e a força de vontade, que também dependem dessa influência.

Segundo a filosofia chinesa, para se manter a harmonia tanto da natureza quanto dos seres humanos, é necessário que haja livre fluxo de Qi, pois, uma vez que ele estiver em excesso ou em deficiência, sobrevêm as catástrofes naturais, os desequilíbrios climáticos (tão comuns hoje em dia) e também as doenças no ser humano.

Na visão holística, o homem influencia a natureza assim como é influenciado por ela, e o cenário de hoje deixa isso muito claro. Basta assistir aos noticiários para ver que catástrofes naturais são cada vez mais frequentes; as estações do ano não são bem definidas, pois temos dias dignos de verão bem no meio do inverno e dias muito frios bem no meio do verão, ou seja, as transições não ocorrem de forma sutil e organizada. Tudo isso, obviamente, influencia o homem, seus pensamentos e seus atos.

Por outro lado, hoje temos uma sociedade doente: boa parte de nós perdeu sua essência e não consegue se perceber como parte integrante de um todo. Esquecemos que temos de *ser*, e passamos a viver dependentes de *ter*; e acreditamos que temos de ter muito para sermos felizes, o que não é verdade. As grandes cidades são aglomerados de pessoas que, em sua maioria, confundem-se no seu ritmo alucinante, o que se soma a uma má alimentação, ao desequilíbrio entre atividade e repouso, e ao excesso de preocupações e informações. Esse nosso desequilíbrio, junto ao desmatamento, poluição e atividades predatórias, certamente leva ao desequilíbrio de Qi, influenciando nos processos da natureza, o que leva a um círculo vicioso.

Na natureza, o Qi mais denso compõe as montanhas, as plantas, as águas dos rios e os animais, por exemplo; e o Qi mais sutil é responsável pelos processos de crescimento das plantas, do movimento das águas dos rios, de mudança das estações, etc.

No homem, o Qi mais denso compõe estruturas como os ossos, a pele, os músculos e o sangue, por exemplo, e o Qi mais sutil é responsável pela vida dessas estruturas, multiplicação celular, reações químicas, trocas gasosas, crescimento, pensamento e força de vontade, entre outras funções. Daí entende-se que o pensamento gera alterações nas estruturas físicas, pois é uma forma de energia mais sutil; portanto, é o que "move" o ser humano.

A harmonia entre o homem e o meio ambiente se mostram essenciais para que haja saúde. O Qi parado, deficiente ou em excesso são fatores geradores de desequilíbrio. Portanto, manter um livre fluxo de Qi é a chave para a harmonia, tanto do homem quanto da natureza.

- *Teoria do yin-yang*

Quando pensamos nessa teoria, logo nos vem à mente que yang é o positivo e o yin é o negativo, o que não é necessariamente uma verdade. Fato é que essas duas energias nada mais são do que o Qi circulando entre dois polos.

Na natureza, quando circula pelo polo yang, o Qi é responsável por gerar o dia, o claro, o calor, a secura; quando circula pelo polo yin, gera a noite, o escuro, o frio e a umidade. Perceba que essa dualidade é essencial para o equilíbrio da natureza, pois não é possível que exista vida se houver apenas secura, calor e claridade. É necessário que haja a energia oposta para que os fenômenos naturais aconteçam e para que a vida se mantenha.

No homem, da mesma forma, as energias opostas e complementares são responsáveis por características físicas e emocionais: alto/baixo, magro/gordo, otimista/pessimista, extrovertido/introvertido, por exemplo.

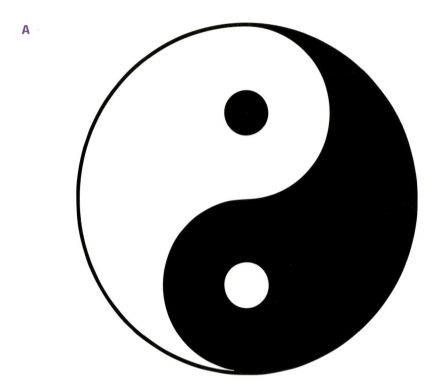
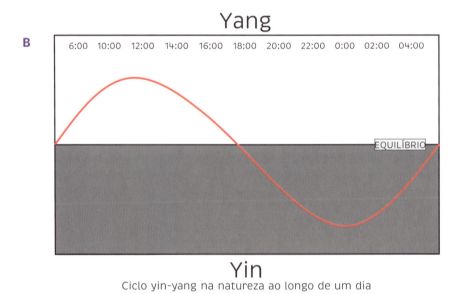

FIGURA 119 – Tao (**A**) e ciclo yin-yang ao longo de um dia (**B**).

- *Tao*

Yin e yang são representados pelo símbolo Tao. A cor branca sugere o yang e a cor preta sugere o yin, ambos em movimento constante. Dentro de um existe uma parte do outro; portanto, conclui-se que não existe uma energia sem a outra, e se o movimento entre as duas partes cessa ou apenas uma energia predomina significa que não há mais vida.

Outro fato interessante é que nossa vida é um intenso ciclo entre esses dois polos, e que dessa forma devemos atingir um equilíbrio dinâmico. A natureza se encontra em equilíbrio quando suas transições são cíclicas e gradativas entre noite e dia ou entre as estações, por exemplo. No homem, para que haja saúde, é essencial que se mantenha o equilíbrio entre atividade e repouso e entre sono e vigília, ao longo de um dia, de uma semana ou mesmo ao longo de uma vida. Caso essa lei natural não seja obedecida, entraremos em um processo patológico.

Tudo possui as duas energias dentro de si; portanto, podemos dizer que algo é mais yin ou mais yang, mas jamais é apenas uma delas.

- *Teoria dos cinco elementos (movimentos)*

Dentre todas as teorias da medicina tradicional chinesa, ela se destaca, pois, a partir desse entendimento é possível traçar um diagnóstico energético das condições do cliente e utilizá-lo como base de tratamento para qualquer uma das técnicas utilizadas pelo massoterapeuta da linha oriental.

Representa as cinco substâncias naturais básicas e é utilizada para caracterizar as fases de um ciclo, o estágio em que determinado fenômeno está no homem ou na natureza. Todos os fenômenos do nosso mundo, de um ser vivo, um objeto, ou qualquer manifestação podem ser caracterizados a partir dos cinco elementos, e cada um deles possui características específicas que permitem fazermos essa avaliação. Cada elemento tem seu lugar dentro do ciclo, interagindo entre si, e todas as coisas e fenômenos passam por cada um dos cinco elementos.

São eles: fogo, terra, metal, água e madeira.

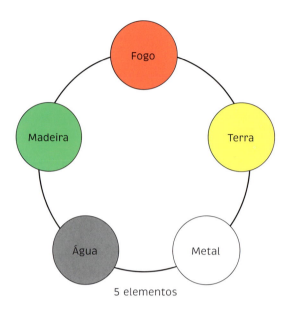

FIGURA 120 – Os cinco elementos.

O elemento **fogo** é a expressão máxima de yang dentre os elementos e representa crescimento e expansão. **Terra** significa transformação e está em todos os outros movimentos, servindo de base para as transformações deles. **Metal** perde calor com facilidade, é a diminuição do yang e o crescimento do yin, significando retração, encolhimento. Água é o yin máximo, o local mais baixo, mais imóvel. **Madeira** simboliza o nascimento e crescimento, em que yang ressurge e a vida floresce.

Cada um dos elementos tem uma íntima relação com a natureza e com o homem, sendo possível listar uma série de características e suas correlações com o corpo humano e com os fenômenos naturais, de acordo com o quadro 10.

Quadro 10 – Os cinco elementos: características do Homem e da Natureza.

	Madeira	Fogo	Terra	Metal	Água
Órgão	Fígado	Coração	Baço	Pulmão	Rim
Víscera	Vesícula biliar	Intestino delgado	Estômago	Intestino grosso	Bexiga
Órgão dos sentidos	Olhos	Língua	Boca	Nariz	Ouvido
Tecidos	Tendão/ músculo	Vasos	Conjuntivo (Sustentação dos músculos)	Pele	Ossos
Emoção	Raiva	Alegria	Pensamento	Tristeza	Medo
Odor	Rançoso	Queimado	Perfumado	Cárneo	Pútrido
Secreção	Lágrima	Suor	Saliva	Secreção nasal	Urina
Som	Grito	Riso	Canto	Choro	Gemido
Cor	Verde	Vermelho	Amarelo	Branco (metálico)	Preto
Sabor	Azedo	Amargo	Doce	Picante	Salgado
Vida	Nascimento	Crescimento	Transfor-mação	Velhice	Morte
Fator da natureza	Vento	Calor	Umidade	Secura	Frio
Estação	Primavera	Verão	Canícula (mudança das estações)	Outono	Inverno
Direção	Leste/Oeste	Norte/Sul	Centro	Oeste/Leste	Sul/Norte

Os cinco elementos se inter-relacionam de acordo com dois ciclos naturais e fisiológicos: o ciclo de geração (sheng) e o ciclo de controle (ko).

✓ Ciclo de geração (sheng)

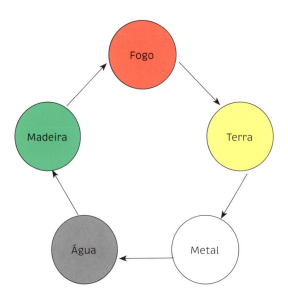

FIGURA 121 – Ciclo de geração.

Ciclo conhecido como "Mãe-Filho", pois um elemento gera o outro, movimentando o ciclo em uma ordem lógica. Filosoficamente, diz-se que a **madeira** é o combustível do **fogo**, que após consumi-la forma as cinzas, que se juntam à **terra** e que, por sua vez, contém os **metais**, que aquecidos soltam vapor, formando a **água**, que nutre a madeira, possibilitando seu crescimento, fechando o ciclo.

No exemplo abaixo, a madeira é mãe de fogo; portanto, é responsável por gerá-lo e nutri-lo, aumentando assim sua energia.

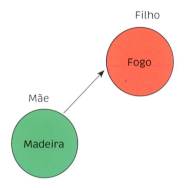

FIGURA 122 – Ciclo de geração "mãe-filho".

✓ Ciclo de controle (ko)

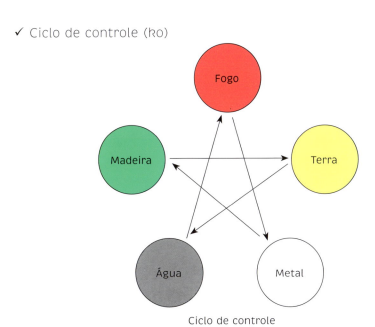

FIGURA 123 – Ciclo de controle.

Sua função é controlar o ciclo anterior, impedindo que a energia vá aumentando até se tornar incontrolável, o que poderia causar um colapso. Chamado de ciclo "avô-neto", o elemento avô controla o seu neto, o que faz relação com a cultura oriental de respeito aos mais velhos.

Filosoficamente, a **madeira** controla a **terra**, assim como as árvores dão sustentação à terra das montanhas, impedindo que desmoronem. A **terra** controla a **água**, pois a cerca e a mantém em determinado local ou trajeto, impedindo seu escoamento. A **água** controla o **fogo**, pois tem a capacidade de apagá-lo; o **fogo** controla o **metal**, pois este, quando aquecido, altera sua forma; e o **metal** controla a **madeira**, assim como um machado tem o poder de cortar uma árvore.

No exemplo abaixo, madeira é avô de terra, sendo, portanto, responsável por controlar sua energia, impedindo que se exceda.

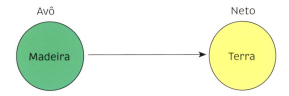

FIGURA 124 – Ciclo de controle "avô-neto".

Esses ciclos podem sofrer alteração, levando a situações de desequilíbrio. Se a mãe tiver muita energia, ela certamente passará muito ao filho, tornando-o mais forte, e isso gerará um desequilíbrio no ciclo normal. Se o avô estiver muito forte, passará a reprimir muito o neto, e ele apresentará deficiência; outra possibilidade é a "contradominância", em que o neto está tão forte que passará a manipular e controlar o próprio avô. É exatamente nessas desarmonias que as técnicas orientais atuam, estimulando o organismo para que reencontre a capacidade de se equilibrar.

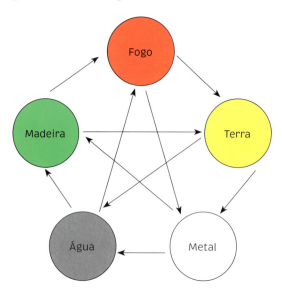

FIGURA 125 – Ciclo de geração e controle.

- *Meridianos (Canais)*

Após sermos apresentados aos conceitos básicos da MTC, basta compreendermos como o Qi circula pelo nosso corpo e suas relações com os órgãos e vísceras.

Meridianos são os caminhos de energia, imateriais, que passam logo abaixo da superfície da pele (subcutâneo), formando um circuito pelo qual a energia deve circular, assim como o nosso sistema circulatório. Foram descobertos há milhares de anos, de forma empírica, tateando seus trajetos pelo corpo.

Filosoficamente, pode-se dizer que se assemelham a rios, "rios de energia", que irrigam todo o corpo. E, assim como os rios, possuem seus canais principais, bem como canais secundários menores. Neste livro, abordaremos apenas os canais principais, que são: fígado, pulmão, intestino grosso, estômago, baço-pâncreas, coração, intestino delgado, bexiga, rim, circulação-sexo, triplo aquecedor, vesícula biliar, vaso concepção (VC) e vaso governador (VG).

É importante saber que temos 12 meridianos que estão ligados a órgãos e vísceras, ou seja, a energia que circula por eles também irriga os órgãos e vísceras específicos, que são bilaterais e chamados na medicina chinesa de Zang Fu. A energia circula com maior intensidade em determinados canais, dependendo da hora do dia, nutrindo determinado órgão naquele horário específico, seguindo um sentido e direção específicos, conforme a figura a seguir.

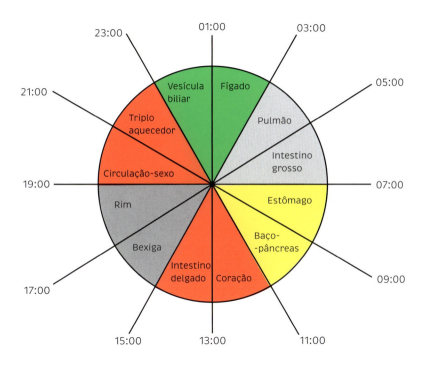

FIGURA 126 – Circulação energética dos meridianos e relógio biológico.

Os outros dois meridianos VC e VG dividem o corpo ao meio, VC anteriormente e VG posteriormente, e são responsáveis pelo equilíbrio fisiológico do corpo (homeostasia).

Cada um dos meridianos possui pontos, que são locais em que o Qi se acumula e, ao mesmo tempo, se expande para a superfície da pele, tornando a energia mais acessível e permitindo que se regulem as energias dos órgãos e vísceras. Esses meridianos e pontos são utilizados para tratamento por equilíbrio energético em algumas das técnicas orientais que veremos a seguir.

- *Diagnóstico em medicina chinesa*

A avaliação em MTC possui diversos aspectos, e, neste livro, cabe apenas explanar brevemente o que pode ser feito e quais as diferentes formas de observar os sinais e sintomas apresentados pelo nosso cliente.

Ao longo de milênios, os grandes mestres em medicina chinesa aprimoraram sua capacidade de percepção e desenvolveram as mais variadas formas de se fazer um diagnóstico energético, sem fazer uso de exames ou quaisquer tecnologias, por mais que hoje existam equipamentos extremamente avançados que auxiliam nessa tarefa.

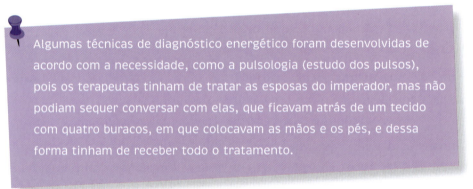

Algumas técnicas de diagnóstico energético foram desenvolvidas de acordo com a necessidade, como a pulsologia (estudo dos pulsos), pois os terapeutas tinham de tratar as esposas do imperador, mas não podiam sequer conversar com elas, que ficavam atrás de um tecido com quatro buracos, em que colocavam as mãos e os pés, e dessa forma tinham de receber todo o tratamento.

O diagnóstico energético pode ser realizado a partir de algumas etapas. A **inspeção** analisa aspectos visuais como coloração da pele, movimentos e expressões; o exame **auditivo** verifica a voz, a respiração e os suspiros; o exame **olfativo** analisa os odores do hálito, das fezes e da urina; a **palpação** observa pontos específicos, como pulsos e meridianos; e o **interrogatório**, que deve ser simples e objetivo, no qual o massoterapeuta deve levantar questões que o auxiliem no diagnóstico energético. A maioria dos massoterapeutas direciona as perguntas para definir quais dos cinco elementos estão comprometidos no momento da avaliação, baseando-se na tabela dos cinco elementos, o que na grande maioria das vezes é suficiente, sendo possível obter ótimos resultados. Porém, deve-se ter em mente que existem diversas possibilidades de se aprofundar o diagnóstico energético a partir de diversas teorias e ferramentas, o que vai torná-lo cada vez mais preciso.

Para quem deseja se aprofundar em diagnóstico energético, a sugestão é estudar: oito critérios diagnósticos, etiopatogenia (fatores internos e externos causadores de doenças), Zang Fu e substâncias fundamentais (e suas síndromes).

- *Aprofundando na MTC – substâncias fundamentais, função energética dos Zang Fu e diagnóstico pela língua*

Veremos agora mais três teorias que aprofundam nossos conhecimentos em MTC. Muitas vezes elas são desprezadas por alguns massoterapeutas, mas podem nos trazer detalhes preciosos, auxiliando-nos a ter uma visão integral do nosso cliente.

✓ Substâncias fundamentais

Existe em nosso corpo cinco substâncias necessárias para seu funcionamento, que nutrem e irrigam pele, cabelo, unhas, músculos, vasos, cérebro, olhos, órgãos e vísceras; enfim, elas mantêm todas as atividades do nosso corpo. Os órgãos e as vísceras (Zang Fu) são responsáveis por produzi-las.

As substâncias são:

- **Qi** – substância sutil e rarefeita que nutre o corpo, fortalece a voz e é responsável pela nossa defesa (sistema imunológico).
- **Xue** – é o sangue, uma forma de energia mais densa que nutre o organismo, umedece os olhos, músculos, tendões, pele, cabelos e mantém a mente equilibrada.
- **Jin Ye** – líquido mais viscoso e menos "puro", que umedece pele e músculos, correspondendo às lágrimas, urina, saliva, líquido sinovial (que lubrifica as articulações), coriza, fluidos estomacais e linfa, entre outros.
- **Jing** – *é uma energia que pode ser traduzida como "essência", que determina os estágios de nossa vida, de nosso desenvolvimento e também é responsável pela reprodução. É essencial na produção de medula e sangue. É produzido a partir da junção de duas substâncias diferentes:*
  - Jing pré-natal – recebemos no momento da concepção, herdados da mãe e do pai. Esse tipo de jing não pode ser reposto, e ao longo da vida vamos apenas gastando o "estoque" que recebemos de nossos pais. Quando essa energia começa a se esgotar, não conseguimos mais manter a função vital e morremos.

- Jing pós-natal – formado a partir de nossa alimentação e dos fluidos e pode ser reposto ao longo da vida.

> **Shen** – extremamente sutil, tem relação direta com a saúde da nossa mente e das nossas emoções. Quando em equilíbrio, temos uma condição de consciência, inteligência, velocidade de pensamento, mente alerta e um sono tranquilo.

✓ Função energética dos Zang Fu

É uma teoria que explica a fisiologia do nosso corpo, conforme as bases orientais e energéticas.

Os seis Zang (órgãos) são: fígado, coração, pericárdio (circulação-sexo), baço, pulmão e rim.

Os seis Fu (vísceras) são: vesícula biliar, intestino delgado, triplo aquecedor, estômago, intestino grosso e bexiga.

No quadro 11 estão as principais funções de cada Zang Fu, de acordo com a fisiologia chinesa. É importante saber que na maior parte das vezes a fisiologia energética não tem a menor relação anatômica ou fisiológica com os conceitos da medicina ocidental.

QUADRO 11 – Os Zang e suas funções

Fígado (F)	Permite que o Qi circule livremente no corpo, armazena e controla a quantidade de Xue circulante e nutre os olhos e os tendões.
Coração (C)	Responsável pelo equilíbrio emocional e mental, mantém a circulação sanguínea e a face rosada e brilhante, é responsável pela fala, mantém os vasos sanguíneos saudáveis e provê um sono tranquilo.
Circulação-sexo (CS) ou Pericárdio	Protege o coração, além de ajudar o coração a controlar o sangue, os vasos e manter a mente equilibrada.
Baço-pâncreas (BP)	Responsável pela digestão dos alimentos, mantém o fluxo de Qi para cima, conservando as estruturas internas nos locais próprios (evita os prolapsos e ptoses), preserva os músculos firmes e fortes e conserva o sangue nos vasos.

(cont.)

Pulmão (P)	Controla o Qi proveniente do ar e da circulação dos líquidos, mantém uma camada de Qi sobre a pele (Wei Qi), com o objetivo de proteger, preserva a saúde da pele e dos pelos e controla o nariz.
Rim (R)	Armazena o jing pré-natal, controla as fases da vida e do desenvolvimento, do nascimento até a morte, fornece a energia yin e yang para todo o organismo, produz a medula óssea, e alimenta cérebro e ossos, controla os líquidos (filtragem), nutre ouvidos, cabelos e dentes.

QUADRO 12 – Os Fu e suas funções

Vesícula biliar (VB)	Estoca a bile, nutre os tendões com Qi e influencia na tomada de decisões.
Intestino delgado (ID)	Recebe e transforma os líquidos vindos do estômago, encaminhando sua parte impura para a bexiga.
Triplo aquecedor (TA)	Existe uma grande discussão acerca dele existir fisicamente ou ser uma função do corpo. De qualquer forma, sabe-se que ele permite que o Qi circule entre os órgãos e vísceras. É dividido em três partes: **aquecedor superior**, que inicia na parte superior do tórax e vai até o diafragma, o **aquecedor médio**, que vai do diafragma até a altura do umbigo, e o **aquecedor inferior**, que vai do umbigo até a base do assoalho pélvico.
Estômago (E)	Recebe os alimentos, realizando sua decomposição para que o baço extraia sua energia, controla a descendência do Qi, encaminhando os alimentos para o intestino delgado, além de ser a origem do jin ye (líquidos corpóreos).
Intestino grosso (IG)	Recebe os alimentos e líquidos e encaminha sua parte impura para ser excretada.
Bexiga (B)	Recebe os líquidos do intestino delgado e intestino grosso e faz uma filtragem: a parte pura é eliminada como suor e a parte impura é excretada.

✓ Diagnóstico pela língua

Técnica usada há milênios, que tem como objetivo identificar a circulação energética do sangue, identificando os Zang Fu comprometidos e auxiliando no diagnóstico energético, além de ser uma forma de acompanhar a evolução do tratamento.

É importante saber que cada região da língua corresponde a um órgão ou víscera diferente, conforme se pode verificar na ilustração a seguir. Se as alterações forem em um local específico, isso deve ser levado em conta.

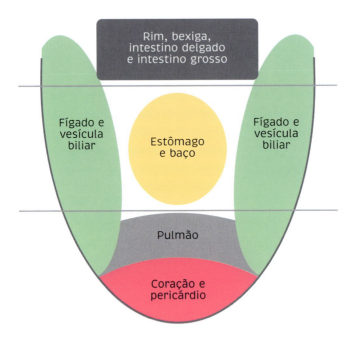

FIGURA 127 – Diagnóstico pela língua.

Os principais elementos a serem observados na língua são:

SABURRA (camada fina e geralmente esbranquiçada que recobre a língua)	
Sintoma(s)	Causa(s)
Espessa e branca	Distúrbio causado por frio
Espessa e amarela	Indica calor
Aspecto brilhoso	Sinal de saúde e Qi pleno
Sem brilho	Deficiência de energia
Aparência escorregadia (oleosa)	Deficiência de yang
Sem saburra	Deficiência de terra

COR (reflete o equilíbrio entre yin e yang, e o sangue)	
Sintoma(s)	Causa(s)
Pálida (pode ser em toda a língua ou manchas, ou ainda pontos em locais específicos)	Deficiência de yang
Vermelha	Calor
Arroxeada	Estagnação de Xue e frio

Tamanho	
Sintoma(s)	Causa(s)
Diminuído	Jing deficiente
Aumentado ou edemaciado	Calor ou umidade

Outras alterações	
Sintoma(s)	Causa(s)
Fissuras	Indicam deficiência de yin ou Qi
Marcas de dente nas laterais	Deficiência do baço
Língua trêmula	Vento, geralmente causada por excesso do fígado

SHIATSU

Técnica de massagem de origem japonesa, a palavra shiatsu é formada pela expressão *shi*, que significa "dedo", e *atsu*, que significa "pressão", ou seja, consiste na aplicação de pressões com os dedos, mãos, cotovelos, ou mesmo com os pés, nos meridianos, chamados também de keyrak, e nos tsubos, que são pontos situados ao longo de um canal ou meridiano (os mesmos usados na acupuntura), no qual a energia está mais superficial, e/ou também sobre outras regiões do corpo.

Tem como finalidade aumentar o nível energético, regulando e fortalecendo as funções de órgãos e sistemas, e elevando a capacidade do nosso sistema imunológico de nos proteger das enfermidades, conforme a individualidade de cada um. É, antes de mais nada, uma técnica preventiva, utilizada também, com grande eficácia, de forma curativa, aliada a outras técnicas ou tratamentos.

O shiatsu não substitui tratamento médico, o que significa que o cliente não deve abandoná-lo.

Shiatsu e fadiga muscular

Ao longo de um dia, muitas vezes ficamos em determinadas posturas por períodos muito longos, o que exige de nossos músculos um esforço muito grande, além de toda a tensão muscular causada pelo estresse.

Do processo fisiológico de contração resulta uma substância chamada de ácido lático, que fica depositado nos músculos e causa sintomas como cansaço e dores, principalmente nas costas e na região dos ombros.

Para melhorar é essencial o repouso, e a técnica Shiatsu traz resultados significativos, pois permite uma recuperação mais rápida e auxilia na dissipação do ácido lático das regiões comprometidas, contribuindo para o alívio da dor.

Na aplicação do shiatsu, são executadas pressões, que podem ser estacionárias ou giratórias, nos sentidos horário e anti-horário, superficiais ou profundas, em pontos específicos dos meridianos. Também pode-se fazer alongamentos, percussões e vibrações, considerando a origem do distúrbio e a constituição física do cliente.

Trata-se de uma técnica simples, segura e eficiente, que pode ser utilizada de maneira preventiva, mas também traz resultados muito consistentes nos casos em que os distúrbios orgânicos já estão instalados.

O shiatsu, como vimos, é uma prática de origem japonesa, assim definida pelo Ministério da Saúde japonês: "forma de manipulação administrada pelos polegares, dedos e palmas, sem o uso de qualquer instrumento, mecânico ou de outro tipo, para aplicar pressão à pele humana, corrigir disfunções internas, promover e manter a saúde, e tratar doenças específicas".

É importante deixar claro que, no ocidente, a prática do shiatsu sofreu modificações, assim como outras técnicas orientais utilizadas pelo massoterapeuta.

Existem hoje centenas de escolas e linhas diferentes que ensinam a técnica ao redor do mundo, com características diversas. Porém, todas adotam uma mesma sequência básica de tratamento, ou seja, utilizam uma rotina de aplicação que deve ser seguida. Existem escolas que trabalham com estímulos mais profundos e outras que trabalham com estímulos extremamente sutis, conhecidos por alguns terapeutas como "toque da borboleta". É evidente que cada uma das formas de aplicação tem seus prós e contras, mas o que não se pode negar é que todas elas apresentam ótimos resultados. Além das variações das formas de se trabalhar, é importante que o terapeuta esteja preparado para adequar e adaptar a forma de se trabalhar, dando o seu "toque especial" na prática clínica, o que demanda muito estudo e sensibilidade.

A técnica é baseada nos conceitos da MTC, nos princípios do Qi (no Japão escreve-se *Ki*), yin, yang, nos órgãos e vísceras, e em seus meridianos. Não seria necessário dizer que quanto maior o conhecimento do massoterapeuta nas bases orientais, nos fundamentos do shiatsu, nas suas manobras, bem como no conhecimento das funções dos pontos, maiores serão as chances de se obter melhores resultados. O massoterapeuta que deseja atingir resultados significativos na aplicação da técnica shiatsu deve buscar o equilíbrio interior, concentração, postura relaxada e confortável, e atenção a todas as manifestações físicas e emocionais do cliente.

Do-in

Técnica similar ao shiatsu, porém nessa modalidade a própria pessoa faz pressão nos pontos de seu corpo, sendo, portanto, uma forma de autotratamento. Também é capaz de ativar a capacidade inata do corpo de autorregulação e, se feita com frequência, permite atingir um estado de equilíbrio contínuo – obviamente, associada a outros fatores.

Logo, um massoterapeuta ou outro profissional não executa a técnica do-in em um cliente. Esta é uma técnica de automassagem.

História

O shiatsu se confunde com todas as demais técnicas de massagem orientais, e os registros foram se perdendo ao longo dos anos. Tem origem na massagem anma, assim como o tuiná, ou seja, ambas as técnicas foram criadas e adaptadas ao longo dos séculos de acordo com as características regionais e culturais dos praticantes.

Sabemos que essa prática terapêutica ganhou destaque a partir do século XX, com a influência do ocidente, e tem seu expoente na figura de Tokujiro Namikoshi, nascido em 1905, no Japão. Sua mãe sofria de dores por todo o corpo, causadas por reumatismo e potencializadas pelo frio do país. Para aliviar sua dor, os irmãos se revezavam na massagem, porém a mãe relatava que a massagem de Tokujiro trazia maior alívio e conforto. Ele, ainda criança, por instinto, começou a tatear os pontos sempre procurando os locais que traziam maior conforto e alívio das dores. Já jovem, aprofundou seus estudos nas teorias e técnicas de massagem, criando o shiatsu a partir da junção das técnicas com seus conhecimentos prévios. Em 1925 fundou uma escola, o Instituto de Terapia de Shiatsu, em Hokkaido, que alguns anos depois passou a se chamar Instituto de Shiatsu do Japão e, em 1947, Associação de Shiatsu do Japão.

Em 1955, o shiatsu teve sua legalidade legitimada pelas autoridades japonesas como parte integrante da terapia anma e, em 1957, o Ministério da Saúde e Previdência Social oficializou o Japan Shiatsu Institute como a primeira escola especializada de shiatsu do Japão.

Em 1965, as autoridades japonesas reconheceram o shiatsu como uma terapia distinta, separando-o da anma. Atualmente, os alunos que fazem seus estudos por dois anos no Japan Shiatsu Institute são qualificados para realizarem o exame nacional. Se aprovados, são considerados licenciados especialistas em anma, massagem e shiatsu, lembrando que essas terapias são consideradas oficiais pelo Ministério da Saúde japonês.

Outra referência da técnica é Shizuko Yamamoto, que estudou e se especializou em macrobiótica e shiatsu no período após a Segunda Guerra Mundial, e fundou a técnica conhecida como shiatsu dos pés descalços, que utiliza os pés para fazer estímulos no corpo, com uma visão mais holística. Shizuko leva em consideração que o terapeuta também deve estar em equilíbrio e com a saúde em dia, e para isso utiliza técnicas de respiração, dieta, exercícios diversificados e meditação.

Outra importante figura dentro da história é Shizuto Masunaga, que fundou uma das escolas mais conhecidas no ocidente, o zen shiatsu. Shizuto foi discípulo de Namikoshi, porém tinha uma visão mais tradicionalista que seu mentor e tratava o shiatsu de forma mais holística, levando em consideração os princípios energéticos e a integração do ser humano com as energias universais. A técnica do zen shiatsu é normalmente aplicada no chão, e as manobras ou pressões são executadas com a região das palmas e hipótenar das mãos, com alongamento dos músculos e mobilização das articulações.

Benefícios do shiatsu

Melhora a circulação de Qi, do Xue (sangue) e os Jin Ye (líquidos corpóreos), resultando em equilíbrio e bem-estar. Além de trabalhar os sistemas internos, como sistema digestório, auxilia no tratamento de distúrbios psicológicos, relaxando a musculatura e trazendo, assim, benefícios ao sistema musculoesquelético. Também melhora a função do sistema imunológico.

Indicações

A técnica pode ser utilizada para o tratamento dos mais diversos distúrbios, como: fadiga, tensão muscular, problemas estomacais, constipação, insônia, fortalecimento do sistema imunológico, hipertensão, problemas de fertilidade e distúrbios de ordem sexual.

Contraindicações

O shiatsu é contraindicado para os casos de inflamações; dores fortes; lesões de ossos e músculos; doenças neurológicas, como o Alzheimer e o autismo; hemorragias; febre alta; osteoporose; câncer; afecções cutâneas; ingestão de álcool ou drogas; gestantes (após o 3º mês, com autorização médica e observando com cuidado os pontos abortivos, ou seja, não se deve pressioná-los) e logo após as refeições.

> **Pontos abortivos**
>
> Estes são os pontos considerados, pela MTC, potencialmente abortivos: IG4; VB21; B60; B67; F3; BP6; BP9 e R3.

Formas de aplicação

Para aplicarmos uma massagem shiatsu com excelência, devemos ter conhecimentos básicos dos conceitos da medicina tradicional chinesa (MTC), yin yang, cinco elementos, relógio biológico e avaliação de língua, entre outros.

O shiatsu pode ser aplicado em uma maca ou no chão. O cliente não necessita despir-se, apenas usar roupas confortáveis. A técnica pode também ser aplicada com o corpo semidesnudo, sendo então as pressões aplicadas diretamente sobre a pele. Nesse caso, não se esqueça do uso de lençóis para o drapejamento e que, obrigatoriamente, não são aplicados óleos ou cremes.

Todos os cuidados, como higienização, ficha de avaliação e um lugar limpo e calmo são necessários para uma boa prática do shiatsu.

Conhecimento do trajeto dos meridianos, características de cada um, pontos especiais e distâncias entre os pontos (tsubos) são, evidentemente, fundamentais.

Existem alguns métodos de localização dos tsubos, baseados em referências anatômicas ou medidos a partir de uma unidade chamada tsun (ou cun), que equivale à largura de um polegar, em sua parte mais larga. Para facilitar, colocamos na figura a seguir algumas equivalências de tsun que facilitam a medição e localização dos pontos.

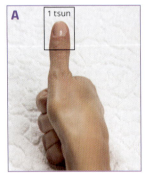 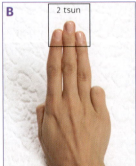 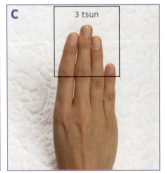

FIGURA 128 – Tsun dos dedos.

1 tsun – equivale à largura do polegar, na altura da falange distal.

2 tsun – igual à largura do dedo indicador, médio e anular, na altura das falanges distais.

3 tsun – corresponde à largura dos dedos indicador, médio, anular e mínimo, na altura da articulação interfalangeana distal.

Observação: as medidas são dos dedos do cliente, e não do massoterapeuta.

Identificar os cinco elementos e seus meridianos correspondentes, com seus ciclos de geração e controle (dominância), bem como o relógio biológico, ou seja, o horário de maior intensidade energética de cada meridiano durante o dia, como já abordado anteriormente, é também necessário.

A seguir vemos a representação gráfica dos cinco elementos, com seus meridianos correspondentes.

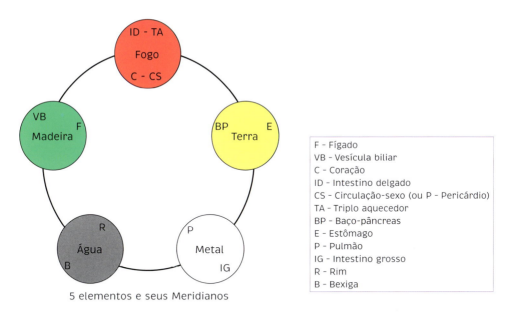

FIGURA 129 – Cinco elementos e seus meridianos.

Todas essas letras representam os doze meridianos principais usados no shiatsu que percorrem o nosso corpo, formando assim um circuito vertical fechado de energia. Note que seis deles situam-se nos membros superiores e seis nos membros inferiores.

Relação entre as energias yin-yang e os meridianos

Na MTC e no shiatsu, as energias yin circulam na parte interna do nosso corpo, enquanto as energias yang circulam na parte externa.

Yin e yang no ocidente ganharam conotação de energias independentes e contrárias, mas na verdade elas são complementares entre si; uma depende da outra para existir.

A energia yin nasce na Terra e ascende ao céu, enquanto a yang nasce no céu e descende à terra. Na plenitude da energia yin, surge a energia yang, e vice-versa. O yin é considerado mais denso e estrutural, já o yang é mais energético, expansivo.

Os meridianos do coração (C), circulação-sexo (CS), pulmão (P), baço-pâncreas (BP), rim (R) e fígado (F) são os meridianos em que circulam a energia yin; enquanto nos meridianos do intestino delgado (ID), intestino grosso (IG), triplo aquecedor (TA), estômago (E), bexiga (B) e vesícula biliar (VB), a energia circulante é a yang, deixando claro que a posição anatômica do shiatsu para a localização dos meridianos não é a mesma conhecida e estudada na anatomia do ser humano. No shiatsu, a posição anatômica dos braços é estendida acima da cabeça, por exemplo.

Possuímos dois meridianos extras que fogem à classificação yin e yang, o meridiano do vaso governador (VG) e do vaso concepção (VC), que serão descritos com os outros doze meridianos mais à frente.

No shiatsu, temos doze meridianos regulares ou principais, seis de natureza yin e seis de natureza yang, e a cada duas horas do dia a energia circulante tem um maior potencial de ação em um determinado meridiano. Esse relógio biológico, associado aos meridianos, ajuda o diagnóstico de doenças, como já vimos.

Além disso, temos alguns pontos especiais ao longo dos meridianos. Cada um deles tem uma função específica:

Pontos de alarme ou pontos Mu (também conhecidos por pontos Mo) – situados na região frontal no tórax e abdome, são utilizados para avaliação e tratamento; quando doloridos em excesso podem sinalizar síndromes crônicas, ou ainda podem estar sensíveis em razão de disfunções agudas, no órgão ou víscera correspondente ao meridiano. Nesse caso, o conhecimento e a sensibilidade do massoterapeuta são muito importantes. A ação desses pontos é mais tonificante, podendo ser utilizados para intensificar a energia circulante no meridiano.

QUADRO 13 – Meridianos e pontos Mu correspondentes

P	P1
IG	E25
E	VC12
BP	F13
C	VC14
ID	VC4
B	VC3
R	VB25
CS	VC17
TA	VC5
VB	VB24
F	F14

Pontos Shu ou pontos de assentamento – localizados na parte posterior do tórax, ao longo do meridiano da bexiga (B). Assim como os pontos Mu, podem indicar disfunções crônicas, mas são mais utilizados no tratamento das disfunções agudas, relacionadas com o meridiano em estudo ou avaliação. Sua função é sedar, acalmar o fluxo de energia.

QUADRO 14 – Meridianos e pontos Shu correspondentes

P	B13
IG	B25
E	B21
BP	B20
C	B15
ID	B27
B	B28
R	B23
CS	B14
TA	B22
VB	B19
F	B18

Pontos de passagem – como o nome nos sugere, são os pontos em que a energia de um meridiano passa para o seguinte, ou para o meridiano associado ou acoplado. São pontos relacionados a cada meridiano.

Pontos de tonificação – são pontos situados no próprio meridiano. Têm a função de estimular, intensificar o fluxo de energia, quando insuficiente. A manobra de tonificação é mais superficial e mais rápida; pode-se executar pressões com os polegares ou outros dedos, em intervalos de 1 segundo, durante 3 a 5 minutos; as pressões podem ser giratórias no sentido horário.

QUADRO 15 – Pontos de tonificação

P	P9
IG	IG11
E	E41
BP	BP2
C	C9
ID	ID3
B	B67
R	R7
CS	CS9
TA	TA3
VB	VB43
F	F8

Pontos de sedação – situados ao longo do próprio meridiano, têm a função de sedar, como o próprio nome já diz, e acalmar o fluxo de energia, quando em excesso. Hoje encontramos alguns autores que citam dois pontos de sedação em um mesmo meridiano, mas não é prática comum. A manobra de sedação é mais profunda e mais lenta: pode-se executar pressões com os polegares ou outros dedos, em intervalos de 30 segundos, durante 3 a 5 minutos, ou pressões giratórias no sentido anti-horário.

QUADRO 16 – Pontos de sedação

P	P5
IG	IG2
E	E45
BP	BP5
C	C7
ID	ID8
B	B65
R	R1
CS	CS7
TA	TA10
VB	VB38
F	F2

Ainda com relação aos pontos com funções especiais, apresentamos os pontos localizados nos membros superiores e inferiores, na sua porção distal, nos antebraços e pernas, que se relacionam com cada elemento e são muito eficazes no shiatsu.

Vamos conhecer agora cada meridiano, suas características, trajetos e pontos principais.

- *Meridiano do pulmão (P)*

Características:

- ➤ 11 pontos bilaterais.
- ➤ Energia: yin.
- ➤ Elemento: metal.
- ➤ Horário: das 3h às 5h.
- ➤ Emoção: tristeza.
- ➤ Ponto Mo (alarme): P1 – região subclavicular.
- ➤ Ponto de sedação: P5 – prega do cotovelo.
- ➤ Ponto de tonificação: P9 – linha do punho.
- ➤ Ponto Shu (assentamento): B13 (1,5 D do VG e final da T3 – vértebra torácica).

Observação: usamos a denominação "distância" (D) para descrever as distâncias entre pontos; também conhecidas como "tsun" e "cum".

➤ Meridiano associado (acoplado): intestino grosso (IG).

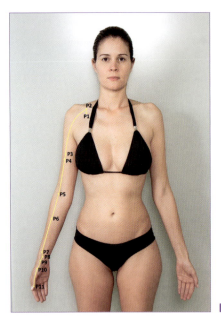

FIGURA 130 – Meridiano do pulmão (P)

Esse meridiano vai comandar a função do órgão pulmão, que é responsável pela respiração, tratando as vias respiratórias, inclusive as superiores (laringe, fossas nasais, seios da face). Tem estreita relação com a pele, por isso trata também dermatoses.

É o meridiano responsável pela comunicação entre o meio interno e o externo.

P1 – ponto Mo (alarme): trata rinite, sinusite, laringite, bronquite, asma, dores no ombro e escápula.

P5 – ponto de sedação: trata asma, bronquite, gripe, dispneia, angina peitoral, gastralgia, prurido, dores reumáticas, bocejo.

P7 – ponto de passagem: trata angina, rinite, laringite, otite, asma, bronquite, tosse, nevralgia do trigêmeo, eczema, dores reumáticas do ombro e todas as cefaleias.

P9 – ponto de tonificação: trata bronquite, asma, enfisema pulmonar, epistaxe, incontinência urinária, sede, ansiedade; tem ação sobre as doenças vasculares e hipotensão.

P11: trata resfriados, infecção de garganta, congestão nasal, febre, bronquite, dor de garganta. Nas crianças, apoiar a unha sobre o ponto, em ambas as mãos, num período de 3 a 5 minutos.

Sinais que indicam o excesso de energia: dor, inflamação, hiperatividade, contração, rigidez.

Sinais que indicam deficiência de energia: frio, flacidez, paralisia, inatividade, angústia, insônia.

- *Meridiano do intestino grosso (IG)*

    Características:
    - 20 pontos bilaterais.
    - Energia: yang.
    - Elemento: metal.
    - Horário: das 5h às 7h.
    - Emoção: tristeza.
    - Ponto de sedação: IG2 – indicador, lado interno a 3D da cutícula.
    - Ponto de tonificação: IG11 – prega do cotovelo.
    - Ponto Mo (alarme): E25 – a 2 D do umbigo.
    - Ponto Shu (assentimento): B25 (1,5 D do VG final da L4 – vértebra lombar).
    - Meridiano associado (acoplado): pulmão (P).

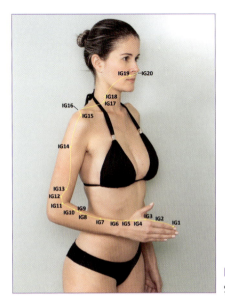

FIGURA 131 – Meridiano do intestino grosso (IG).

Esse meridiano comanda a função da víscera do intestino grosso, que é responsável pela absorção dos líquidos e a eliminação dos resíduos. Trata problemas gastrointestinais, disfunções dos olhos, nariz, ouvidos e garganta, gripe e problemas de pele. Atua também no metabolismo basal, assim como dores na parte superior do corpo.

IG1: alivia dores de dente, herpes labial, doenças dos olhos, ouvidos e acne.

IG2 – ponto de sedação: distúrbios do nariz, olhos, laringe, dores reumáticas (braço e ombro), estados de excitação.

IG4: enxaqueca, cefaleia, gripe, sinusite, rouquidão, epistaxe, constipação, enterite, eczema, urticária, coriza aguda (se tratada no início, detém-se rapidamente), dores reumáticas (ombro e braço), ponto calmante.

IG6 – ponto de passagem: inquietação, insônia, conjuntivite, surdez, coriza, epistaxe, dores reumáticas do membro superior.

IG10: Trata todas as indigestões, herpes labial, constipação, cefaleia, dores dos ombros e escápula.

IG11 – ponto de tonificação: doenças do nariz, olhos, boca, ouvidos, face, dores de cabeça, nevralgias, constipação, furunculose, acne, eczema, dores reumáticas do ombro e escápula.

IG15: nevralgia e dores reumáticas do braço e ombro, hipertensão, hemiplegia.

IG20: todas as doenças do nariz, congestão, perda de olfato, rinite alérgica.

B25 – ponto de assentamento: constipação, prolapso do reto, hemorroida, ciático.

E25 – ponto de alarme: todas as doenças crônicas do estômago e do intestino, dismenorreia e esterilidade.

Sinais que indicam excesso de energia: lábios secos e quebradiços, ruídos no tubo digestivo, constipação, gases, tendência a resfriados, coriza, coceira na pele, dores nos pés, corpo quente, insatisfação, isolamento interior.

Sinais que indicam deficiência de energia: propensão à diarreia, congestão nasal, erupções cutâneas, dores nos ombros, tonturas, corpo frio, tendência a tremores, área do cólon descendente inchado, mentalidade negativa.

- *Meridiano do estômago (E)*

    Características:

    - 45 pontos bilaterais.
    - Energia: yang.
    - Elemento: terra.
    - Horário: das 7h às 9h.
    - Emoção: preocupação (pensamento).
    - Ponto de sedação: E45 – lado externo da cutícula do segundo artelho (dedo do pé).
    - Ponto de tonificação: E41 – está a 6D do E45.
    - Ponto Mo (alarme): VC12 – a 4D do umbigo (lateral)
    - Ponto Shu (assentimento): B21 (1,5 D do VG final da T12 – vértebra torácica).
    - Meridiano associado (acoplado): baço-pâncreas (BP).

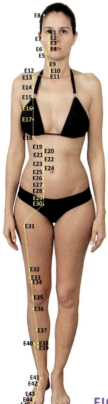

FIGURA 132 – Meridiano do estômago (E).

Esse meridiano comanda a função do estômago e duodeno, que é responsável pelas funções digestivas relacionadas à transformação dos alimentos.

E3: paralisia facial, nevralgia do trigêmeo, torcicolo, angina, acne.

E7: paralisia facial (ponto especial), nevralgia do trigêmeo, conjuntivite, visão fraca.

E9: angina, dispneia, vômitos, rouquidão.

E14: asma, bronquite, ponto tranquilizante.

E21: insônia, inapetência, distúrbios digestivos.

E25: ponto de alarme do intestino grosso (IG).

E26: constipação.

E29: doenças dos órgãos genitais femininos e masculinos.

E30: impotência, amenorreia, dismenorreia.

E32: distúrbios circulatórios dos membros inferiores.

E36: este é um ponto especial, um dos mais utilizados na acupuntura. Tem uma ação poderosa nos distúrbios energéticos do organismo. Trata cefaleias, dores lombares, constipação, diarreia, hipotensão, amenorreia, disfunções agudas ou crônicas de órgãos internos, enfraquecimento, esgotamento físico, falta de forças.

E41 – ponto de tonificação: agitação cefaleia, astenia, anorexia, vômitos, palpitações, constipação, aerocolia, dores nas pernas, joelhos e pés, cãibras.

E42: cefaleia, vertigem, dores de dente, falta de apetite, úlcera do estômago.

E45 – ponto de sedação: insônia, pesadelos, afecções nasais, faringites, gastrite, piloro espasmo, úlceras gástrica e duodenal, disfunções hepáticas, dores reumáticas dos membros inferiores.

B21 – ponto de assentamento: todas as doenças do estômago, contraturas musculares, dores na coluna vertebral.

VC12 – ponto de alarme: náuseas, inapetência, vômitos, dores do estômago, diarreia, úlcera gástrica, soluços.

Sinais que indicam excesso de energia: corpo febril, gula, sono agitado, hiperatividade gástrica, erupções na pele, obstrução nasal ao acordar, tensão nos ombros e plexo solar, dores na parte interna das pernas, ansioso, pensa demais, neurótico, trabalha exageradamente, sempre apressado.

Sinais que indicam deficiência de energia: falta de apetite, pernas fracas, incapacidade de andar, refeições irregulares, digestão lenta, frio no estômago ou na frente do corpo, músculos poucos flexíveis, pernas cansadas, propensão a buscar o caminho mais curto, não mastigar alimentos, fazer as refeições lendo ou assistindo TV.

- *Meridiano do baço-pâncreas (BP)*

  Características:
  - 21 pontos bilaterais
  - Energia: yin.
  - Elemento: terra.
  - Horário: das 9h às 11h.
  - Emoção: preocupação (pensamento), ciúmes.
  - Ponto de sedação: BP5 – abaixo do maléolo, fossa inferior face medial.
  - Ponto de tonificação: BP2 – está a 1,5 D do BP1 (face medial do hálux).
  - Ponto Mo (alarme): F13 – final da 11ª costela (ao lado do abdome).

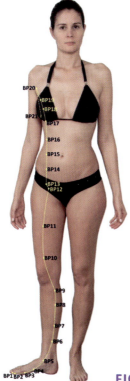

FIGURA 133 – Meridiano do baço-pâncreas (BP).

- Ponto Shu (assentimento): B20 – (1,5 D do VG final da T11 – vértebra torácica).
- Meridiano associado (acoplado): estômago (E).
- Na MTC, baço e pâncreas são considerados associados.

Esse meridiano é responsável por duas funções: a regulação do sangue (baço) e a secreção interna da insulina (pâncreas). Vai agir também sobre as funções endócrinas, o sistema genital feminino e as perturbações psíquicas relacionadas com a menstruação, menopausa, pele e inteligência.

BP1: depressão, angústia, insônia, vômitos, hemorroidas.

BP2 – ponto de tonificação: agitação, insônia, falta de concentração, hemorroidas, dores e cãibras no estômago, distúrbios reumáticos, articulares, ciático, gota.

BP3: cefaleias, má digestão, constipação, aumento do ventre, falta de aptidão para matemática.

BP4: cansaço, insônia, espasmos do piloro e do esôfago, inapetência, úlcera gástrica e duodenal, constipação, diarreia, hemorroidas.

BP5 – ponto de sedação: depressão, tristeza, pesadelos, dispepsia, constipação, hemorroidas, dores de varizes.

BP6: neste ponto os três meridianos yin dos membros inferiores se encontram e se entrecruzam (BP, F, R). Atua na pressão arterial, arteriosclerose, nas afecções gastrointestinais. Exerce ação especial no tratamento de moléstias do aparelho genital feminino. É um dos pontos abortivos.

BP9: insônia, inapetência, dispepsia, diarreia, constipação, artrite do joelho.

BP13: indigestão, colite.

BP15: esgotamento, epilepsia.

BP17: dores nas costas, nevralgia intercostal.

BP19: insônia, distúrbios digestivos.

F13 – ponto de alarme: emagrecimento, inapetência, vômitos, espasmos intestinais, dores lombares, dores na coluna vertebral.

B20 – ponto de assentamento: inapetência ou excesso de apetite, dores abdominais, diabetes, dores na coluna.

Sinais que indicam excesso de energia: hiperatividade gástrica, gosto ruim na boca, ventre dilatado, ombros rígidos, corpo pesado, apetite irregular, frequente desejo de repouso, cautela, ansiedade, timidez, excesso de pensamentos, tendência a se isolar.

Sinais que indicam deficiência de energia: gases estomacais e intestinais, má digestão, gosto seco e pegajoso na boca, come consumindo muito líquido, avidez por doces, sonolência, memória fraca, mente fatigada, inquietação.

- *Meridiano do coração (C)*

    Características:
    - 9 pontos bilaterais.
    - Energia: yin.
    - Elemento: fogo.
    - Horário: das 11h às 13h.
    - Emoção: alegria.
    - Ponto de sedação: C7 – prega do punho (lateral externa).
    - Ponto de tonificação: C9 – dedo mínimo (ao lado da cutícula, face interna).

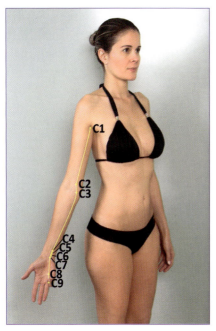

FIGURA 134 – Meridiano do coração (C).

- Ponto Mo (alarme): VC14 (abaixo da apófise xifoide).
- Ponto Shu (assentimento): B15 (1,5 D do VG final da T5 – vértebra torácica).
- Meridiano associado (acoplado): intestino delgado (ID).

Esse meridiano comanda as funções do coração, agindo sobre a circulação sanguínea, a temperatura do corpo e uma parte do psiquismo.

C1: distúrbios circulatórios do braço e da mão, dores no ombro e no braço, dores cardíacas.

C2: cefaleia, dores no tórax, dores no ombro.

C3: palpitações, taquicardia, bursite, cefaleia, amnésia, epilepsia, artrite do cotovelo, tremor das mãos, depressão.

C5: insuficiência cardíaca, edema dos membros inferiores, oliguria, depressão, angústia, temor, inquietação, estados de excitação.

C6: cefaleia, vertigens, temor.

C7 – ponto de sedação: palpitações, rosto pálido, depressão, angústia, estados de excitação acompanhados de taquicardia, inquietação, temor; atua tanto na hipertensão como na hipotensão, ansiedade, insônia, tabagismo.

C8: depressão, prurido vulvar.

C9 – ponto de tonificação: dor no peito com irradiação para a face interna do braço, palpitações, depressão, angústia, temor, melancolia.

VC14 – ponto de alarme: palpitações, medo, inquietações.

B15 – ponto de assentimento: palpitações, dores cardíacas crônicas, arritmia, angina péctoris.

Sinais que indicam excesso de energia: palpitações, dores no peito, má circulação, úlceras na língua e na boca, muita transpiração, rigidez, nervosismo, agitação, alvoroço exagerado, histeria, manias, risada exagerada.

Sinais que indicam deficiência de energia: má circulação, cansaço, palpitações, angina péctoris, transpiração nas mãos, gagueira, sensação de fisgada na língua, fraqueza, aperto no alto abdome, tensão nervosa, excesso de sensibilidade, choque, ansiedade, agitação, falta de memória, tristeza, decepção.

- *Meridiano do intestino delgado (ID)*

  Características:

  - 19 pontos bilaterais.
  - Energia: yang.
  - Elemento: fogo.
  - Horário: das 13h às 15h.
  - Emoção: alegria.
  - Ponto de sedação: ID8 (na borda ulnar da linha articular do punho).
  - Ponto de tonificação: ID3 – punho fechado na prega do dedo mínimo (próximo à articulação metatarsofalangeana).
  - Ponto Mo (alarme): VC4 (3 D abaixo do umbigo).
  - Ponto Shu (assentimento): B27 (1,5 D do VG final do 1º forame sacral).
  - Meridiano associado (acoplado): coração (C).

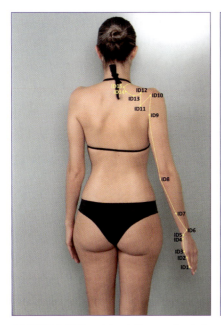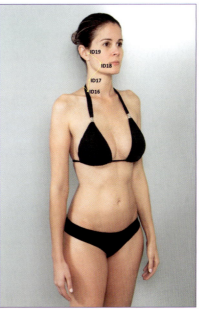

FIGURA 135 – Meridiano do intestino delgado (ID).

Esse meridiano é responsável pela função de absorção dos alimentos transformados pelo estômago; age tanto na digestão como na absorção dos alimentos.

ID1: convulsões, cefaleia, angina, adenopatia cervical, torcicolo, estimula o apetite.

ID3 – Ponto de tonificação: epilepsia, doenças dos olhos, diarreia, dores na coluna, dores nos ombros, dores na nuca, tremores das mãos e dos pés, amigdalite, convulsões, medo, inquietação, debilidade geral.

ID4: nevralgia do trigêmeo, lacrimejamento, blefarite, dor de dente, dor gástrica, artrite da mão, punho e cotovelo, zumbido intermitente no ouvido.

ID8 – ponto de sedação: espasmos, surdez, visão fraca, diarreia, reumatismo, artrite de ombro e cotovelo.

ID19: doenças dos olhos e ouvidos.

VC4 – ponto de alarme: cefaleia, vertigem, impotência, hematúria, uretrite, esterilidade; esgotamento geral, principalmente nos idosos e nas mulheres.

Sinais que indicam excesso de energia: palpitações, dores no peito, má circulação, úlceras na língua, muita transpiração, rigidez e sensação de hara (abdome) superior cheio, nervosismo, agitação, alvoroço, histeria, mania, risada exagerada.

Sinais que indicam deficiência de energia: má circulação, dores no peito, angina péctoris, transpiração nas mãos, gagueira, sensação de fisgada na língua, fraqueza e sensação de aperto no hara (abdome) superior, falta de memória, tensão nervosa, choque, ansiedade, agitação, tristeza, decepção.

- *Meridiano da bexiga (B)*

  Características:
  - 67 pontos bilaterais.
  - Energia: yang.
  - Elemento: água.
  - Horário: das 15h às 17h.
  - Emoção: medo.
  - Ponto de sedação: B65 – articulação do quinto metatarsofalangeana (lateral externa).
  - Ponto de tonificação: B67 – 5º artelho (ao lado da cutícula, na face externa).
  - Ponto Mo (alarme): VC3 – 4 D (abaixo do umbigo).

- Ponto Shu (assentimento): B28 (1,5 D do VG, no nível do 2º forame sacral).
- Meridiano associado (acoplado): rim (R).

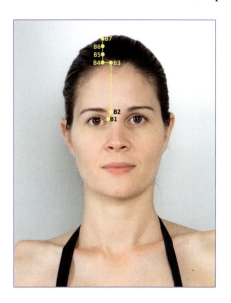 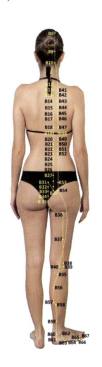

FIGURA 136 – Meridiano da bexiga (B).

Temos aqui o meridiano mais longo do nosso corpo; esse meridiano tem duas particularidades: o seu trajeto nas costas – que desce em linha paralela a 1,5 D da linha mediana (coluna vertebral), desde a cabeça até a altura do cóccix, desaparecendo da superfície para voltar a aparecer sobre a parte alta da escápula –, e descer paralelamente junto ao primeiro trajeto, a 1,5 D deste, descendo então em um segundo trajeto até o quinto artelho. Possui também todos os pontos de assentimento, que exercem ação sobre todos os outros órgãos e vísceras.

Sua ação está relacionada ao conjunto sistema urinário, comandando a excreção de líquidos.

B1: doenças dos olhos, conjuntivite, blefarite, glaucoma, retinite e hemeralopia, enxaqueca.

B2: afecções oculares, sinusite, rinite, cefaleia.

B10: cefaleia, vertigens, nevralgia do trigêmeo, perda de olfato, torcicolo, dores na nuca e ombro.

B12: bronquite, asma, todas as doenças do nariz, ação profilática dos resfriados frequentes.

B13: problemas respiratórios.

B14: dores cardíacas, palpitações.

B18: icterícia, eczemas, alergias, erupções, distúrbios do fígado.

B20: distúrbios do fígado e baço-pâncreas.

B21: flatulência, gastrite.

B22: circulação deficiente, dores na cintura.

B23: distúrbios renais.

B25: hemorroidas, desordens intestinais.

B27: colite, distúrbios do intestino delgado.

B28 – Ponto de assentimento: distúrbios da bexiga.

B31: dismenorreia, esterilidade, menopausa.

B32: anemia, inclusive considerado por alguns como ponto especial para esse caso, por aumentar o número de glóbulos vermelhos. Sua ação foi constatada experimentalmente.

B54: cefaleias, doenças de pele, ciático, lumbago.

B58: epilepsia, hemorroidas, ciático, dores reumáticas, insônia, fraqueza.

B60: todas as dores, de qualquer tipo ou localização.

B62: insônia, cefaleias, vertigens, dores menstruais, dores da coluna.

B64: cefaleia, catarata, epistaxe, hemorroidas, enjoos, torcicolo, contratura muscular.

B65 – Ponto de sedação: cefaleia, vertigens, surdez, rigidez de nuca.

B67 – ponto de tonificação: cefaleias frontais, catarata, parasitas intestinais, amenorreia, dores, hiperexcitação, depressão.

Sinais que indicam excesso de energia: urinar com dificuldade, urgência e frequência, ardência, sensação de aperto na parte de trás das pernas, cãibra na parte inferior do hara (abdome), urina turva e leitosa, inveja, desconfiança, medo, incapacidade de esquecer.

Sinais que indicam deficiência de energia: incontinência urinária, urina abundante e dor ao urinar, medo.

- *Meridiano do rim (R)*

    Características:
    - 27 pontos bilaterais.
    - Energia: yin.
    - Elemento: água.
    - Horário: das 17h às 19h.
    - Emoção: medo.
    - Ponto de sedação: R1 planta do pé (altura da articulação do segundo metatarsofalangiana), único ponto do shiatsu na planta do pé.
    - Ponto de tonificação: R7 (a 2 D do maléolo interno).
    - Ponto Mo (alarme): VB25 (na ponta da 1ª costela, na linha da axila).
    - Ponto Shu (assentimento): B23 (1,5 D do VG e final da L 2 – vértebra).
    - Meridiano associado (acoplado): bexiga (B).

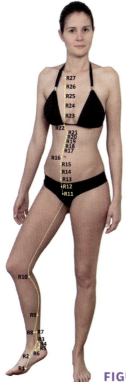

FIGURA 137 – Meridiano do rim (R).

Esse meridiano comanda a função fisiológica do rim, responsável pela regulação da água no corpo, e as funções da glândula suprarrenal – está aí a sua ligação com a sexualidade. Atua também sobre uma parte do psiquismo e armazena a energia ancestral, a "essência".

R1 – ponto de sedação: epilepsia, amnésia, vertigens, distúrbios nasais, distúrbios oculares, cefaleias, asma, bronquite, insuficiência urinária, medo, inquietação.

R2: suores abundantes, cistite, incontinência urinária.

R3: espasmos, amigdalite, asma, bronquite, distúrbios circulatórios, constipação, diarreia, fraqueza, esgotamento.

R4: asma, disfonia, anuria, constipação, emotividade, temor, agitação.

R6: insônia, esgotamento, melancolia, distúrbios da menopausa.

R7 – ponto de tonificação: hipotensão, edema de membros inferiores, excesso de transpiração, rigidez de coluna, problemas gastrointestinais, incontinência urinária, tristeza, temor, indecisão, debilidade nervosa.

R9: utiliza-se durante a gravidez para interromper toda a transmissão hereditária ou ancestral negativa.

VB25 – ponto de alarme: nefrite, cólica nefrítica, espasmo uretral, pielonefrite, dores dorsais e lombares.

B23 – ponto de assentimento: diabetes, diarreia crônica, nefrite, uretrite, lumbago, ciática, falta de energia.

Sinais que indicam excesso de energia: sede, urina escura, sangue na urina, hemorragia nasal, desmaio, peso na cabeça, gosto amargo na boca, garganta inflamada, zumbido, rigidez nas costas, desejo sexual aumentado, impaciência, agitação, fanatismo pelo trabalho.

Sinais que indicam deficiência de energia: cansaço crônico, urina em excesso, dor na parte inferior das costas, ossos frágeis (facilidade de fraturas), unhas quebradiças, muita sede, boca e garganta secas, má circulação nos quadris e no hara, desejo sexual diminuído, ansiedade, agitação, insônia, falta de vontade, resistência, medo e apreensão.

- *Meridiano de circulação-sexo (CS) ou do pericárdio*

Características:

- 9 pontos bilaterais.
- Energia: yin.
- Elemento: fogo.
- Horário: das 19h às 21h.
- Emoção: alegria.
- Ponto de sedação: CS7 – prega do punho.
- Ponto de tonificação: CS9 – ponta do dedo médio (lado interno).
- Ponto Mo (alarme): VC17 (na linha mediana, entre os mamilos).
- Ponto Shu (assentimento): B14 (1,5 D do VG e final da T4 – vértebra).
- Meridiano associado (acoplado): triplo aquecedor (TA).

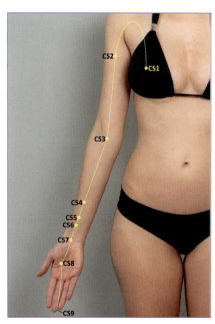

FIGURA 138 – Meridiano de circulação-sexo (CS) ou do pericárdio.

Esse meridiano, também chamado de circulação e sexualidade, do pericárdio e protetor do coração, atua mais como uma função reguladora, que tem influência sobre o coração, a circulação e os órgãos sexuais.

CS3: bronquite crônica, vômitos da gravidez, hemorragia nasal.

CS4: amnésia, hemorragias, hemorroidas, algias.

CS6: amnésia, congestões cefálicas, vômitos, enjoos de viagem, dores de estômago, amenorreia, frigidez, impotência, espasmos das mãos, timidez, indecisão.

CS7 – ponto de sedação: cefaleias, asma, estados alérgicos, palpitações, gastrite, cãibras das mãos, tristeza, esgotamento.

CS8: problemas genitais, cansaço, esgotamento.

CS9 – ponto de tonificação: hipotensão, vertigens, angina de peito, amnésia, amenorreia, impotência, medo, intranquilidade, pesadelos.

V17 – ponto de alarme: tosse, asma, bronquite, enfisema, dor no toráx, nevralgias intercostais, hipogalactia, mastite, dispneia, hiperdesenvolvimento mamário.

B14 – ponto de assentimento: epilepsia, náuseas, vômitos, palpitações, arritmia, distúrbios anginoides.

Sinais que indicam excesso de energia: constrição, sufocamento, opressão no peito, palpitações, úlceras na boca e na língua, calor, emotividade em demasia, agitação, impulsividade, principalmente nos relacionamentos.

Sinais que indicam deficiência de energia: palpitações, pulso fraco, má circulação e membros frios, perda de fôlego ao fazer exercícios.

- *Meridiano triplo aquecedor (TA)*

Características:

- 23 pontos bilaterais.
- Energia: yang.
- Elemento: fogo.
- Horário: das 21h às 23h.
- Emoção: alegria.
- Ponto de sedação: TA10 (depressão acima do olecrânio).
- Ponto de tonificação: TA3 (entre o 4º e 5º metacarpos – dorso da mão).
- Ponto Mo (alarme): VC5 (2 D abaixo do umbigo).
- Ponto Shu (assentimento): B22 (1,5 D do VG e final da L1 – vértebra).
- Meridiano associado (acoplado): circulação-sexo (CS).

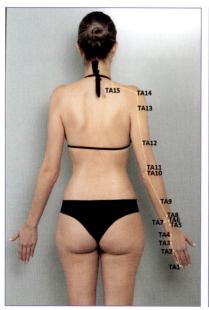 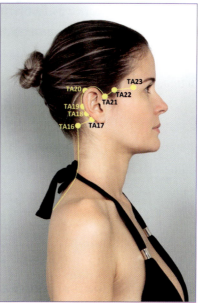

Figura 139 – Meridiano do triplo aquecedor (TA).

Também chamado de triplo reacalentador (TR), esse meridiano não age especificamente sobre um órgão e, como o próprio nome diz, tem três vertentes de atuação: função superior ou cardiorrespiratória, função média ou digestiva e função inferior ou genitourinária.

TA1: cefaleias congestivas, insônia, vertigens.

TA3 – ponto de tonificação: cefaleia, vertigem, diminuição da audição, hipotensão. Impotência, amenorreia, resfriados, distúrbios reumáticos dos membros superiores, debilidade geral, depressão, esgotamento.

TA4: espasmos, gastrite, diabetes, impotência.

TA6: prurido, eczema, tremores nervosos.

TA10 – ponto de sedação: convulsões, distúrbios reumáticos, epilepsia, taquicardia, hipertensão, hiperatividade, choque emocional, insônia, distúrbios causados por preocupações.

TA15: afecções agravadas pelo frio e pela umidade.

TA17: surdez, otalgia, prurido e eczema do conduto.

TA20: gengivite, dor de dente, torcicolo.

TA23: cefaleia, nevralgia do trigêmeo, problemas de visão.

VC5 – ponto de alarme geral: Tosse, asma, dispepsia, enterocolite, disúria, cefaleias por alterações meteorológicas, cãibras, surdez, afecções oculares, dores articulares generalizadas.

B22 – ponto de assentimento: neurastenia, impotência, esterilidade, todas as afecções digestivas.

VC17: alarme do triplo aquecedor (TA) superior.

VC12: alarme do triplo aquecedor (TA) médio.

VC7: alarme do triplo aquecedor (TA) inferior.

Sinais que indicam excesso de energia: dores de cabeça lateral, dores de ouvido, garganta inflamada, indigestão, bochechas inchadas, dor e peso no abdome, constipação, aperto e tensão nos braços, ombros e pescoço, tensão, excesso de cautela nas relações sociais.

Sinais que indicam insuficiência de energia: sensação de frio, suscetibilidade a gripes e resfriados, inchaço abdominal, indigestão, fezes moles, edema, insegurança nas interações sociais, timidez, medo de se arriscar.

- *Meridiano da vesícula biliar (VB)*

  - 44 pontos bilaterais.
  - Energia: yang.
  - Elemento: madeira.
  - Horário: das 23h à 1h.
  - Emoção: raiva.
  - Ponto de sedação: VB38 (4 D acima do ponto mais alto do maléolo externo).
  - Ponto de tonificação: VB43 (entre o 4º e 5º artelhos).
  - Ponto Mo (alarme): VB24 (7º espaço intercostal, na linha do mamilo).
  - Ponto Shu (assentimento): B19 (1,5 D do VG e final da T10 – vértebra).
  - Meridiano associado (acoplado): fígado (F).

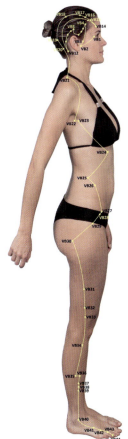

FIGURA 140 – Meridiano da vesícula biliar (VB).

Esse meridiano comanda as funções fisiológicas da vesícula, agindo também sobre o psiquismo, o espírito de determinação e a coragem. Ajuda a equilibrar a energia total do corpo. Nesse meridiano temos vários pontos que tratam a dor de cabeça e cefaleias, localizados principalmente na cabeça.

VB1: cefaleias, nevralgia do trigêmeo, doenças oculares.

VB2: paralisia facial, surdez, zumbido, trismo.

VB3: paralisia facial, cefaleia, surdez, trismo.

VB4: enxaqueca, epilepsia, dores oculares, algias do pescoço.

VB6: enxaqueca, conjuntivite, gastrite.

VB10: surdez, bronquite, dores de dente.

VB12: paralisia facial, angina, trismo, gengivite.

VB14: cefaleias e todas as doenças oculares.

VB16: cefaleias, vertigens, doenças oculares.

VB18: epilepsia, vertigens, nevralgias da região cervical, dores oculares, surdez, dores dorsais, dores lombares, ação sobre o sistema nervoso simpático.

VB21: neurastenia, vertigens, contusões, torcicolos, partos prematuros, partos difíceis.

VB23: dificuldade respiratória.

VB24 – ponto de alarme: gastrite, cólica vesicular, colicistite, icterícia, distúrbios hepatovesiculares, debilidade das extremidades.

VB25: ponto de alarme dos rins.

VB26: ponto especial para doenças ginecológicas.

VB30: nevralgia lombar, costas, joelhos, dores na articulação dos quadris, coxas, músculos gêmeos, ciático, hemiplegia, paralisia flácida das pernas.

VB31: pernas e joelhos fracos, prurido generalizado.

VB34: cãibras, ciático, afecções reumáticas, ponto especial para todas as doenças musculares.

VB36: torcicolo, estados de excitação.

VB37: enxaquecas, espasmos vesiculares, colecistite, insuficiência hepática, ação sobre o lóbulo anterior da hipófise.

VB38 – ponto de sedação: artrite nos joelhos, edema nas axilas, ciatalgia, enxaqueca, lombalgia, paralisia nos membros inferiores, dor nos joelhos, dor na lateral da perna e tórax.

VB39: inflamações crônicas, formação do calo de fratura (calo ósseo), formações fistulosas, ação sobre a produção de leucócitos.

VB40: catarata, ceratomalacia, colecistite, cãibras, espasmos vasculares, distúrbios reumáticos generalizados, grandes suspiros.

VB41: nevralgias, doenças oculares, distúrbios reumáticos dos quadris e extremidades, temor, depressão.

VB43 – ponto de tonificação: cefaleias, disfunção vesicular, colecistite, zumbido, dores sem localização exata.

VB44: cefaleias, dores oculares, dor precordial, contraturas.

VB19 – Ponto de assentimento: distúrbios de função da vesícula biliar e das vias biliares, dores de cabeça causadas pela hipertensão, doenças oculares, temperamento colérico.

Sinais que indicam excesso de energia: rigidez muscular na lateral do corpo, pernas cansadas, náuseas, perda de apetite, má digestão de gorduras, dor e inchaço abaixo da caixa torácica, gosto amargo na boca, urina escura, cálculo biliar, tensão nos ombros, dor de cabeça, irritação, impaciência, fadiga, excesso de responsabilidade, pressa constante, vista cansada, olhos sem vida ou amarelados.

Sinais que indicam deficiência de energia: depressão, tontura, vista fraca, pernas fracas e cansadas, propensão à insônia, sono leve, nervosismo, irritabilidade, dor nas pernas e ombros, formação de muco nos olhos.

- *Meridiano do fígado (F)*

Características:

- 14 pontos bilaterais.
- Energia: yin.
- Elemento: madeira.
- Horário: da 1h às 3h.
- Emoção: raiva.
- Ponto de sedação: F2 (0,5 D próxima à prega interdigital, entre o 1º e 2º osso metatarsal).
- Ponto de tonificação: F8 – face média (interna do joelho), próximo à prega poplítea.
- Ponto Mo (alarme): F14 – 6º espaço intercostal, na linha do mamilo.
- Ponto Shu (assentimento): B18 (1,5 D do VG e final da T9 – vértebra).
- Meridiano associado (acoplado): vesícula biliar (VB).

Esse meridiano comanda as várias funções fisiológicas do fígado, mais especificamente aquelas relacionadas ao metabolismo, aos músculos, à acuidade visual e à sexualidade.

F1: constipação, sonolência.

F2 – Ponto de sedação: epilepsia, cãibras, sintomas oculares, distúrbio hepatovesicular, dismenorreia, prurido vulvar, vaginismo, dores lombares, irritabilidade, cólera, melancolia.

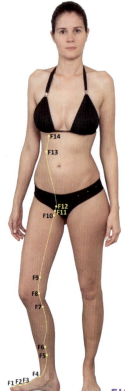

FIGURA 141 - Meridiano do fígado (F).

F3: insônia, doenças oculares e nasais, zumbido, hipertensão, distúrbios digestivos, constipação, diarreia, icterícia, dismenorreia, prurido vulvar, disúria, náuseas, dores de cabeça, doenças reumáticas, excitabilidade, hemorragia uterina.

F4: intoxicação por alimentos.

F5: dispepsia, inapetência, constipação, hemorroidas, lumbagos, dores nos membros inferiores, prurido, falta de energia.

F6: diarreia, cólicas abdominais, pernas frias.

F7: Dores do baixo ventre, artrite de joelho.

F8 – Ponto de tonificação: cefaleias, constipação, diarreia, hemorroidas, dismenorreia, prurido vulvar, anuria, varizes, úlceras varicosas, estados alérgicos, enxaqueca, inquietação.

F11: ponto especial para tratar esterilidade.

F14 – Ponto de alarme: gastralgia, vômitos, diarreia.

B18 – Ponto de assentimento: todos os distúrbios funcionais do fígado e vias biliares, hemorroidas, problemas reumáticos de todas as articulações.

Sinais que indicam excesso de energia: mal funcionamento do fígado, má digestão, propensão à formação de gases, dores de cabeça, tensão nos ombros, problemas nos órgãos genitais, tendência a comer e beber em excesso, desejo de controlar tudo e todos, obstinação, teimosia, trabalha impulsivamente.

Sinais que indicam deficiência de energia: tonturas, falta de energia, propensão a intoxicações, vista cansada e sensível, articulações fracas, músculos rígidos, incapacidade de planejar, tomar decisões e se organizar, falta de garra, determinação, mau humor, irritação e descontrole por pequenas coisas.

- *Meridiano do vaso governador ou Du Mai (VG)*

    Características:

    > 28 pontos ímpares
    > Energia: yang (circula na parte posterior do corpo).
    > Ponto de reunião de todos os meridianos yang.

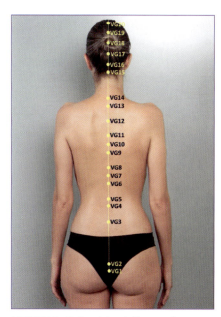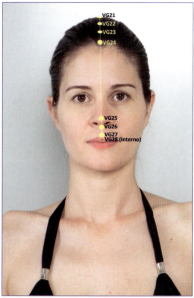

FIGURA 142 – Meridiano do vaso governador (VG).

Também chamado de meridiano extraordinário ou vaso maravilhoso. Sua função é de comandar todos os canais, meridianos yang do corpo; é considerado o mar dos canais de energia yang. É responsável por harmonizar o Qi do intestino, fortalecer a região lombar, acalmar o shen (mente), manter o Qi dos orifícios inferiores e aumentar a força física e mental.

VG1: inquietação, medo, convulsões, constipação, hemorroidas, prolapso do reto, diarreia, uretrite, impotência.

VG2: amenorreia, uretrite, dores lombares, dor nas coxas.

VG3: dores pós-traumáticas, lumbago, contratura dos membros inferiores.

VG4: esgotamento físico e emocional, cefaleia, epilepsia, prolapso do reto, hemorroidas, impotência, dores lombares, senilidade.

VG8: psicose, rigidez da coluna, dor precordial.

VG11: glaucoma, taquicardia, palpitações, temor, estados depressivos.

VG15: surdez, mudez, surdo-mudez, cefaleia occipital, torcicolo, histeria, esquizofrenia, desmaios, epilepsia, histeria.

VG16: apoplexia, hemiplegia, afecções da cabeça, resfriado, paresia dos membros, afonia súbita, distúrbios mentais.

VG20: epilepsia, esquizofrenia, convulsão, apoplexia, cefaleia, hemiplegia, obstrução nasal, zumbidos, surdez, prolapso do útero, prolapso do reto, amnésia, insônia, ansiedade, palpitação, desejo de chorar.

VG22: rinite, obstrução nasal, pólipo nasal.

VG23: clareia a mente e a visão, induz à reanimação.

VG27: dores de dente, mau hálito, alergia, obstrução nasal, epistaxe, secura da língua, estomatite, vômitos, convulsão, aftas, paralisia facial.

- *Meridiano do vaso concepção ou Ren Mai (VC)*

Características:

- ➤ 24 pontos ímpares
- ➤ Energia: yin (circula na parte anterior do corpo).
- ➤ Ponto de reunião dos meridianos de energia yin.

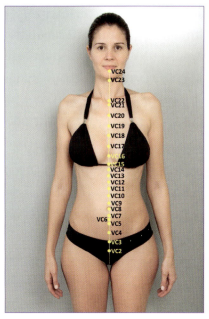

FIGURA 143 – Meridiano do vaso concepção (VC).

Também chamado de meridiano extraordinário ou vaso maravilhoso, esse meridiano tem como função comandar todos os canais, meridianos yin do corpo. É considerado o mar dos canais de energia yin, responsável por harmonizar e tonificar o Qi, manter a essência e o Qi dos orifícios inferiores, acalmar e clarear a mente.

VC1: impotência sexual, espermatorreia, menstruações irregulares, leucorreia, inflamações pélvicas, incontinência urinária, retenção urinária, vômitos, cistite, orquite, disúria, dor na sínfise púbica, dor nos genitais externos, dor nos músculos adutores da coxa.

VC3: ponto de alarme do meridiano da bexiga, enurese noturna, retenção urinária, impotência sexual, ejaculação precoce, menstruações irregulares, infertilidade feminina, nefrite, uretrite, ciático, dores musculares da face interna no membro inferior.

VC4: ponto de alarme do meridiano do intestino delgado, menstruações dolorosas e irregulares, hematúria, prolapso uterino, todas as enfermidades do sistema urogenital, cansaço e peso nas pernas, amnésia, insônia, sonhos excessivos, debilidade.

VC6: esgotamento, cansaço, vômitos, menstruações irregulares, hemorragia uterina, neurastenia, emagrecimento, poliúria, impotência sexual, opressão torácica, sobressaltos.

VC8: todas as doenças abdominais, hemiplegia flácida, dores no abdome, enterite aguda, diarreia, falta de energia, astenia, perda de consciência.

VC12: ponto de alarme do meridiano do estômago, dor abdominal, gastrite crônica e aguda, vômitos, náuseas, úlcera de estômago, disfagia, icterícia, hipertensão arterial, obstrução intestinal aguda, anorexia, anemia, fraqueza, epilepsia, insônia, fadiga mental.

VC14: palpitações, gastralgia, distúrbios de memória, convulsão, angina de peito, hepatite crônica, plenitude torácica, epilepsia, desmaios, medo, ansiedade, estupor, alegria excessiva, soluços, distúrbios da memória.

VC15: neurastenia, insônia, amnésia, palpitação, depressão, espasmos esofágicos, asma, enfisema, angina de peito, enxaqueca irradiando para o canto externo do olho, esquizofrenia.

VC17: tosse, asma, bronquite, enfisema, dor no tórax, nevralgias intercostais, hipogalactia, mastite, dispneia, hiperdesenvolvimento mamário.

VC22: asma brônquica, tosse, bronquite, faringite, soluços, bócio, doença das cordas vocais, afonia, espasmos do esôfago e laringe, pigarros.

VC24: paralisia facial, hemiplegia, tosse, inflamação da garganta, inflamação de gengiva, úlcera da boca, acne, fogachos.

Sequência básica do shiatsu

Vamos apresentar aqui uma sessão de shiatsu completa, como normalmente o massoterapeuta trabalha. Não serão usados apenas os pontos para tratamento; será executada uma massagem shiatsu na qual aplicamos as manobras de sedação e tonificação nos pontos próprios para a função no meridiano, ou mesmo no trajeto deles, e em outros pontos, conforme a avaliação do cliente.

É necessário lembrar que toda terapia manual terá sempre características próprias de cada profissional da área, mas todos devem manter sempre os princípios e conceitos da técnica, para não prejudicar o cliente.

O shiatsu, como terapia preventiva, pode assumir funções curativas, junto a outras terapias. Mas, embora seja uma técnica muito eficiente, não substitui os cuidados médicos ou de outros profissionais, como fisioterapeutas, terapeutas ocupacionais, etc. Não é permitido ao massoterapeuta receitar remédios, mesmo que sejam naturais ou fitoterápicos.

Como já mencionado, a técnica de shiatsu pode ser executada no chão ou na maca. Os cuidados com o local de trabalho, considerando temperatura, luz e som, devem ser sempre observados para o conforto do cliente. Elaborar uma boa ficha de avaliação também é importante, sendo necessário que o massoterapeuta atente-se à aparência, à voz, às queixas e emoções de seu cliente.

- *Decúbito ventral*

Passo 1 – Primeiramente, tocar o seu cliente com as mãos espalmadas em toda a região das costas. Sentir a temperatura, procurar reconhecer alguma contratura, rigidez ou nódulo muscular.

Aqui vamos mostrar uma prática do shiatsu de harmonia, preventivo. Suas pressões são profundas (respeitar o limiar de dor do cliente) e lentas, mais sedantes; mas, dependendo da necessidade do cliente, ela pode ser aplicada com manobras tonificantes, mais rápidas e superficiais. O shiatsu de harmonia tem a duração de aproximadamente uma hora e vinte minutos; o ideal é fazer uma vez por semana. Para aliviar um problema específico, devemos realizar de oito a dez sessões, uma vez por semana; como tratamento, nunca menos de cinco sessões.

Passo 2 – Pressionar com os polegares a região do pescoço, descendo do occipital até o ombro, depois pela lateral da coluna cervical. Repetir a manobra de três a cinco vezes.

Passo 3 – Pressionar com a região hipótenar desde o occipital até o ombro, aliviando assim a sensação de pressão deixada pelo polegar.

Passo 4 – Com os dedos indicador, médio, anular e mínimo (quando possível), pressionar a região da nuca em linha reta – não aplicar muita força. Repetir a manobra de três a cinco vezes.

Passo 5 – Pressionar com o polegar a primeira linha do meridiano da bexiga a 1,5 D da coluna vertebral. Repetir a manobra de três a cinco vezes, lembrando que no meridiano da bexiga a energia circulante é yang, as pressões se iniciam próximas à 7ª vértebra cervical e descem até a região da 5ª vértebra lombar. Pode-se também utilizar os dedos indicador e médio.

Passo 6 – Pressionar com o polegar a segunda linha do meridiano da bexiga a 1,5 D da primeira linha. Repetir a manobra de três a cinco vezes.

Passo 7 – Pressionar com o polegar em volta da escápula. Repetir a manobra de três a cinco vezes.

Passo 8 – Pressionar com o polegar três linhas paralelas sobre a escápula, a primeira na região inferior, a segunda na região mediana e a terceira na região superior, partindo da borda da escápula em direção a um ponto próximo da dobra axilar. Repetir a manobra de três a cinco vezes.

Passo 9 – Pressionar com o polegar três linhas paralelas sobre a região glútea, a primeira linha partindo da região da 1ª vértebra sacral em direção à lateral do quadril; a segunda linha partindo da região da 3ª vértebra sacral em direção à lateral do quadril e a terceira linha partindo da região do cóccix em direção à lateral do quadril.

Depois, também pode-se aplicar pressões com a região hipótenar ou palmar sobre os glúteos. Repetir a manobra de três a cinco vezes.

Passo 10 – Pressionar com os polegares, paralelos e em direção oposta, em movimento de vaivém entre os processos espinhosos da coluna vertebral, sobre o meridiano do vaso governador. A manobra se inicia na região lombar, indo até a região dorsal. Essa manobra deve ser feita com muito cuidado, pois a pressão não pode ser muito profunda. Repetir a manobra de três a cinco vezes.

Passo 11 – Pressionar com as mãos sobrepostas o meridiano do vaso governador, no mesmo sentido da manobra acima. Repetir a manobra de três a cinco vezes.

Passo 12 – Pressionar com o polegar abaixo da prega glútea. Repetir a manobra de três a cinco vezes.

Passo 13 – Descer pressionando com o polegar sobre o meridiano da bexiga na coxa, iniciando logo abaixo da prega glútea, em direção à região poplítea. Cuidado com a pressão nessa região, pois ela é muito sensível. Repetir a manobra de três a cinco vezes. Pressionar os dois pontos na região poplítea.

Descer pressionando o meridiano da bexiga na perna, passando pela região do calcâneo, abaixo do maléolo, face lateral do pé, indo terminar no ponto B67 no quinto artelho. Repetir a manobra de três a cinco vezes.

Passo 14 – Pressionar com o polegar sobre polegar, cinco linhas paralelas (duas mais próximas da lateral e três centrais) à planta do pé; pressionar o ponto R1. Repetir a manobra de três a cinco vezes.

- *Decúbito dorsal*

Iniciamos esse decúbito nos pés e subimos para face e cabeça.

Passo 1 – Pressionar todas as extremidades laterais dos artelhos, desde a articulação metatarsofalangiana até a falange distal. Fazer movimentos giratórios nos artelhos e leves puxões, alongando-os.

Passo 2 – Pressionar com o polegar ou indicador toda a região do metatarso, principalmente entre os metatarsos, na região em volta dos maléolos. Realizar dorsiflexão e plantiflexão, alongando os músculos posteriores da perna.

Passo 3 – Pressionar com o polegar os meridianos do rim, fígado e baço pâncreas, todos de energia yin, fazendo pressão em sentido ascendente, indo da região do tornozelo até a coxa. Repetir a manobra de três a cinco vezes.

Passo 4 – Pressionar com o polegar, ou mesmo com a região hipótenar, os meridianos do estômago e da vesícula biliar, de energia yang, fazendo pressão em sentido descendente, indo da região da coxa até o tornozelo. Na região do quadril, temos VB30, ponto importante para problemas da articulação coxofemoral e dos membros inferiores. Outro ponto muito importante é o E36, localizado a 3 tsun (cum) do ponto E35 e a 1 tsun lateral à margem anterior da tíbia.

Passo 5 – Pressionar todo o joelho, fazendo pressão em volta da patela.

Passo 6 – No abdome, pressionar com o polegar, ou mesmo com os quatro dedos unidos, o trajeto do intestino, cólon ascendente, transverso e descendente, traçando sempre um círculo. Repetir a manobra de três a cinco vezes.

Passo 7 – Pressionar com o polegar o trajeto meridiano do vaso concepção desde a sínfise púbica até o VC17, no centro do esterno, na região do timo. Repetir a manobra de três a cinco vezes.

Passo 8 – Pressionar com o polegar o ponto do meridiano do E25 (lateral do umbigo).

Passo 9 – Pressionar toda a região abaixo das costelas com os polegares e, depois, com os dedos indicador, médio, anular e mínimo unidos, e o polegar em ângulo reto, formando a letra L, posicionar a mão logo abaixo das costelas, exercendo pressão.

Passo 10 – Partindo do centro, no VC17, na linha do mamilo em direção à lateral, exercer pressão com o polegar em três linhas paralelas, sendo a primeira linha logo acima das mamas, a segunda um pouco mais acima e a terceira paralela à clavícula, terminando no ponto P1. Nesse trajeto, passamos pelos meridianos do vaso concepção, do rim e do estômago. Repetir a manobra de três a cinco vezes.

Passo 11 – Pressionar as laterais do tronco, exercendo pressão nos pontos BP21, VB22, VB23, VB25, VB26 e F13.

Passo 12 – Pressionar com os polegares o trajeto dos meridianos do rim e do estômago, abaixo das mamas até a região inguinal, sentido descendente. Repetir a manobra de três a cinco vezes.

Passo 13 – Pressionar toda a articulação do ombro. Fazer movimentos giratórios, nos dois sentidos, lentamente e no limite de amplitude articular do cliente.

Passo 14 – Nos membros superiores, caminhar pressionando com os polegares o trajeto dos meridianos yin (coração, circulação-sexo, pulmão), partindo do tronco em direção aos dedos. Repetir a manobra de três a cinco vezes.

Passo 15 – Ainda nos membros superiores, caminhar pressionado com os polegares o trajeto dos meridianos yang, partindo dos dedos até a face. Aqui vamos até o ombro, pois na face as manobras são aplicadas separadamente, e então pressionamos os pontos desses meridianos. Repetir a manobra de três a cinco vezes.

Passo 16 – Nas mãos, pressionar toda a região palmar e o dorso da mão. Fazer pressão entre os metacarpos e pressionar os dedos nas laterais, principalmente ao lado da cutícula. Executar a movimentação das articulações metacarpofalangianas e da articulação do punho.

Passo 17 – Fazer pressão no sentido descendente na lateral do pescoço, com os dedos ou mesmo com a região hipótenar da mão, suavemente, trabalhando os meridianos do intestino grosso, triplo aquecedor e do intestino delgado.

Passo 18 – Na face, as pressões são mais suaves, e podemos usar os polegares, os dedos indicadores e médios. Devemos aplicar pressão nos dois lados, simultaneamente. As pressões começam pela região do queixo, abaixo do lábio inferior (VC), acima do lábio superior (VG), no canto dos lábios (E), abaixo das narinas (IG), articulação temporomandibular (ID), abaixo do olho (E), nas maçãs do rosto (VB), no final da sobrancelha (TA), no meio da sobrancelha (VB) e no centro da testa, próximo ao couro cabeludo (VG). Depois de pressionar esses pontos, realizar pressão com os quatro dedos unidos em toda a face.

Passo 19 – Pressionar com todos os dedos toda a região da cabeça, principalmente o trajeto do meridiano da vesícula biliar.

Finalizar com movimentos giratórios lentamente com a cabeça, para os dois sentidos, e fazer pressões suaves, ou mesmo deslizamentos superficiais, na face.

Essa sequência básica de harmonização traz muita tranquilidade, relaxa a musculatura, equilibra as energias e faz com que o cliente se sinta muito bem após a aplicação. O importante é que, apesar de o shiatsu ser uma massagem mais profunda, as pressões não podem provocar hematomas. Portanto, o massoterapeuta precisa ficar atento à sensibilidade do cliente.

TUINÁ

Como afirma Cláudio Lopes, em seu livro *Tuiná: medicina manual chinesa*, "Tuina é a arte do homem harmonizar o homem no espaço entre o céu e a terra com o uso das mãos, realizando manipulações integrativas para o fluir contínuo do seu organismo".

A origem da palavra tuiná deriva de *Tui-Ho* e *Na-Ho*; *Tui* significa "empurrar" e *Na*, "segurar com força". É a técnica de massagem mais popular da China; suas manobras são vigorosas e exigem do massoterapeuta ou terapeuta uma preparação física e energética. Para isso, ele deve se alimentar bem e praticar os "exercícios de treinamento", conhecer os fundamentos da MTC, principalmente quanto aos meridianos e seus pontos – os mesmos utilizados pela acupuntura –, diagnóstico energético, anatomia, fisiologia e patologia. Para alcançar melhores resultados terapêuticos, deve instruir seus clientes a praticar os "exercícios terapêuticos" regularmente.

O tuiná é composto por várias manipulações, alongamentos e mobilizações articulares, com o objetivo de prevenir e tratar doenças já instaladas. Na China, é muito utilizado nos hospitais e clínicas ortopédicas como terapia complementar nos distúrbios da coluna vertebral.

Quando se traz para o Ocidente uma técnica de origem oriental, sempre existe a dificuldade de adaptá-la à realidade local. Isso se deve à grande diferença cultural entre os povos, principalmente em relação à língua e escrita – logo, as traduções perdem muito do sentido filosófico da mensagem de textos originais. Com o tuiná não é diferente; o que a maior parte dos profissionais do ocidente pratica é uma leitura da técnica, adaptada para a realidade local. Porém, isso de forma alguma diminui a eficiência da técnica. O mesmo ocorre com a fitoterapia, por exemplo, pois no Oriente, além de usarem produtos de origem vegetal e mineral, utilizam os de origem animal, prática que a maior parte dos países ocidentais não absorve.

História

Tanto a história do tuiná quanto a das demais técnicas de massagem e da própria medicina tradicional chinesa se iniciou há aproximadamente 5000 anos. Obviamente, ao longo desses milênios, muitos dados, informações, livros e escrituras se perderam. Portanto, cabe a nós fazer um retrato da história das massagens chinesas, que têm um início comum.

Logo no início, os profissionais responsáveis por cuidar da saúde das pessoas eram chamados de "curandeiros" ou "médicos feiticeiros" e atuavam com manobras de massagem, leitura da sorte e a indicação de plantas fitoterápicas. Nesse ínterim (período de dezenas de séculos), as teorias básicas da medicina tradicional chinesa começaram a ser desenvolvidas, como o tao e yin-yang. A partir dessa base houve a possibilidade de aprofundamento e melhor capacitação desses profissionais, que passaram a ser chamados de "médicos acupunturistas", havendo um grande enriquecimento das técnicas e métodos de massagem.

No período entre 206 a.C. e 220 a.C., conhecido como Dinastia Han, foi escrito o *Tratado sobre febre e diversas enfermidades*, por Zhang Zhongjing, um médico chinês considerado um dos grandes mestres da medicina tradicional chinesa da época, que indicava tratamentos a partir de pomadas e manipulações para tratar os mais diversos distúrbios.

O período entre os anos de 589 e 907 (Dinastias Sui e Tang) foi o auge do desenvolvimento das massagens chinesas. Nessa época, já havia profissionais "médicos massagistas", que, além de ser especialistas em tratamentos, também tinham o papel de ensinar as técnicas de massagem.

Nesse período, Sun Simiao, conhecido como o "rei da medicina chinesa", escreveu vários livros sobre o tema. Em *A terapia da massagem de Lao Zi*, ele descreve diversas manipulações, como: pressionar, friccionar, esfregar, segurar, torcer, abraçar, empurrar, alisar e bater.

O tuiná teve um grande papel na antiga China como terapia para o cuidado das doenças infantis, com manobras específicas, praticadas até hoje.

Durante muitos anos, o tuiná como tratamento ficou esquecido pela classe médica, mas continuava sendo praticado pelo povo, em virtude de seus excelentes resultados, assim como outras técnicas.

Com a formação da República Popular da China, voltou-se a atenção para as práticas da medicina tradicional chinesa; então, a partir desse período, as técnicas de massagem foram disseminadas para a Coreia, Japão e países árabes, entre outras regiões, e em 1956 constitui-se a primeira escola de massagistas, em Shangai.

Ao longo dos séculos, surgiram diversas escolas, e cada uma acabou adotando diferentes variações de técnicas, influenciadas pelo regionalismo, porém todas são baseadas nos princípios da medicina tradicional chinesa e foram praticadas exaustivamente, todas possuem exercícios associados e também algumas manipulações específicas, que as diferenciam das demais.

Efeitos do tuiná

- remove estagnações e bloqueios energéticos;

- trata lesões de tecidos, como tendões, músculos e articulações;

- melhora o posicionamento das articulações;

- promove a circulação de Qi, Xue e Jin Ye;

- atua no cérebro, equilibrando a atividade mental e as emoções;

- relaxa os músculos;

- regula yin e yang, por meio de tonificação e sedação;

- equilibra os meridianos;

- estimula o metabolismo.

Indicações

Um dos mais importantes princípios do tuiná é restabelecer os movimentos do corpo, incluindo a circulação do sangue e os fluidos corporais, pois sem movimento não há vida.

Pode ser utilizado para tratar:

- distúrbios osteomusculares;
- inflamações;
- dores;
- ciatalgia;
- dificuldade de movimento;
- hemiplegias para reabilitação;
- tontura;
- prolapsos;
- hipertensão arterial;
- paralisia do nervo facial;
- esterilidade;
- tensão pré-menstrual (TPM);
- febre baixa;
- tosse;
- alergias.

Contraindicações

O tuiná não é recomendado em casos de:

- hemorragia;
- fraturas, imediatamente após torções (após 12 horas, a terapia é indicada);
- gravidez;
- febre alta;
- câncer;
- doenças contagiosas;
- doenças cardíacas;
- osteoporose;
- tuberculose;
- cólera.

Também é necessário evitar massagear diretamente sobre a pele inflamada, herpes zoster, eczema e psoríase. Além disso, não se deve massagear a região dos quadris quando houver pinos ou próteses.

Descrição das manobras

- *Manobras básicas do tuiná*

Inspiradas nas manobras originais da técnica, são as mais utilizadas nas massagens.

✓ Pressão

Essa manobra pode ser exercida com as mãos (palma, palmas com as mãos cruzadas, região hipótenar, dedos), cotovelos e também com os pés. Deve-se executar a pressão progressivamente, ou seja, iniciar suavemente e ir aumentando a força, sempre usando o peso do corpo e, principalmente, observando as reações do cliente.

Efeitos: estimular o fluxo de Qi, da linfa, aliviar a dor. Pressionar com o polegar ou com os cotovelos em pontos específicos dos meridianos produz um efeito semelhante ao da acupuntura e do shiatsu.

✓ Compressão

Nessa manobra, a pressão é exercida nos tecidos em direção oposta. Pode ser executada com mãos e dedos (com as palmas pressionando em uma direção e os dedos em sentido contrário); com os dedos polegar e indicador ou polegar e dedo médio; e realizando pressão com as mãos entrelaçadas (muito usada em articulação de ombros). Deve-se exercer a compressão de forma gradativa, assim como na pressão, observando sempre as reações do cliente.

Efeitos: estimular o fluxo de sangue e linfa; tem uma ação muito especial na circulação de Qi. Gera a soltura de músculos contraturados e tecido conjuntivo.

✓ Amassamento

Nessa manobra, a pressão é realizada acrescentando-se movimento circular ou de vaivém (para frente e para trás, para a direita e para a esquerda).

Pode ser executada com a região hipótenar das mãos, polegares (base ou ponta), cotovelos e antebraços.

Observações: podemos usar a ponta do polegar em uma manobra chamada de balanço com o polegar. O movimento a ser executado é de vaivém, usando-se a articulação, devendo ser rápido e sempre no mesmo lugar. É muito usado sobre os pontos dos meridianos (a unha deve estar sempre aparada). A região da base ou carnuda normalmente é utilizada na massagem da face.

Já os cotovelos são muito utilizados na região glútea, principalmente sobre o ponto VB30, e, se o cliente necessitar e tiver uma constituição física forte, no VB21.

Efeitos: auxilia a difusão da circulação de Qi nos tecidos, promovendo o equilíbrio energético. Estimula a drenagem linfática, eliminando mais rapidamente as toxinas, alivia a tensão muscular, ajuda na circulação sanguínea, traz tranquilidade e melhora a qualidade do repouso.

✓ Rolamento

Também chamada de rolamento chinês, a base da manobra de rolamento é utilizar a região externa do dorso da mão e os dedos semiflexionados, pouco separados e relaxados; o movimento parte do antebraço, que é girado. O punho deve estar leve e solto, e a mão deve movimentar-se para frente e para trás, com rapidez e suavidade. Pode ser aplicado em qualquer área do corpo, mas as costas é a região que se adapta melhor.

Efeitos: aumentar e regular o fluxo de Qi, harmonizar a energia interna, relaxar músculos e tendões e auxiliar no relaxamento de forma geral, levando a uma sensação de tranquilidade e bem-estar.

✓ Fricção

Manobra muito utilizada, em que o movimento é exercido sobre uma superfície do corpo, com atrito e gerando calor. Nessa manobra, normalmente o cliente é movimentado (chacoalhado). Pode ser executada com as mãos espalmadas (palmas e dedos abertos), com a lateral das mãos (podendo ser executada diretamente sobre a pele, com a lateral das mãos e palmas das mãos em posições opostas (movimento semelhante ao de um serrote), e com os antebraços. Pode-se utilizar óleo, mas em quantidades mínimas.

Efeitos: gerar calor e estimular a circulação sanguínea e energética, sempre buscando eliminar bloqueios e trazer relaxamento.

✓ Alisamento

Essa manobra também tem como característica a pressão com movimento, mas sempre no mesmo sentido. Pode ser executada com os polegares e mãos espalmadas, normalmente sobre as costas e membros.

Efeitos: movimentação de Qi e linfa, relaxamento muscular e mental.

✓ Vibração

Manobra muito utilizada, em que a pressão empregada é mais suave, o movimento não desliza. É sempre executada com as mãos espalmadas, com os dedos abertos; consegue-se executar a manobra posicionando a mão sobre o corpo do cliente (normalmente o abdome) e contraindo os músculos do antebraço, deixando os dedos soltos.

Efeitos: estimular a circulação dos órgãos internos.

✓ Estiramento

Nessa manobra, semelhante à compressão, o puxar tem grande influência. Inicie com uma compressão e em seguida execute um movimento de vaivém lateral (segurar, pinçar um músculo ou grupo muscular). Realize essa manobra com as palmas das mãos e dedos.

Efeitos: estimular a circulação sanguínea e de Qi. Relaxamento muscular e alívio de dor crônica.

✓ Percussão

Muito utilizada no tuiná, assim como em algumas técnicas ocidentais de massagem, essa manobra tem como característica a aplicação de pressão e batidas por um curto espaço de tempo, exigindo ritmo e sincronia. Pode ser executada com as mãos fechadas (como socos), lateralizadas; com a lateral das mãos, com mãos unidas e dedos afastados um do outro; com as mãos em conchas e em conchas duplas (uma mão sobre a outra). É muito aplicada na testa, de forma leve.

Efeitos: estimular a circulação sanguínea e linfática, aumentar o fluxo de Qi, facilitar a soltura de ligamentos e cartilagens, auxiliar no relaxamento das fibras musculares.

- *Manobras nas articulações*

As manobras sobre as articulações são recomendadas apenas nas articulações cansadas e doloridas; mesmo assim, procure administrar antes as técnicas sobre os tecidos e músculos, nas proximidades da articulação afetada. Assim, estimula-se a circulação sanguínea e energética, e o Qi vai promover um relaxamento dos tendões, ligamentos e fibras musculares, permitindo atuar com mais facilidade e segurança. Exemplificando, quando a articulação do joelho necessita de cuidados, comece utilizando as manobras sobre os tecidos dos quadris, pernas e pés. É muito importante, antes de iniciar uma técnica sobre uma articulação, solicitar ao cliente que a mova até o seu limite, sem provocar dor; respeitar esse limite é fundamental.

Para patologias e dores crônicas nas articulações, a recomendação deve ser sempre de consultar um médico especialista.

✓ Sacudidela

Manobra utilizada nos membros superiores e inferiores, deve ser aplicada após uma massagem nos músculos, para relaxar as fibras. Segure o membro inferior pelo pé, na região do tornozelo e o superior pela mão, na região do punho, sempre com cuidado; sacudir iniciando o movimento das extremidades para o tronco (como se estivesse batendo corda, em ondas horizontais).

Efeitos: estimulação da circulação sanguínea na região articular, desbloqueio de energia (Qi), alongamento dos músculos envolvidos na articulação ou vizinhos a ela e tonificação dos principais músculos envolvidos.

Nos braços, ela estimula os tecidos do cotovelo; em uma perna, apenas vai estimular a articulação do quadril, do lado que estiver sendo sacudido; nas duas pernas, conjuntamente, vai colaborar para um alivio na região lombar (prolapso de disco), dor ciática e pressão entre as vértebras.

Nos membros inferiores, pode ser executada em decúbito dorsal e lateral.

✓ Extensão e flexão

São manobras aplicadas nas articulações do cotovelo e joelho.

➤ **Braços:** levante o braço do cliente até que o cotovelo fique na altura das costelas inferiores; segure com sua mão, pressionando com o polegar o ponto IG11, logo abaixo do tendão do bíceps. Segure firmemente o punho do cliente; com a outra mão, flexione o braço e gire levemente o antebraço, sem deixar de pressionar o IG11. Gire sempre nos dois sentidos o mesmo número de vezes.

➤ **Joelhos:** manobra aplicada com o cliente em decúbito dorsal; em pé, em frente ao cliente, segure o pé sob o calcanhar; a outra mão espalmada deve apoiar-se no joelho, e o polegar deve pressionar o F8; levante a perna flexionando o joelho num ângulo de 90 graus, aproximando-o do corpo. Em seguida, estique a perna, puxando o calcanhar.

Efeitos: auxilia na mobilidade das articulações, melhora a função da articulação por meio do aumento da circulação sanguínea e de Qi sobre os tecidos da articulação. Alivia a dor na articulação do cotovelo, causada por movimentos repetitivos na articulação dos quadris (melhorando a mobilidade), e na parte inferior das costas.

✓ Rotação

Manobra utilizada para os ombros, punhos, quadris, tornozelos, dedos das mãos e dos pés. Antes da movimentação da articulação, aplique técnicas de massagem nos tecidos próximos à articulação, para aumentar o fluxo de sangue e Qi – isso irá causar um relaxamento, facilitando a manobra de rotação. Ela deve ser feita sempre nos dois sentidos, ou seja, deve-se girar lentamente, sempre respeitando a mobilidade do cliente.

➤ **Ombros:** a manobra de rotação pode ser executada de duas maneiras:
  - braços flexionados: coloca-se a mão sobre a articulação do ombro, o polegar atrás e os outros dedos na frente, segurando firmemente, sem lesionar; com a outra mão, apoia-se o antebraço, com o polegar pressionando o TR14 e com o dedo médio pressionando o IG15.
  - braços estendidos: deve-se deixar a mão no ombro como na manobra anterior; a outra mão segura firmemente o punho, com o polegar pressionando o TR14 e com o dedo médio pressionando IG15.

MASSAGENS ORIENTAIS |333

Na rotação de punho e tornozelo, deve-se sempre apoiar uma mão na articulação e, com a outra, segurar os dedos com firmeza, executando o movimento giratório nos dois sentidos.

> **Quadril:** flexione o joelho do cliente, deixando a perna na posição horizontal, em aproximadamente 90 graus, suportando-a com o antebraço e segurando o joelho com as duas mãos entrelaçadas. Execute a rotação nos dois sentidos, lentamente, na amplitude do cliente.

Efeitos: auxiliar na mobilidade, diminuindo a rigidez; alivia dores; rotações suaves e frequentes beneficiam até mesmo a artrite.

O tuiná, como toda técnica de massagem oriunda da medicina tradicional chinesa, tem o objetivo principal de prevenir doenças. Pode, sim, auxiliar em tratamentos de patologias já instaladas, mas não substitui o tratamento médico. Portanto, o cliente deve ser orientado para não abandonar nenhum tratamento nem medicação.

Manobras com nomes chineses

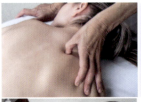
Yīzhǐchan (empurrar com o dedo) – utiliza-se a ponta do polegar, polpa do polegar, região lateral do polegar.
Disponível em https://youtu.be/9bRtRML0LRM

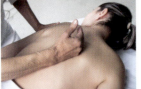
Gǔnfǎ (rolamento) – emprega-se a região lateral e dorsal das mãos.
Disponível em https://youtu.be/LMdiWtp7d6E

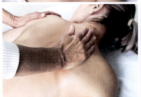
Róufǎ (pressão circular) – usa-se a palma da mão, base da mão, polpa dos dedos, eminência tênar maior e menor, cotovelo.
Disponível em https://youtu.be/SaBFbEMmRhI

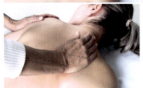
Mófǎ (fricção) – aplica-se a palma da mão, base da mão, polpa dos dedos, eminência tênar maior.
Disponível em https://youtu.be/fFo1o38MFIo

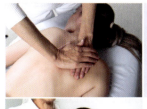

Ànfã (pressão) – exercida com toda a palma da mão, polpa dos dedos, ponta do polegar, cotovelo, mãos sobrepostas, dedos sobrepostos.
Disponível em https://youtu.be/JTTXMPv9tGw

Yáofã – Movimento de rotação.
Disponível em https://youtu.be/tz-QXZlA5fM

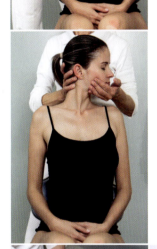
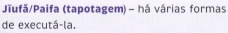

Jīufã/Paifa (tapotagem) – há várias formas de executá-la.
Disponível em https://youtu.be/WfzV2UTC854

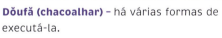

Dŏufã (chacoalhar) – há várias formas de executá-la.
Disponível em https://youtu.be/VKogAcYIh8M

MASSAGENS ORIENTAIS | 335

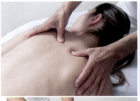
Tuīfā (empurrar) – usa-se as palmas das mãos, base das palmas das mãos, eminência tênar maior e menor, região ulnar, polpa do polegar.
Disponível em https://youtu.be/GseWg0NjyUg

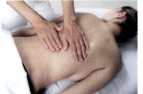
Cāfā (esfoliar, friccionar) – emprega-se toda a palma da mão, dedos, eminência tênar maior e menor.
Disponível em https://youtu.be/5JrTmKEmJfc

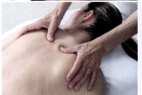
Nàfā (apertar) – há várias formas de executá-la.
Disponível em https://youtu.be/jqgVOcr4AHw

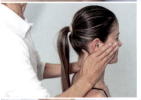
Shēnfā (alongamento) – há várias formas de executá-la.
Disponível em https://youtu.be/M-AnKBRlENU

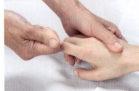
Niǎnfā (segurar e torcer) – há várias formas de executá-la.
Disponível em https://youtu.be/pigjTPvigYw

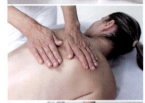
Cǒufā (fricção) – utilizam-se as palmas das mãos.
Disponível em https://youtu.be/1VeDGa5BKhY

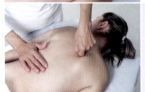
Bānfā (empurrar e suportar/segurar) – há várias formas de executá-la.

Sequência completa do tuiná

Essa sequência deve ser aplicada regularmente para aumentar o fluxo energético e a vitalidade, e promover a saúde, trazendo bem-estar às pessoas.

- *Início*

O massoterapeuta se posiciona atrás do cliente, que deve estar sentado em uma cadeira firme (sem rodinhas). Normalmente iniciamos pelo lado direito e depois passamos para o lado esquerdo, quando massageamos os membros superiores e inferiores.

Passo 1 – aplicar as manobras de compressão e amassamento na região dos ombros, no músculo trapézio. Iniciar realizando a compressão de toda a região. Quando a musculatura estiver mais relaxada, aplicar os amassamentos, principalmente com o polegar em nódulos.

Todas as manobras do tuiná devem ser executadas várias vezes, até que a musculatura esteja solta e relaxada. Sugerimos de 10 a 20 vezes, no mínimo.

Passo 2 – aplicar a manobra de rolamento primeiro em um lado do pescoço, trapézio e ombro, depois no outro. Iniciar a manobra de rolamento ao longo do músculo trapézio, indo em direção à base do pescoço, concentrando-se nos trajetos dos meridianos da vesícula biliar e intestino delgado; o rolamento pode e deve ser aplicado várias vezes durante a massagem.

Passo 3 – aplicar manobras de pressão e amassamento, repetindo primeiramente as manobras do passo 1. Acrescentar o amassamento com o polegar nos pontos localizados nos meridianos VB21, ID19, ID14, e B11, B13, B15. Quando exercemos pressão sobre pontos, o cliente pode sentir algum desconforto, mas ela é necessária. Fazer pressão sobre os pontos por pelo menos 30 segundos, iniciando com pressão leve e suave, aumentando a intensidade gradualmente.

Passo 4 – puxar os ombros, um de cada vez, uma mão sobre a outra. Posicionar o polegar da mão de baixo e pressionar o VB21.

Passo 5 – realizar as manobras de pressão e amassamento nas laterais do pescoço. O movimento começa na base do crânio até a região das vértebras cervicais. A posição da mão é o polegar de um lado e os quatro dedos do outro; trocar as mãos várias vezes. Apoiar a testa com a mão de apoio.

Passo 6 – na sequência do movimento e manobras do passo 5, aplicar pressão com o polegar e dedo médio sobre os pontos VB20 e B10. A pressão deve ser de 20 a 30 segundos cada vez.

Passo 7 – aplicar manobras de percussão por toda a região massageada.

Passo 8 – a seguir, os segmentos a serem massageados são ombros, braços, antebraços e mãos. Aplicar as manobras de rolamento na parte frontal do ombro, em direção aos músculos peitorais, e braços, em direção ao antebraço. Apoiar o braço do cliente sobre sua perna flexionada (região do joelho) e o pé apoiado na cadeira.

Passo 9 – aplicar as manobras de compressão e amassamento por todo o braço, várias vezes.

Passo 10 – aplicar pressão com os dedos polegar e médio nos pontos IG15, TR14, P1 e P2. As pressões podem ser seguidas de balanço e devem ter a duração de alguns minutos.

Passo 11 – aplicar a manobra de rolamento na parte superior do braço, sobre o músculo deltoide, de sua inserção à sua origem, não chegando ao ombro.

Passo 12 – aplicar a manobra de rolamento na parte de trás do braço e do ombro. Para isso, será necessário virar um pouco o braço, dando ênfase nos pontos ID9, ID10, TR14.

Passo 13 – repetir as manobras de amassamento e compressão. Comprimir os músculos empurrando para trás e puxando para frente, em toda a extensão do braço.

Passo 14 – aplicar as manobras de fricção no tórax, especialmente a região do ponto B13 – o braço do cliente fica apoiado no colo dele. Repetir várias vezes.

Passo 15 – aplicar as manobras de compressão e amassamento com as mãos entrelaçadas sobre os ombros, com um leve puxão para cima. Repetir várias vezes. Em seguida, dar sacudidelas no membro superior.

Passo 16 – aplicar as manobras de pressão e amassamento sobre os pontos IG11, C3, P5, P6, TR5 – aqui é necessário dar um leve torção no braço.

Passo 17 – aplicar as manobras de pressão e amassamento na região do punho, segurando a mão com os dedos médios na região palmar (virada para baixo). Movimentar a mão, para cima e baixo, várias vezes. Depois, aplicar pressão nos pontos P7, P9 e P10.

Passo 18 – segurar a mão do cliente com a palma virada para baixo e com as mãos uma de cada lado. Segurar e distender a palma da mão várias vezes. Virar a palma para cima e repetir a manobra. Pressionar o ponto P8 e aplicar movimentos de rotação do punho nos dois sentidos, várias vezes. Em seguida, trabalhar os dedos com manobras de amassamento e pressão em toda a extensão. Fazer o movimento de rotação também nos dedos. Encerrar a mão com pressão e amassamento em todas as articulações dos dedos, utilizando os polegares e dedos médios. Pressionar os pontos IG4, TR3 e ID3.

Passo 19 – encerrar a sequência de membro superior e mão com movimento de rotação de ombro. Muita cautela para não ultrapassar o limite de mobilização do cliente.

Quando terminar os dois membros superiores, pode-se acrescentar a manobra de alongamento; para isso, é necessário segurar as duas mãos do cliente e estender os braços simultaneamente, em linha paralela, com os cotovelos e mãos levemente levantados. O massoterapeuta se posiciona atrás do cliente.

- *Decúbito ventral*

Posicionando o cliente em decúbito ventral, primeiro trabalha-se o lado direito e depois o esquerdo, mas não há restrição de trabalhar os dois lados simultaneamente. Quando se usa a técnica de primeiro um lado e depois o outro, fica muito clara a diferença na musculatura do lado trabalhado em comparação com o outro.

Passo 1 – posicionando-se ao lado esquerdo do cliente, o massoterapeuta coloca sua mão esquerda sobre a região entre as escápulas e sua mão direita sobre a região sacral; balançar o quadril, começando com movimentos lentos e ir aumentando a velocidade, chacoalhando o cliente; em seguida, diminuir o movimento, mas não parar. Começar descendo sua mão esquerda da região escapular até a região lombar, pressionando e empurrando a musculatura, da lateral do tronco para o centro (ao lado da coluna vertebral). Não fazer pressão em cima da coluna vertebral. Repetir a manobra pelo menos dez vezes.

Passo 2 – aplicar manobras de pressão e amassamento, com as mãos sobrepostas, descendo da região escapular até a região sacral. A pressão aqui é vigorosa e deve ser repetida pelo menos vinte vezes.

MASSAGENS ORIENTAIS |339

Passo 3 – aplicar a manobra de rolamento em toda a região das costas (ou só de um lado), descendo da região escapular até a região sacral. Quando chegar à região sacral, voltar a mão para cima, sem tocar o cliente, e retornar à manobra. Repetir a manobra trinta vezes.

Em seguida, aplicar a manobra de rolamento da mesma maneira, dessa vez direcionando o movimento da lateral do tórax para o centro, até o lado da coluna vertebral. Repetir vinte vezes.

Passo 4 – aplicar manobras de amassamento, estiramento e puxões, com as mãos sobrepostas, usando a região hipótenar. Aplicar a manobra de pressão, no sentido da lateral para o centro, e empurrar estirando os músculos. Depois, puxar os músculos em sentido contrário. As manobras iniciam-se na região escapular, indo até a região lombar. Atentar-se às reações do cliente. Se perceber contração muscular, diminuir a pressão.

Passo 5 – aplicar as manobras de pressão e compressão, com os dedos médios e polegares da mão direita sobrepostos aos da mão esquerda. Nos pontos B23 e B25, iniciar exercendo pressão suave e ir aprofundando; ao mesmo tempo, iniciar um balanço no corpo. Repetir de dez a vinte vezes.

Passo 6 – aplicar a manobra de rolamento sobre toda a região das costas e sobre os pontos shu, repetindo apenas duas ou três vezes.

Passo 7 – aplicar as manobras de pressão e amassamento com a região hipótenar e com a palma da mão sobre os músculos da região glútea. Aplicar pressão e amassamento sobre os pontos VB30 e B54, podendo-se até usar pressão com o cotovelo nesses pontos.

Passo 8 – aplicar a manobra de fricção com o antebraço nas costas, colocar os antebraços em paralelo no centro das costas e aplicar a fricção, com cada antebraço indo em direção oposta – cuidado com a região da coluna vertebral. Repetir a manobra cinco vezes.

Passo 9 – aplicar manobras de fricção em toda a região das costas – a fricção de mão espalmada é a mais indicada. Repetir cinco vezes.

Passo 10 – aplicar manobras de percussão nas costas e nádegas. Na região glútea, a pressão pode ser forte, sem machucar; na região lombar e sobre a coluna vertebral, deve ser suave. Repetir apenas três vezes.

Passo 11 – aplicar a manobra de alisamento nas costas e pernas; iniciar a manobra com uma mão posicionada na base do pescoço; a outra, com os dedos unidos, deve descer deslizando com pressão moderada (empurrando) sobre a coluna, até a região sacral. Colocar a mão de apoio na região sacral e, com a outra mão, continuar descendo pela coxa e perna, da região posterior até os pés. Pressionar com o polegar e com o dedo médio ou indicador os pontos B60 e R1, simultaneamente. Repetir a manobra, agora nas laterais das costas, partindo de cada ombro, passando pela lateral do quadril e lateral da coxa e da perna. Repetir cinco vezes.

Passo 12 – aplicar a manobra de rolamento no membro inferior todo, começando pela coxa e indo até a região do tornozelo. Repetir cinco vezes.

Passo 13 – aplicar a manobra de amassamento e pressão com as mãos sobrepostas, utilizando a região hipotenar; iniciar logo abaixo da prega glútea, indo até a região do tornozelo. Repetir cinco vezes.

Passo 14 – aplicar a manobra de compressão utilizando toda a mão (polegar de um lado e dedos do outro), segurando os músculos, comprimindo-os, suavemente; as mãos devem estar paralelas e movimentar-se simultaneamente. Iniciar pela prega glútea, indo até a região do calcanhar. Repetir a manobra cinco vezes. Aplicar a mesma manobra, porém agora com uma pressão mais profunda. Repetir cinco vezes.

Passo 15 – aplicar as manobras de pressão e amassamento, com rotação, usando o polegar sobre os pontos B36, B37, B40, B57, B60 e R3 – nos dois últimos, usando polegar e dedo médio ou indicador, simultaneamente.

Passo 16 – aplicar manobras de percussão sobre toda a região posterior do membro inferior. A percussão com as mãos fechadas em soco lateralizado é muito agradável. Repetir três vezes.

Passo 17 – flexionar a perna do cliente, empurrando o joelho para o lado. Colocar o pé sobre a parte de trás do outro joelho e aplicar pressão e amassamento nos pontos VB30, VB31, VB34. Depois, aplicar as manobras de amassamento e compressão na lateral da coxa e terminar com manobras de percussão. Repetir cada manobra cinco vezes. Executar as manobras nas duas pernas.

Passo 18 – aplicar pressão lombar com as pernas flexionadas. Posicionar uma mão na região sacral, pressionar firmemente, dobrar as duas pernas juntas e segurar os dois pés com a outra mão – pode ser o dorso ou a região dos tornozelos. A manobra deve durar 20 segundos.

Passo 19 – Nos pés, aplicar manobras de amassamento com o polegar e percussão. Primeiro, fazer pressão e amassamento com o polegar, que pode ser pressão estacionária ou mesmo com movimento giratório em toda a planta do pé, sustentando o pé pelo dorso com uma mão; a pressão e o amassamento devem ser fortes. Em seguida, aplicar a manobra de percussão, com as mãos fechadas, em soco; aplicar com a lateral da mão em toda a região plantar. Pressionar com o polegar R1, depois segurar firmemente a região do tornozelo, pressionando os pontos R6 e VB40. Fazer um movimento circulatório junto à pressão; para a mobilização da articulação do tornozelo, segurar a região dorsal firme. Os movimentos de rotação devem ser lentos e no limite articular do cliente. Repetir cinco vezes. Aplicar a manobra de percussão com uma mão, usando a lateral da mão, dedos esticados, sobre o tendão de Aquiles.

Executar manobra de pressão com o cotovelo em toda a região plantar.

Passo 20 – aplicar a manobra de balanço segurando os dois pés juntos, pelo dorso, na região do calcanhar; puxar as pernas e, em seguida, balançar os pés e as pernas lateralmente por 30 segundos.

- *Decúbito dorsal*

Mudar o cliente de decúbito e iniciar pelos pés, pernas, depois abdome, região superior do tórax, face, cabeça e pescoço.

Passo 1 – na região do dorso dos pés, pressionar e friccionar os espaços metatarsianos, com os dedos polegar, médio ou mesmo indicador. Pressionar por 30 segundos os pontos F2, F3, BP4, E41, R3, R6, e VB40. Pressionar, amassar e puxar os dedos; fazer a rotação de tornozelo, sempre nos dois sentidos, o mesmo número de vezes.

Passo 2 – aplicar as manobras de rolamento, amassamento e compressão em toda a parte frontal da perna. Pressionar os pontos E31, E34, E36 e E40 com o polegar.

Passo 3 – flexionar a perna do cliente lateralmente, encostando o pé na região do joelho da perna esticada. Aplicar manobras de amassamento e compressão por toda a região interna da perna. Pressionar e amassar os pontos BP6, BP9 (proibido na gravidez) e BP10.

Passo 4 – levantar a perna flexionada, posicionar o pé ao lado do joelho da perna esticada e segurar firmemente com as duas mãos a região da panturrilha, pressionando o ponto B57 durante 30 segundos.

Passo 5 – aplicar as manobras de pressão e amassamento no joelho usando os polegares, nas depressões frontais do joelho; pressionar o ponto E35. Em seguida, segurar firmemente o joelho. Com os polegares à frente e os outros dedos na região poplítea, levantar o joelho cerca de 30 cm. Pressionar as depressões mais uma vez, segurar com as duas mãos na perna (posterior) e fazer um movimento de puxar a perna em sua direção. Repetir as manobras de cinco a dez vezes.

Passo 6 – aplicar as manobras de flexão do joelho. Segurar o pé e flexionar o joelho em direção ao tórax. Estender o joelho e flexioná-lo novamente de cinco a dez vezes. Os movimentos devem ser lentos, respeitando-se a mobilidade articular do cliente.

Passo 7 – aplicar a manobra de rotação do quadril. Flexionar o joelho e segurá-lo com as duas mãos entrelaçadas (uma interna e outra externa) – a perna fica apoiada no antebraço do massoterapeuta. Iniciar os movimentos de rotação com círculos pequenos, aumentando gradativamente e lentamente, respeitando sempre o limite articular do cliente.

Passo 8 – aplicar as manobras de sacudidela e vibração dos membros inferiores (um de cada vez). Segurar pelos tornozelos, fazer algumas sacudidelas para cima e para baixo e depois vibrar. Os movimentos devem ser pequenos e mais rápidos.

Passo 9 – no abdome, aplicar manobras de fricção e amassamento com a palma das mãos, abaixo do umbigo. Iniciar com a manobra de fricção em pequenos círculos, no sentido horário. Depois, fazer amassamentos na mesma região, aumentando a pressão gradativamente. Não massagear o abdome na gravidez e também no período menstrual.

Passo 10 – aplicar a manobra de amassamento com o polegar sobre o abdome todo. Iniciar na parte inferior, logo acima do púbis, no lado direito. Subir até logo abaixo das costelas e depois descer no mesmo trajeto; executar a mesma manobra no lado esquerdo, massageando os dois lados em 5 minutos.

Passo 11 – aplicar a manobra de compressão com mãos entrelaçadas, no centro do abdome. Pressionar o baixo e alto abdome; depois de cada pressão, executar um amassamento com as palmas das mãos. Repetir as manobras por aproximadamente 2 minutos.

Passo 12 – aplicar as manobras de compressão com levantamento e sacudidela. Iniciar a compressão mais na parte lateral do abdome, segurar com os dois polegares, um ao lado do outro, e agarrar os tecidos, o máximo que conseguir pressionar. Puxar levantando e vibrar ou sacudir algumas vezes, sempre observando o cliente. Fazer as manobras em toda a região do abdome, durante pelo menos 5 minutos, com cuidado, pois essa manobra é dolorida.

Passo 13 – aplicar a manobra de pressão com o polegar sobre os pontos VC3, VC6 e VC12. Encerrar o abdome com manobras de percussão; a mais indicada é a executada com a lateral das mãos, dedos mínimos, dedos separados e punhos soltos, levemente.

Passo 14 – no tórax, aplicar a manobra de fricção com a palma da mão, nos músculos da região das costelas e o esterno. Fazer pressão com a base do polegar, principalmente na região entre as costelas. Pressionar e amassar com o polegar os pontos P1, P2 e VC17.

Passo 15 – para trabalhar a região da face, o massoterapeuta deve estar posicionado atrás do cliente. A partir daí, deve aplicar manobras de fricção e amassamento, com a base dos polegares e a região palmar das mãos, friccionando desde a linha média da testa até as têmporas, simultaneamente, pressionando a região logo acima das orelhas. Repetir as manobras três vezes, lembrando sempre que a face é uma região delicada.

Passo 16 – repetir as mesmas manobras por toda a testa, indo de uma têmpora à outra. Em seguida, fazer amassamentos em direção às bochechas e depois ao redor do queixo. Essas manobras são executadas com a cabeça lateralizada. Primeiro, deve-se fazer de um lado e, depois, do outro.

Passo 17 – aplicar a manobra de pressão com o polegar. Iniciar a pressão no centro da testa em direção ao ponto Taiyang (lateral externa do rosto, na região das têmporas) 1D do canto externo do olho e sobrancelha; depois, do centro do queixo, na região do mento, até o ponto Taiyang. Traçar três linhas e executar o amassamento, alternando com fricção, com a base ou polpa do polegar, sempre nesse mesmo sentido, do centro da testa à região das têmporas, do mento à região das têmporas.

Passo 18 – aplicar as manobras de pressão e fricção com o polegar sobre o ponto Yintang (centro da testa), entre as sobrancelhas, depois sobre as sobrancelhas e na parte inferior dos olhos, primeiro um lado depois o outro, desenhando um oito deitado com o movimento ao redor dos olhos.

Pressão sobre os pontos energéticos da face: B1, B2, VB1, VB14, E6, E7, ID19, VB2, TR17, IG20, Taiyang e Yintang.

Passo 19 – aplicar as manobras de pressão e fricção sobre toda a região da cabeça, com os dedos, com a palma das mãos. Vibrar segurando a cabeça com as duas mãos. Repetir as manobras várias vezes.

Aplicar pressão e depois fricção com o polegar sobre o ponto VG20. Encerrar com a manobra de percussão, com as mãos em concha sobre o centro da testa, suavemente.

Passo 20 – aplicar a manobra de estiramento do pescoço: com os polegares na região das têmporas e os outros dedos na região posterior do pescoço, deslizar várias vezes, da região da base do crânio em direção ao pescoço, exercendo pressão moderada. Em seguida, pressionar com os dedos médios, um de cada lado, sobre o ponto VB20. Segurar pressionando por pelo menos 1 minuto.

Passo 21 – aplicar pressão com os quatro dedos na lateral da coluna cervical, com cautela: primeiro um lado, depois o outro, levantando levemente a cabeça; isso vai gerar um balanço.

Passo 22 – aplicar a manobra de amassamento com o polegar, de forma suave, sobre os músculos da lateral do pescoço – primeiramente um lado, depois o outro, com a cabeça do cliente gentilmente lateralizada. Iniciar as manobras na base da orelha, em direção à clavícula. Pressionar o ponto VB20. Repetir as manobras várias vezes.

Voltar a cabeça do cliente gentilmente na posição de decúbito dorsal e avisar que a sequência terminou. Deve-se perguntar como o cliente se sente, se tem alguma queixa e, se tiver, voltar à região e tentar melhorar, com pressões leves.

Agradecer.

AURICULOTERAPIA CHINESA

O objetivo deste capítulo não é fazer um manual de auriculoterapia, mas apenas mostrar algumas diretrizes e linhas de pensamento para que o massoterapeuta esteja embasado e preparado para se desenvolver em sua prática.

História

A auriculoterapia é provavelmente uma das terapias mais antigas utilizadas na China, sendo descrita pela primeira vez no livro *Tratado de medicina do*

Imperador Amarelo, escrito pelo imperador Huang Di, aproximadamente em 2500 a.C. Também foi descrita por diversos autores ao longo desses milênios. Porém, apenas em 1950 a técnica foi compilada e descrita em detalhes pelo neurologista francês Paul Nogier, dando origem à auriculoterapia francesa. Em 1960, os médicos do exército de Nanquim, na China, analisaram e readequaram o mapa de Nogier e a forma de aplicação de acordo com os princípios da MTC, sistematizando a técnica de auriculoterapia chinesa. Em suma, as técnicas chinesa e francesa possuem algumas diferenças, essencialmente em seus princípios, porém ambas possuem resultados bastante eficazes.

Esse método terapêutico utiliza a orelha tanto para diagnóstico energético quanto para tratamento de distúrbios da saúde, fazendo uso de sementes, esferas, cristais, magnetos, agulhas e *laser*, dentre outros.

Na orelha possuímos pontos que correspondem a todos os sistemas (respiratório, circulatório, nervoso, entre outros) e regiões do corpo conectados por meio de canais de energia (meridianos) e de terminações nervosas. Nela possuímos alterações (de cor, textura, forma) que mostram o histórico de doenças que já tivemos ou dos distúrbios que ainda não se manifestaram.

> **A orelha é um microssistema!**
>
> Considerando o corpo humano, podemos chamar de microssistema uma pequena parte do corpo que o representa como um todo.
>
> No corpo existem outros microssistemas, como os pés (utilizados na reflexologia), as mãos (empregadas na quiropuntura) e a íris (iridologia), entre outros.

Em auriculoterapia, um dos princípios criados por Paul Nogier é o conceito do Feto Invertido, que se refere ao formato da orelha, que é similar a um feto de cabeça para baixo, sugerindo que as áreas do feto correspondem às partes do corpo.

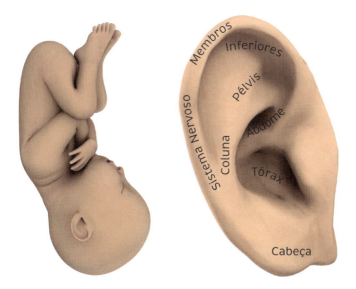

FIGURA 144 – Conceito de "feto invertido", de Paul Nogier.

Essa técnica tem como objetivo promover o equilíbrio e bem-estar do cliente, de forma simples e com baixo custo, podendo ser associada a qualquer tipo de tratamento convencional, como o uso de medicamentos, fisioterapia, psicologia, homeopatia, técnicas de massagem, etc. De qualquer forma, devemos ter em mente que o principal objetivo da medicina tradicional chinesa é trabalhar na prevenção dos distúrbios, e não apenas nos sintomas de distúrbios já instalados.

Seus efeitos variam de acordo com o histórico de cada patologia, obtendo respostas mais rápidas em patologias mais agudas e recentes. Eles podem aparecer de forma imediata ou entre 15 e 20 minutos após a aplicação. As patologias mais crônicas e antigas, em geral, exigem um tempo maior de tratamento; porém, a partir da primeira aplicação, o organismo reage e apresenta respostas de melhora. Em ambos os casos a técnica se mostra eficaz, e, na maioria das vezes, conseguimos resultados até melhores do que se utilizarmos técnicas convencionais de tratamento. Porém, devemos ter em mente que essa técnica pode e deve ser utilizada em concomitância a outros tratamentos já realizados pelo cliente.

O mecanismo de ação pode ser explicado tanto do ponto de vista ocidental quanto do ponto de vista oriental. Do ponto de vista ocidental, sabemos que a orelha possui uma imensa rede de nervos e de vasos sanguíneos, e cada ramo tem relação direta com uma região cerebral. Ao serem pressionados, causam uma série de reflexos cerebrais e, consequentemente, impactam as funções orgânicas. Alguns estudos apontam que esses estímulos são responsáveis pela liberação de hormônios que causam um efeito analgésico. De acordo com o pensamento oriental, os pontos auriculares estão ligados aos meridianos, que, por sua vez, circulam por todo o corpo, permitindo um reequilíbrio energético e ativação das funções dos órgãos e vísceras, além de alívio dos sintomas.

Indicações

É indicada para tratamento de todas as patologias físicas e psíquicas de forma curativa ou preventiva, como:

- ➤ inflamações;
- ➤ contusões;
- ➤ espasmos;
- ➤ torções;
- ➤ distúrbios reumáticos; distúrbios endócrinos e metabólicos (hiper e hipotireoidismo, diabetes, obesidade, menopausa);
- ➤ vertigens;
- ➤ palpitações;
- ➤ hipertensão;
- ➤ disfunções respiratórias, urinárias, digestivas e circulatórias;
- ➤ distúrbios emocionais e psíquicos (depressão, síndrome do pânico, bipolaridade).

Também atua como recurso auxiliar no tratamento de vícios, como o tabagismo e o alcoolismo.

Contraindicações

São relativas, portanto a técnica pode ser utilizada, tomando-se os devidos cuidados, em especial com grávidas, idosos e cardiopatas descompensados.

Regiões anatômicas

Para entendermos a auriculoterapia, é necessário ter conhecimento da anatomia da orelha, conforme segue:

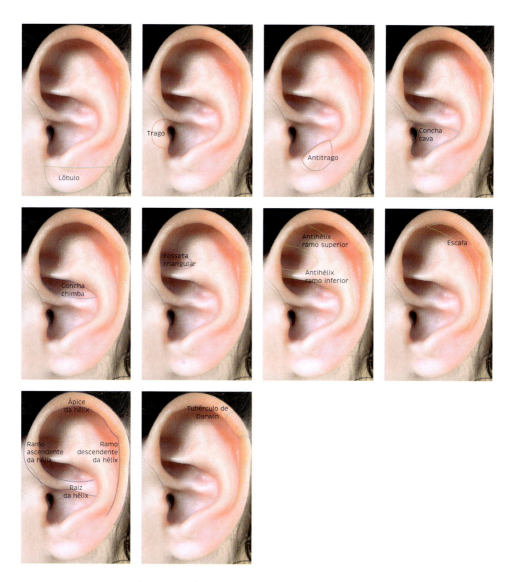

FIGURA 145 – Regiões anatômicas.

Diagnóstico auricular

É importante para o massoterapeuta avaliar alguns sinais e alterações da orelha que direcionam e auxiliam o diagnóstico energético. Colocamos a seguir algumas possíveis alterações e seus significados:

QUADRO 17 – Avaliação do pavilhão auricular

Sintoma(s)	Causa(s)
Manchas vermelhas	Disfunção aguda, ou excessos
Manchas brancas	Disfunção crônica ou deficiências
Mancha cinza	Mau prognóstico, geralmente distúrbios mais graves
Mancha marrom	Disfunção crônica ou sequela de distúrbios já tratados
Nódulos	Disfunções crônicas e degenerativas
Depressão	Disfunções crônicas
Pele áspera ou enrugada	Enfermidades dermatológicas
Presença de vasos vermelhos	Disfunção aguda, com dor, e problemas circulatórios
Presença de vasos azulados	Disfunções crônicas antigas
Orelha dura	Pessoa que tende a ser rígida
Orelha roída	Raiva
Orelha vermelha	Pessoa com excessos (estresse, raiva, tensão pré-menstrual, etc.)
Orelha vermelha com corte no lóbulo	Desequilíbrio do meridiano do coração
Deformidades ou ponta	Pessoa facilmente irritável
Orelha grande e mole	Deficiência na energia do rim
Orelha pequena (desproporcional)	Pessoa debilitada
Cravos	Energia estagnada

O método de palpação também é importante nessa etapa, pois auxilia na identificação de pontos dolorosos, que devem estar comprometidos. Pode ser feito por meio de pressão dos dedos ou com o uso de apalpador.

Mapa auricular

Existem diversos mapas de auriculoterapia chinesa, com algumas diferenças entre si e que servem apenas de referência, mostrando a localização aproximada de áreas, regiões e pontos. Logo, é importante que o massoterapeuta tenha um olhar crítico e faça um estudo dos pontos. A partir da experiência na aplicação da técnica e avaliação de resultados, poderá concluir qual é a localização ideal dos pontos.

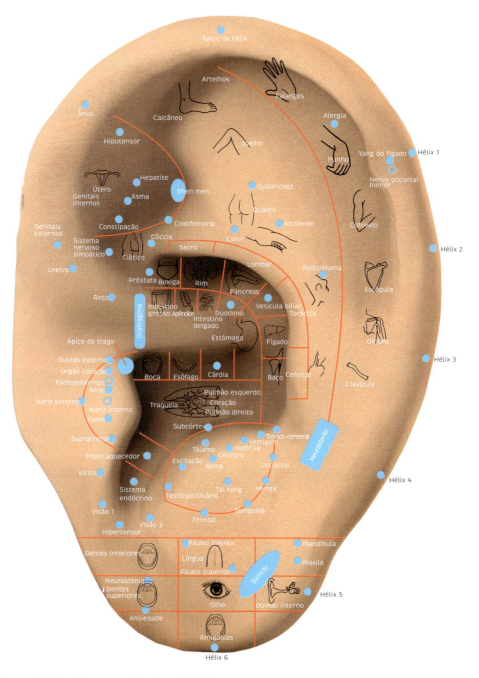

Figura 146 – Mapa auricular chinês.

Pontos de auriculoterapia

Na tabela abaixo citamos os principais (e mais utilizados) pontos de cada região anatômica e sua função.

QUADRO 18 – Principais pontos de auriculoterapia e suas funções

LÓBULO

Ponto da neurastenia
Tratamento dos estados de esgotamento físico e mental e dos transtornos do sono, tais como: sono leve, dificuldade de conciliar o sono, pesadelos e sonhos excessivos.

Ansiedade
Auxilia no controle da ansiedade

ANTITRAGO

Ping Chuan
Ponto que atua nas infecções e inflamações de qualquer região do corpo, usado principalmente para distúrbios respiratórios agudos, como asma e bronquite.

Temporal
Função analgésica – trata enxaqueca e cefaleia na região temporal. Melhora a acuidade visual e auditiva.

Frontal
Melhora a acuidade visual e o estado de alerta e atenção. Trata perda de memória, falta de concentração, sonolência e cefaleia na região frontal.

Hipófise
Trata disfunções do sistema endócrino, como amenorreia, menstruação irregular, impotência, nanismo, tumores na hipófise, diabetes, etc.

Tai yang
Trata cefaleia e enxaqueca, principalmente na região lateral da cabeça.

TRAGO

Sede
Regula o mecanismo da sede, atuando nas mais diversas causas.

Fome
Regula o apetite, auxiliando no tratamento da obesidade.

INCISURA INTERTRÁGICA

Vícios
Auxilia no tratamento de todos os tipos de vícios.

Hipertensor
Ponto específico para tratar hipotensão. Contraindicado aos hipertensos.

(cont.)

CONCHA CAVA

Esôfago
Descongestiona a cavidade torácica e harmoniza o funcionamento do esôfago, tratando esofagite, disfagia, etc.

Coração
Regulariza a pressão arterial, estimula a circulação, auxilia no tratamento de cardiopatias, transtornos do sono, neuroses, transpiração e distúrbios da fala (língua).

Pulmões
Trata dispneia, acalma a tosse, bronquite, asma, pneumonias. Auxilia no tratamento de edemas, resfriados, rinites, dores musculares, dermatites, alterações nasais e sudorese.

Baço
Trata transtornos do sistema digestivo, como diarreia, distensão abdominal e dispepsias, entre outros. É o principal ponto para tratar edemas, além de auxiliar em hemorragias, metrorragias, todos os tipos de ptoses e prolapsos (vaginal, vesical, hérnia, etc.), e melhorar o tônus muscular.

Triplo aquecedor
Regula a circulação energética no corpo, aliviando dores, tonificando o coração, pulmão, baço, estômago e rim. Elimina os líquidos corporais, trata afecções do aparelho urogenital e sistema digestório.

Endócrino
Trata afecções do sistema endócrino, como hipertireoidismo, hipotireoidismo e diabetes, entre outros.

CONCHA CIMBA

Vesícula biliar
Trata enfermidades das vias biliares, sabor amargo na boca, sensação de distensão intercostal, surdez, enxaqueca na lateral da cabeça, etc.

Rim
Ponto importante, pois tonifica todo o corpo, fortalece a região lombar, melhora visão e audição, drena os líquidos corporais, auxilia os casos de enfermidades crônicas, doenças nos rins, fraqueza e dores nos joelhos, impotência, alterações do sistema nervoso e afecções ósseas, perda de memória, etc.

Bexiga
Trata as mesmas alterações que o rim, além de problemas na própria bexiga, como polaciúria, disúria, retenção urinária, cistite, enurese, incontinência urinária, etc.

Intestino delgado
Trata dispepsias, diarreias, constipação, distensão abdominal, transtornos gastrointestinais, etc.

Intestino grosso
Trata enterite, transtornos intestinais, constipação, distensão abdominal, etc.

(cont.)

ANTIHÉLIX

Joelho
Trata afecções do joelho, como artroses, artrites, entorses e traumas.

Calor
Favorece e incrementa a circulação sanguínea, principalmente nas extremidades. Também trata febre.

Sistema nervoso simpático
Estimula as funções dos órgãos e vísceras, regula as funções do sistema neurovegetativo e relaxa a musculatura lisa, tratando: espasmos gastrointestinais, cálculos renais e vias urinárias, gastrites, asma, etc.

Lombar
Trata afecções da coluna lombar.

Torácica
Trata afecções da coluna torácica.

Cervical
Trata afecções da coluna cervical.

ESCAFA

Alergia
Diagnostica e trata enfermidades alérgicas, como asma, dermatite, rinite, urticária, entre outras.

Ombro
Trata artroses, dores e outros distúrbios do ombro.

Área da neurastenia
Trata esgotamento físico e mental e dificuldade para conciliar o sono.

FOSSETA TRIANGULAR

Shen Men
Este é considerado o principal ponto da auriculoterapia. É obrigatório e sempre o primeiro ponto a ser colocado em qualquer tratamento, pois traz equilíbrio e tranquilização das funções mentais. É analgésico e sedante, tratando a tosse, dispneia, prurido, diarreia e vertigem, além de enfermidades do sistema nervoso, cardiovascular, respiratório e digestivo.

Constipação
Serve para o tratamento da constipação.

Hipotensor
Ponto utilizado no tratamento de hipertensos, não deve ser utilizado em pessoas com tendência à hipotensão.

Útero/genitais internos
Trata alterações locais, como menstruações irregulares, dismenorreia, amenorreia, hemorragia uterina, disfunções sexuais masculinas e femininas.

(cont.)

HÉLIX

Fígado

Trata hepatite, afecções das vias biliares, gastrite crônica, distensão abdominal, alterações gineco-obstétricas, cefaleias na lateral da cabeça, hipertensão, espasmos musculares, paralisia facial, enfermidades dos olhos, irritabilidade, estresse, TPM, etc.

Estômago

Trata afecções do estômago, como gastrite, úlceras gástricas e outros transtornos gastrointestinais, como náuseas, vômitos, soluço, regurgitação ácida e eructação, além de cefaleia na região frontal.

Ápice da hélix

Tem função antiinflamatória, antipirética, hipotensora e antialérgica, tratando hipertermias, hipertensão, cefaleias, vertigens, dermatites e outros estados agudos.

Formas de aplicação

São variáveis de um profissional para outro; porém, de forma geral, apresentamos a seguir algumas informações que vão nortear a prática da técnica. É imprescindível que o profissional esteja em uma posição confortável, em um ambiente tranquilo e que fique atento aos sinais que o cliente apresenta.

Materiais utilizados:

- álcool 70%;
- algodão;
- pinça;
- apalpador com ou sem mola;
- estilete;
- esparadrapo impermeável bege, ou micropore®;
- placa para semente;
- materiais para a estimulação dos pontos, como esferas de aço banhadas a ouro ou prata, sementes de colza, vacária ou mostarda e cristais, entre outras possibilidades;

Também podem ser aplicados outros estímulos, como *laser*, massagem com o apalpador, cromoterapia, ou mesmo pressão com os dedos.

Sequência de aplicação

> Deve-se proceder com a higienização auricular com o álcool 70% e algodão, e em seguida utilizar algodão seco, para maximizar a aderência do material adesivo.

> Colocar algodão no conduto auditivo do cliente, evitando o risco de algum objeto cair em seu interior.

> Com uma das mãos, oferecer apoio na parte posterior da orelha para proceder com a palpação.

> Palpar a região escolhida e localizar o ponto com maior sensibilidade dolorosa, onde se deve colocar a semente ou esfera com a maior precisão possível.

> Apertar as bordas do esparadrapo a fim de possibilitar máxima aderência.

> Iniciar aplicando o ponto Shen Men, em todos os casos.

Quanto menos pontos forem utilizados, melhor a resposta do organismo. Geralmente se utilizam cinco pontos, podendo variar.

Massagem auricular

É um método de massagem manual com o fim de se obter efeitos terapêuticos. Uma massagem bem feita ativa os meridianos e colaterais, regula o Qi e o sangue, restaura as funções dos órgãos e vísceras, nutre o cérebro, torna os olhos claros e beneficia a audição.

A massagem auricular pode ser realizada no sentido ascendente, partindo do lóbulo até o ápice da orelha, e partindo do trago até o ápice.

O tempo de massagem é determinado pela presença de hiperemia da orelha – sensação de aumento da temperatura percebida pelo cliente – ou diminuição da sensibilidade das áreas reagentes.

É realizada sempre de forma bilateral e simultaneamente, interagindo com o cliente, para colher informações sobre as reações causadas pelo procedimento.

▪ Triângulo cibernético

Triângulo cibernético ou auriculocibernética é uma expressão criada pelo professor Marcelo Pereira de Souza como resultado de seus estudos sobre os antigos mestres da acupuntura. Segundo o professor Marcelo, os pontos

Shen men, **rim** e **sistema nervoso simpático**, usados em conjunto **nessa mesma ordem** e como pontos iniciais, dinamizam qualquer tratamento.

RECURSOS COMPLEMENTARES DA MTC

Neste tópico serão abordadas três técnicas muito importantes da medicina tradicional chinesa, a moxaterapia, a ventosaterapia e o gua sha, menos conhecidas que o shiatsu ou a acupuntura, porém não menos importantes, e podem auxiliar no tratamento de diversos distúrbios de saúde, de forma isolada ou em associação com as demais técnicas ocidentais ou orientais.

Moxaterapia

Também chamada de moxabustão, é uma técnica utilizada em larga escala na China e no Japão, onde é passada de pai para filho. O termo chinês Zhen Jiu, traduzido como "acupuntura no ocidente", na verdade é incompleto, pois Zhen significa "agulha" e Jiu "moxa". Portanto, conclui-se que a técnica é tão utilizada lá quanto a acupuntura.

Moxabustão (moxa-combustão) significa queimar a moxa, que é produzida a partir de uma erva chamada Artemísia, que, após ser macerada e seca, fica com o aspecto de lã, a lã de moxa.

> Por ser uma técnica que promove calor, seu uso é muito maior em países e regiões onde predominam as **baixas temperaturas**.

Essa técnica é utilizada tanto para prevenção quanto para tratamento. Seu sabor é amargo e picante, e produz um calor que penetra nos meridianos, desobstruindo estagnações de Qi e Xue, tonificando o yang e eliminando o frio e a umidade. Seu uso não é indicado em síndromes de excesso de calor, em hipertensos, diabéticos com neuropatia e em gestantes.

De forma geral, é utilizada sobre os pontos de acupuntura, como pequenos cones aplicados diretamente na pele, causando uma lesão cutânea (técnica pouco usada nos países ocidentais), ou indiretamente, sobre uma fatia de gengibre, alho ou uma camada de sal. No Brasil, é mais comum o uso do bastão de moxa, uma espécie de charuto que, próximo à pele, aquece-a. Também é comum colocar a lã dentro de uma caixa de madeira, chamada de "berço", sobre o corpo, o que faz com que grandes áreas sejam aquecidas. Com o intuito de minimizar o desconforto causado pela fumaça e seu cheiro forte, alguns profissionais aderem à moxa de carvão, composta de carvão vegetal e estrato de Artemísia. Na China, tem-se usado muito a moxa elétrica, um aparelho que simula o calor, porém não usa folhas de artemísia.

Ventosaterapia

É uma técnica terapêutica que faz uso de ventosas, ou seja, copos ou frascos com a borda lisa, que fazem uma pressão negativa sobre a pele.

Hoje, a forma mais comum de se realizar a técnica é usando copos de plástico rígido com uma válvula e uma espécie de pistola, que, acoplada ao copo, realiza sucção, gerando pressão negativa em seu interior. Também é comum utilizar copos de vidro, fazendo o uso do fogo (em um chumaço de algodão e álcool) para realizar a sucção desejada. Este, quando colocado rapidamente em seu interior, retira o ar, levando a uma pressão negativa. Existem ainda outros tipos de ventosas, como as de bambu, as de borracha, as eletromagnéticas, as com tampo de borracha, as de cerâmica e também as ventosas com manivela.

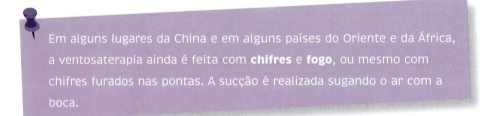

Em alguns lugares da China e em alguns países do Oriente e da África, a ventosaterapia ainda é feita com **chifres** e **fogo**, ou mesmo com chifres furados nas pontas. A sucção é realizada sugando o ar com a boca.

As ventosas são colocadas na pele sobre os pontos de acupuntura ou sobre os pontos de dor, e o tempo de aplicação varia de acordo com o distúrbio, podendo durar de alguns segundos (em pessoas mais debilitadas) a até 10 minutos.

São indicadas para problemas como estagnação de sangue (Xue) ou dores causadas por artrite, artrose, dismenorreia, gastralgias, lombalgias, torções, tosse, entre outros, pois a ventosaterapia causa relaxamento muscular e melhora o fluxo sanguíneo local, que leva à redução das toxinas e maior oxigenação dos tecidos, além de regular o PH sanguíneo. Seu uso é contraindicado para inflamações na pele, doenças graves e pessoas com pele muito delicada. Também não são recomendadas aplicações sobre o abdome de gestantes.

Uma situação que ainda causa desconforto a algumas pessoas menos esclarecidas são as marcas roxas deixadas após a aplicação das ventosas, mas, para nós terapeutas, isso traz uma informação importante, pois quanto mais escuras forem as manchas, mais crônica ou complexa é a patologia, e quanto mais clara, mais simples, o que afeta diretamente no tempo e resultado do tratamento.

> Existe uma técnica especialmente interessante para os massoterapeutas, a **ventosa deslizante**, que traz grande relaxamento, principalmente nos casos de tensão muscular. Após aplicar creme ou óleo sobre a região (geralmente grandes regiões, como dorso ou membros), coloca-se uma pequena pressão na ventosa e com a mão, e se realiza o deslizamento do copo sobre a pele, preferencialmente no sentido dos meridianos.

Gua sha

É uma técnica da medicina tradicional chinesa extremamente simples e eficaz, principalmente no tratamento de dores, bem como resfriado, asma, bronquite, enxaqueca, dores lombares, entre outros. Consiste na utilização de uma espátula gua sha (gua = raspar e sha = calor, febre), geralmente feita de chifre, osso ou placa de jade, que deve ser friccionada na pele, no sentido dos meridianos, fazendo o Qi e o Xue circularem e a energia estagnada se tornar superficial, eliminando as toxinas do local. Pode ser utilizada com óleos ou loções que potencializam seu efeito.

A fricção leva ao aparecimento de manchas na pele, que desaparecem após alguns dias. Sua característica também pode indicar a gravidade do distúrbio apresentado.

É contraindicada em casos de lesões na pele ou nos tecidos profundos, em pessoas com histórico de câncer (menos de cinco anos), gestantes, pessoas com distúrbios hemorrágicos, que façam uso de anticoagulantes ou com saúde debilitada.

Essa técnica traz ótimos resultados para casos de **tensão da musculatura paravertebral** ao longo de toda a coluna.

3
Empreendedorismo em massoterapia

Neste capítulo, vamos falar um pouco sobre o que é ser empreendedor, para podermos entender mais sobre uma atitude cada vez mais valorizada e procurada no mercado de trabalho, principalmente em tempos de crise, quando o que mais se ouve e discute é que necessitamos ter uma atitude empreendedora para encontrarmos o nosso lugar, o nosso nicho, a fim de obtermos sucesso.

O conceito de empreendedor está associado à realização de tarefas difíceis ou fora do comum, assim como a um perfil ativo ou arrojado; trata-se daquele que toma a seu cargo uma empresa, segundo o Dicionário Michaelis.

No Dicionário de Ciências Sociais, o termo empreendedor denota:

> pessoa que exercita total ou parcialmente as funções de: iniciar, coordenar, controlar e instituir maiores mudanças no negócio da empresa e/ou assumir riscos nessa operação, que decorrem da natureza dinâmica da sociedade e do conhecimento imperfeito do futuro, e que não pode ser convertido em certos custos através de transferência, cálculo ou eliminação. (Silva, 1986)

Neste século, a vida das pessoas se tornou um grande desafio, principalmente no mundo do trabalho, que é muito complexo e competitivo.

Podemos traçar um perfil simplificado de um empreendedor: ele deve possuir atitudes inovadoras e criativas; deve agir no seu ambiente gerando valor para si e para a comunidade; deve ser capaz de mover sua energia e de outras pessoas para realizar seus sonhos e alcançar seus objetivos, não deve deixar que as dificuldades o abalem; aliás, deve se preparar para enfrentá-las; e também deve ser ativo, o que é fundamental para que dê o primeiro passo.

MERCADO DE TRABALHO

Como já mencionado no início desta publicação, o massoterapeuta tem inúmeras possibilidades de trabalho e pode atuar em conjunto com uma equipe multidisciplinar, em clubes, hospitais, centros de beleza e bem-estar, ou de forma autônoma, realizando atendimentos em domicílio ou em consultório particular, por exemplo.

Verifica-se que ao longo dos anos a conscientização do papel da massoterapia e a procura das pessoas pelas técnicas massoterapêuticas tem aumentado, o que se vê pelo número de spas e clínicas que existem na maioria das grandes cidades brasileiras. Outro fato que tem trazido potenciais clientes a procurar esse tipo de tratamento complementar é a qualidade dos profissionais que têm entrado no mercado, com formação sólida e profissionalismo, demonstrando resultados reais na prevenção e no tratamento de distúrbios causados pelo estilo de vida moderno. Cada vez mais as pessoas têm procurado esse tipo de serviço, pois aos poucos vão adquirindo consciência da importância do bem--estar na qualidade de vida e na prevenção de doenças.

Hoje, também está em alta o estilo de vida *fitness*, formado por pessoas que buscam uma alimentação mais saudável e realizam atividades físicas com frequência; esses também são potenciais clientes, uma vez que buscam equilíbrio e qualidade de vida.

Uma grande oportunidade de trabalho se encontra dentro das grandes, médias e até pequenas empresas, que têm contratado profissionais massoterapeutas para atender seus colaboradores, muitas vezes semanalmente, pois perceberam que o rendimento deles tem melhorado e o número de afastamentos por problemas de saúde tem reduzido, seguindo uma tendência mundial. Existem diversas empresas no mercado que prestam esse tipo de serviço, e para isso contam com uma equipe de profissionais fixos, ou terceirizados. Essas empresas e profissionais liberais também têm tido grandes oportunidades em eventos, como feiras de negócios, eventos desportivos, entre outras oportunidades.

Outros postos de trabalho também têm surgido em hospitais particulares e até mesmo hospitais públicos, com espaços próprios para esse tipo de atendimento, por meio do SUS.

O atendimento em domicílio também é outra forma de trabalho que tem se mostrado bastante interessante, principalmente no início da carreira desse profissional, pois, com um pequeno investimento (em geral uma maca portátil e poucos produtos), o massoterapeuta vai até onde está seu cliente, deixando de ter despesas como aluguel de um espaço, luz, entre outros. Nessa modalidade, é importante ter em mente a forma de locomoção, o tempo e os gastos envolvidos.

O mercado está aberto e em alta, basta ter foco no tipo de trabalho que se deseja realizar, no público que se deseja atender, no quanto se quer investir, ou seja, é preciso ter atitude empreendedora e conhecimentos de gestão de negócios.

Dependendo do tipo de negócio que o massoterapeuta pretende abrir, ao contrário do que se possa pensar, a melhor forma de se iniciar na profissão é divulgando seu trabalho para **pessoas próximas**, como colegas de trabalho, amigos e familiares. A partir daí o círculo de clientes começa a aumentar.

ATITUDE EMPREENDEDORA

Para o massoterapeuta, ter atitude empreendedora é essencial. É preciso estar disposto a agir, com criatividade, para criar novos negócios que sejam rentáveis financeiramente, sim, mas levando em consideração também as questões sociais e ambientais, que impactem de forma positiva a sociedade, pensando sempre no coletivo e, por mais que pareça utópico, visando um mundo melhor.

Muitas pessoas passam anos de sua vida reclamando de uma função, e muitas vezes se esquecem de que podem agir de forma empreendedora, tomando a frente da situação e abrindo para si novas possibilidades e oportunidades dentro de uma empresa, ou mesmo abrindo o seu próprio negócio. Você deve se imaginar com 70 anos e se perguntar: eu serei uma pessoa realizada? Eu fiz o que gostaria de ter feito? Ser empreendedor é acreditar em outras possibilidades e estar sempre atento às mudanças, pensando no futuro e nos possíveis obstáculos adiante.

Tina Seelig, neurocientista, empreendedora e renomada professora da Universidade Stanford, escreveu dez dicas de sucesso para seu filho, com o auxílio de outros professores da universidade e de empreendedores de sucesso da região, que listamos a seguir:

1 – Todo problema é uma oportunidade para uma solução criativa!

Muitas vezes nos vemos diante de grandes problemas, aparentemente insolúveis, e a tendência é abandonarmos tudo. Mas, agindo assim, esquecemos que, para sermos empreendedores, temos de esgotar todas as possibilidades, com criatividade, atuando de forma ética, ou seja, sem atropelar pessoas e processos. Devemos ter maturidade para entender que problemas são parte da vida, do dia a dia. Portanto, ter objetivos claros e bem delimitados é bastante importante na vida do massoterapeuta. Onde eu quero chegar? Dessa forma, você deixa de olhar apenas para o problema e consegue pensar no futuro, de maneira mais ampla.

2 – Quanto mais eu trabalho, mais sorte eu tenho!

Raros são os casos de pessoas de sucesso que não precisaram trabalhar muito para atingir seus objetivos. A maioria de nós precisa sair da teoria, dos pensamentos, e colocar os planos em prática, por meio de atitudes. Quando falamos aqui de sorte, falamos de pessoas que estão atentas e abertas para novas situações e oportunidades que apareçam, ou seja, estão preparadas para abraçar novas possibilidades, e as merecem, pois deram o melhor de si!

3 – Encontre uma interseção entre interesse, conhecimento e mercado!

Em resumo: você deve ter paixão pelo que faz, precisa ser competente, ou seja, desenvolver-se tecnicamente, entender daquilo que pretende fazer e, também, saber se as pessoas têm interesse em "comprar" o serviço que você deseja "vender". Portanto, torna-se obrigatório para o massoterapeuta ter conhecimento do mercado de trabalho em que pretende atuar, sem deixar de lado sua paixão e seu desenvolvimento técnico. Achar o meio-termo entre esses fatores é essencial para ser um empreendedor de sucesso.

4 – Tente muitas coisas e mantenha as que funcionam.

Errar uma vez ou outra faz parte de todo processo de criação e inovação. Para que você não caia na armadilha do desânimo e não desista de continuar no seu propósito, você deve ter muito claro em sua mente qual foi o erro exatamente e aprender com ele; da mesma forma, deve se atentar para reconhecer o que gerou sucesso e continuar fazendo o que trouxe retorno positivo. A isso se dá o nome de experiência!

5 – Não espere ser convidado. Ofereça-se!

Nesse caso, o bom senso deve estar sempre à frente, mas o excesso de cautela também pode ser prejudicial. Basicamente, você deve dar mais do que as pessoas esperam de você, com foco em resultados. Não tenha medo de assumir responsabilidades ou de ter mais trabalho, lembre-se de que isso é o que te diferencia dos demais. Vá atrás! Apareça!

6 – O mundo é pequeno. Não queime pontes!

Mantenha um bom relacionamento com as pessoas que fazem diferença na sua vida, como seus amigos, colegas de trabalho, ex-colegas de escola, professores, etc. O mundo dos negócios e as oportunidades dependem de bons relacionamentos, o que não significa que você precisará trabalhar menos, mas sim que você terá mais pessoas que criarão uma rede de contatos, sua referência profissional. Portanto, atenção para não fechar portas em sua vida profissional!

7 – Você pode fazer tudo, mas não ao mesmo tempo!

Aqui a dica é pensar sobre quais são as suas prioridades na vida, quais são os seus sonhos, quais são os seus principais objetivos. Se necessário, faça uma lista de todas as atividades que você faz no seu cotidiano, e as classifique de acordo com as três possibilidades abaixo:

- ➤ O que você faz porque ama? (o que faz seus olhos brilharem?)
- ➤ O que você faz porque precisa ser feito? (suas obrigações, nesse momento)
- ➤ O que você faz porque querem que você faça?

A partir dessas respostas, você consegue identificar seus reais objetivos, seus sonhos, a verdadeira razão da sua existência. Priorize, invista seu tempo nessa "escalada", gaste sua energia com a coisa certa!

8 – São as pequenas coisas que importam!

Pequenas atitudes podem demonstrar grandes gestos! Seja atencioso com seus clientes, demonstre gratidão, preocupe-se de verdade com o outro! Pequenos detalhes vão, no mínimo, impedir que você cometa grandes erros, e na melhor das hipóteses irá trazer excelência ao serviço que você presta, e isso certamente é o que irá te diferenciar dos outros.

9 – Equipe em primeiro lugar!

Saiba trabalhar em equipe, ou seja, aceite que cada pessoa possui qualidades e competências diferentes das suas. Quanto mais você trabalha para que alguém tenha sucesso e cresça ao seu lado, mais sucesso você terá. Associe-se e rodeie-se de pessoas, preferencialmente, melhores que você. Nada de mesquinharia! Grandes empresas são formadas por equipes vencedoras. Faça pelos seus colegas o que gostaria que fizessem por você!

10 – Nunca perca uma oportunidade para ser fabuloso!

Pessoas de sucesso não são medianas, não se esforçam só um pouco. Pessoas de sucesso são "grandes" e fazem o melhor sempre, em qualquer circunstância. Surgiu uma oportunidade? Prepare-se e faça o seu melhor!

Seja empreendedor na sua vida, no seu emprego ou no seu próprio negócio. Certamente essa não será uma jornada fácil, mas lembre-se de que o sentimento de realização e conquista é uma das experiências mais fascinantes que você poderá ter em sua vida!

SUSTENTABILIDADE

O conceito de sustentabilidade foi delineado pela Organização das Nações Unidas (ONU) em 1972, relacionando-se a atitudes e medidas para a preservação e melhoria do meio ambiente. Aplicado a uma empresa, sustentabilidade significa conseguir suprir suas necessidades de hoje, desenvolver-se e crescer sem comprometer a capacidade das futuras gerações obterem seus próprios recursos.

Muitos empreendedores da área de massoterapia ainda acreditam que sustentabilidade está ligada apenas ao meio ambiente, porém, para um negócio ser sustentável, deve atender a três fatores básicos, conhecidos como o tripé da sustentabilidade:

Fatores ambientais – neste caso, a preocupação é com a proteção ambiental. Podemos citar algumas práticas simples que os profissionais da massoterapia podem utilizar no seu dia a dia:

- evitar o consumo excessivo de água:
  - esteja atento a vazamentos de torneiras.
- evitar o consumo excessivo de energia elétrica:

- ligue o ar-condicionado apenas quando for necessário;
- coloque lâmpadas com tecnologias que consomem menos, como as leds;
- utilize ao máximo a iluminação natural;

> compre produtos de empresas que se preocupam com a origem da matéria-prima e com o processo de produção;

> faça o descarte de produtos e materiais (cremes vencidos, lençóis de papel, potes de plástico, etc.) de forma adequada;

> utilize os materiais descartáveis com consciência.

Fatores sociais – seja ético em suas relações de trabalho. Não vise apenas o lucro, pense que sua empresa também deve agregar valor às pessoas que estão em seu entorno. Seguem alguns exemplos:

> convide a comunidade local para assistir a algumas palestras sobre temas que interessem a ela;

> deixe um espaço na sua agenda para ajudar as pessoas mais necessitadas;

> se for fazer um panfleto ou folder divulgando seu negócio, tente agregar informações que reforcem boas práticas de saúde.

> Haja com seus funcionários e fornecedores de forma ética, dê possibilidades para que eles também se desenvolvam. Esses profissionais, quando satisfeitos e reconhecidos, trabalham melhor, o que é de fato excelente para os negócios.

Fatores econômicos – cuidado para que sua empresa não tenha como principal objetivo o lucro. Uma empresa precisa ter missão e objetivo, e o dinheiro deve ser uma ferramenta para que você possa atingi-lo.

De qualquer forma, isso é resultado do cumprimento dos fatores anteriores, pois, ao se preocupar com o meio ambiente, você gasta menos, o que aumenta seu lucro e competitividade, atraindo clientes mais conscientes sobre a preservação ambiental. Ao se preocupar com questões sociais, você cria um vínculo com seus funcionários, fornecedores e clientes, o que reforça a imagem positiva de sua empresa, atraindo ainda mais clientes.

Os benefícios de uma empresa que busca trabalhar de forma sustentável são inúmeros e, quando unidos com conhecimento técnico, paixão pela área de negócio e trabalho sério, abrirão portas para que você seja um empreendedor de sucesso.

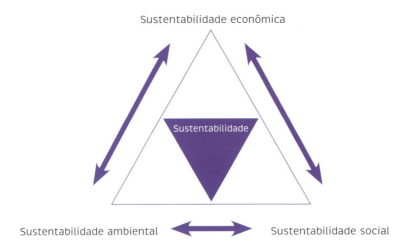

FIGURA 147 – Sustentabilidade.

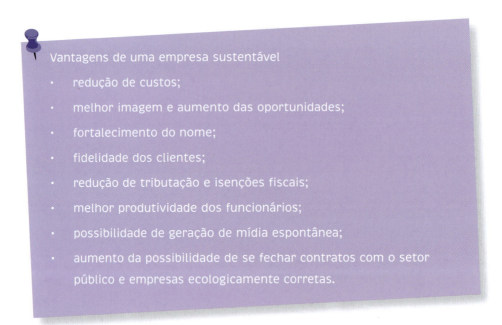

Vantagens de uma empresa sustentável

- redução de custos;
- melhor imagem e aumento das oportunidades;
- fortalecimento do nome;
- fidelidade dos clientes;
- redução de tributação e isenções fiscais;
- melhor produtividade dos funcionários;
- possibilidade de geração de mídia espontânea;
- aumento da possibilidade de se fechar contratos com o setor público e empresas ecologicamente corretas.

LEGISLAÇÃO

A massoterapia ainda não é regulamentada; ou seja, não possui um conselho ou um órgão de classe oficial. Hoje existem alguns conselhos, associações e sindicatos que trabalham com o intuito de regularizar e normatizar a profissão. De qualquer forma, existem algumas legislações que norteiam o trabalho e os direitos dos massoterapeutas, como veremos a seguir:

- **Decreto-lei nº 8.345/45** – esse decreto de 1945 formaliza a profissão do massagista;
- **Lei nº 3.968-61** – reconhece a profissão e dispõe sobre o exercício dela;
- **Decreto-lei nº 4.113/42** – criado em 1942, regula a propaganda dos profissionais da saúde. Proíbe que o massagista faça referência a tratamentos de doenças e obriga que esses profissionais mencionem em seus anúncios o nome, título profissional e local onde são encontrados;
- **Classificação Brasileira de Ocupações (CBO)** – informa que esse profissional aplica procedimentos terapêuticos manipulativos, energéticos e vibracionais que visam tratar moléstias psiconeurofuncionais, musculoesqueléticas e energéticas. Avalia as disfunções fisiológicas, sistêmicas, energéticas e vibracionais de seus clientes, além de aplicar métodos das medicinas oriental e convencional;
- **Portaria 971/2006 do Ministério da Saúde** – aprova a Política Nacional de Práticas Integrativas e Complementares (PNPIC), que reconhece a eficácia de terapias como acupuntura, fitoterapia, termalismo e homeopatia. Um dos anexos menciona a técnica de massagem tuiná como parte da medicina tradicional chinesa e a relaciona como preventiva de agravos de doença, e vinculada à promoção e recuperação da saúde.

Também existem normativas de âmbito estadual e municipal que reconhecem a profissão e dão outras orientações. Em alguns locais, por exemplo, foi instituído o dia 25 de maio como o dia do massoterapeuta.

FORMAÇÃO PROFISSIONAL

Como já abordamos, é imprescindível que o massoterapeuta tenha formação sólida e que consiga analisar com uma visão ampliada e integral todos os aspectos inerentes à excelência profissional.

Para atingir todas essas premissas, é necessário que o profissional tenha formação técnica em escolas de qualidade reconhecida, em cursos com duração de 1200 horas, que estejam em conformidade com as diretrizes do MEC. Muitos profissionais da área possuem formação a partir de cursos livres que são muito interessantes, mas que não oferecem uma visão integral da profissão.

Competências desejáveis na formação do massoterapeuta

- Reconhecer-se dentro do sistema de saúde, compreendendo o trabalho conjunto com os demais profissionais de saúde, ter visão integral do ser humano, saber oferecer qualidade no atendimento, ter compromisso social, ter postura profissional.
- Saber elaborar um plano terapêutico, selecionando as melhores técnicas para cada caso, considerando as bases de anatomia, fisiologia, biomecânica, fisiopatologia e energéticas, além das indicações e contraindicações para cada caso.
- Proceder com as técnicas de massagem oriental, ocidental e de terapias integrativas, obedecendo aos princípios de segurança, primeiros socorros, ergonomia, higiene e profilaxia e consciência ambiental.
- Saber orientar clientes e comunidade quanto aos bons hábitos de saúde, visando melhores condições de vida.
- Gerir um negócio a partir dos princípios do empreendedorismo e sustentabilidade, compreendendo e aplicando as normas e legislações específicas.

Cursos livres

São indicados para pessoas que desejam conhecer e iniciar na área da massoterapia ou atuar em segmentos específicos. Também são essenciais aos profissionais formados em massoterapia ou em outras áreas terapêuticas, pois servem como fonte de constante atualização e de conhecimento de novas técnicas.

GESTÃO DE NEGÓCIOS MASSOTERAPÊUTICOS

Para aumentar as possibilidades de sucesso de um negócio, é preciso se atentar para uma série de fatores. Além de conhecer os passos a serem seguidos quanto à abertura do negócio, é importante pesquisar e conhecer o ramo, para assim traçar um planejamento a ser seguido. Esse deve ser um processo dinâmico, revisto e readequado a todo momento, afinal, o mundo dos negócios está em constante mudança.

É importante que o empreendedor adquira conhecimentos de gestão para que possa elaborar um plano de negócios (o que não é o objetivo desta seção). A seguir, veremos alguns tópicos gerais que devem ser avaliados pelo futuro empreendedor:

Localização

Defina seu público, e a partir daí poderá decidir onde abrirá seu negócio! De forma geral, áreas com grande concentração de residências são bastante interessantes.

Para esse tipo de negócio, deve-se evitar ao máximo regiões com muito barulho.

O acesso ao local deve ser fácil, com possibilidades de transporte público e vagas para estacionar.

Verifique se o imóvel está dentro das normas para seu negócio e se a documentação está em ordem.

Procedimentos legais

Abaixo seguem alguns dos passos para legalizar a sua empresa. O empreendedor poderá contratar um contador para realizá-los.

- Realize uma consulta comercial junto à Prefeitura ou à Secretaria Municipal de Urbanismo para verificar se o endereço está correto e se é permitido exercer a atividade nesse local.
- Pesquise o nome e a marca pretendidos na Junta Comercial, em Cartórios ou no Instituto Nacional de Propriedade Intelectual (INPI).
- Realize o registro do contrato social na Junta Comercial ou em Cartório.

EMPREENDEDORISMO EM MASSOTERAPIA

> - Solicite o CNPJ na Receita Federal.
> - Faça a Inscrição Estadual junto à Receita Estadual.
> - Solicite o Alvará de Licença na Prefeitura Municipal / Secretaria Municipal da Fazenda.
> - Faça a matrícula do Instituto Nacional de Seguridade Social (INSS).
> - Certidão de uso do solo – pode variar de um município para outro e deve ser verificada na Prefeitura Municipal.

É importante também consultar um contador quanto ao melhor regime para abertura da empresa.

Estrutura

De forma geral, os espaços de massoterapia não exigem grandes adequações. Basta ser um espaço amplo, arejado, que comporte uma maca, uma cadeira para quick massage, um móvel para colocar os materiais utilizados durante a sessão e um armário para acondicioná-los, além de um espaço para circulação dos clientes e do profissional.

É importante que seja um ambiente confortável com iluminação e cores leves, som ambiente e temperatura adequada, lembrando que o corpo do cliente fica exposto na maior parte dos procedimentos.

Funcionários

Depende muito do porte do negócio que será aberto. Se deseja contratar um outro massoterapeuta, a sugestão é que o profissional seja ético, comprometido e que busque constante atualização profissional, o que fará toda a diferença no sucesso de seu negócio.

De forma geral, será necessário pensar na contratação de um recepcionista ou secretário, que deve ter boa comunicação e saber lidar com o público, além de outras características desejáveis, como organização, por exemplo.

Os salários e registros devem seguir as leis e normas específicas de acordo com cada classe. Algumas clínicas trabalham com profissionais terceirizados, sem vínculo empregatício, e, nesse caso, deve-se atentar para que a legislação trabalhista seja cumprida, além de cuidar para que a qualidade no atendimento esteja de acordo com os princípios da empresa.

Equipamentos e produtos

Alguns dos itens necessários para o funcionamento de uma clínica de massoterapia são: maca, cadeira de quick, ventosas, lanterna de cromoterapia, kit de auriculoterapia, moxa bastão, palito e lã de moxa (suporte/apagador, caixa de moxa), óleos essenciais, óleos carreadores (semente de uva, amêndoas, algodão), cremes, espátula gua sha, lençol de papel ou TNT, ar-condicionado, aquecedor de ambiente, computador, impressora, dispensador para sabonete líquido, dispensador para álcool gel, toalheiro para papel, toalha descartável, cesto de lixo, escada de dois degraus para maca, relógio de parede, armário, carrinho auxiliar e colchonete, entre outros.

Estoques

Neste quesito é importante ter controle e acompanhamento constantes, pois é recomendável ter sempre um estoque mínimo. Portanto, estipule a quantidade mínima que se deve ter de cada produto para que não falte, levando em consideração o número de dias entre a compra e o recebimento do material. Por outro lado, também não é interessante investir em grandes quantidades de produtos, pois o capital não deve ficar parado.

O ideal é encontrar fornecedores que tenham todos ou quase todos os produtos que sua empresa necessita, e fazer duas ou mais cotações. Dessa forma você tem a chance de negociar melhores preços e reduzir o seu custo total.

Investimento

De quanto a sua empresa precisará para funcionar adequadamente? Lembre-se de que você precisará investir em três estágios diferentes:

- ➤ na montagem da sua clínica, ou seja, na compra dos equipamentos e na adequação da estrutura;
- ➤ na abertura da empresa, com documentação, contador, propaganda, entre outros;
- ➤ nos meses iniciais, precisará de capital de giro para arcar com todos os custos para manter a estrutura funcionando, o que inclui aluguel, salários, impostos, compra de insumos, etc.

Divulgação

É essencial que a clínica seja vista; portanto, são imprescindíveis os anúncios em listas telefônicas (principalmente as *on-line*), revistas, jornais e redes sociais, entre outros. A impressão de folders a públicos específicos também é interessante.

Hoje, possuir um site é essencial e dá credibilidade ao seu negócio. Preocupe-se sempre em alimentá-lo com informações úteis e relevantes ao público. Jamais deixe seu site desatualizado!

Considerações gerais

Reserve um tempo para realizar os processos administrativos e financeiros da empresa: faça reuniões com sua equipe para alinhar processos, acompanhe as compras, finanças, controle de qualidade, satisfação dos clientes, divulgação da empresa, etc.

Hoje existem diversos *softwares* que auxiliam o administrador na gestão da empresa e possibilitam gerir a agenda, horários de reuniões e compras, por exemplo.

BIBLIOGRAFIA

AMARAL, Fernando. *Manual técnico: bem-estar, saúde e beleza*. São Paulo: WNF World'sNatural Fragrances, 2015.

AMBER, Reuben. *Cromoterapia: a cura através das cores*. São Paulo: Cultrix, 2006.

ANDREOLI, Carla Parada Pazinatto & ANDREOLI, Paula Parada. *Drenagem linfática: reestruturação anatômica e fisiológica passo a passo*. São Paulo: Napoleão, 2013.

APOSHYAN, Susan. *Inteligência natural: integração corpo-mente e desenvolvimento humano*. São Paulo: Manole, 2001.

ARAIA, Eduardo. "O poder do toque". Em *Revista Planeta*. Disponível em http://revistaplaneta.terra.com.br/secao/espiritualidade/o-poder-do-toque. Acesso em 18-4-2017.

AUTEROCHE, Bernard & NAVAILH, Paul. O diagnóstico na medicina chinesa. São Paulo: Andrei, 1992.

BIRABÉN, Victoria. *Aromaterapia: o poder terapêutico do* óleos e*ssenciais*. São Paulo: Gente, 1997.

BLOISE, Paulo. *Saúde integral: a medicina do corpo, da mente e o papel da espiritualidade*. São Paulo: Editora Senac São Paulo, 2011.

BOUCINHAS, Jorge & GUIMARÃES, Raul. *Auriculoterapia: visão oriental/visão ocidental*. Recife: Universidade de Pernambuco, 1997.

BURMEISTER, Alice & MONTE, Tom. *O toque da cura: energizando o corpo, a mente e o espírito*. São Paulo: Ground, 1999.

CAEL, Christy. *Anatomia palpatória e funcional*. São Paulo: Manole, 2013.

CASSAR, Mario Paul. *Manual de massagem terapêutica*. São Paulo: Manole, 2001.

CEZIMBRA, Marcia. *Bem-estar na palma das mãos: a cultura da massagem do oriente ao ocidente*. Rio de Janeiro: Senac Nacional, 2009.

CHIRALI, Ilkay Zihni. *Ventosaterapia: medicina tradicional chinesa*. São Paulo: Roca, 2001.

CHUNCAI, Zhou. *Clássico de medicina do Imperador Amarelo: tratado sobre a saúde e vida longa*. São Paulo: Roca, 1999.

CLAY, H. James & POUNDS, M. David. *Massoterapia clínica: integrando anatomia e tratamento*. São Paulo: Manole, 2003.

CLINE, Kyle. *Massagem pediátrica chinesa: um guia para terapeutas – técnicas e tratamentos de doenças infantis e problemas crônicos de saúde*. São Paulo: Ground, 2003.

CONHEÇA AS DOENÇAS que mais matam no Brasil, em *Portal Terra*. Disponível em http://www.terra.com.br/saude/infograficos/doencas-que-mais-matam/. Acesso em 18-4-2017.

CORAZZA, Sonia. *Aromacologia: uma ciência de muitos cheiros*. São Paulo: Senac São Paulo, 2004.

CUNHA, Antonio Augusto. *Acupuntura e moxaterapia taikyoku*. São Paulo: Ícone, 2008.

_____. *Ventosaterapia*. 3. ed. São Paulo: Ícone, 2001.

DÂNGELO, José Geraldo & FATTINI, Carlo Américo. *Anatomia humana básica*. 2. ed. São Paulo: Atheneu, 2009.

DASCAL, Miriam. *Eutonia: o saber do corpo*. São Paulo: Senac São Paulo, 2008.

DAVIS, Vicky *et al. O rumo do barão: um guia ético para a riqueza, o poder e o sucesso*. São Paulo: Senac São Paulo, 2008.

DINIZ, Denise Pará & SCHOR, Nestor. *Qualidade de vida: guia de medicina ambulatorial e hospitalar – UNIFESP*. São Paulo: Manole, 2006.

DONATELLI, Sidney. *Caminhos de energia: atlas dos meridianos e pontos para massoterapia e acupuntura*. São Paulo: Roca, 2014.

DURO, Jorge & BONAVITA J. R. *Desperte o empreendedor em você*. Rio de Janeiro: Senac Rio de Janeiro, 2007.

ECKERT, Achim. *O tao da cura: medicina chinesa prática*. São Paulo: Ground, 2002.

EDDE, Gérard. *Cores para sua saúde: m*étodo *prático de cromoterapia*. São Paulo: Pensamento, 1997.

EDITORA SÃO PAULO. *Plano de curso do técnico em massoterapia*. Versão 6. Dezembro de 2016.

ELLIS, Suzanne & DOUGANS, Inge. *Um guia passo a passo para aplicação da reflexologia*. São Paulo: Cultrix, 2007.

FELICIANO, Alberto & CAMPADELLO, Pier. *Reflexologia energética: massagem para os pés*. São Paulo: Madras, 2004.

FOCKS, Claúdia. *Atlas de acupuntura: com sequência de fotos e ilustrações*. Barueri: Manole, 2005.

FONSECA, Wagner Pereira da. *Acupuntura auricular chinesa*. São Paulo: Andreoli, 2011.

FREIRE, Marcos Jr. *Tuin*á para *crianças: massagem chinesa*. Rio de Janeiro: Sindicato Nacional de Editores de Livros, 1989.

FREIRE, Marcos. *Automassagem e medicina chinesa*. Brasília: Via Veslaco Comunicação, 1996.

GARCIA, Ernesto. *Auriculoterapia – Escola Huang Li Chun*. São Paulo: Roca, 2003.

GERBER, Richard. *Medicina vibracional: uma medicina para o futuro*. São Paulo: Cultrix, 1997.

GOMES, Evito. Reabilitação através da massoterapia: teoria e prática. Santa Catarina: Insular, 2009.

HILSDORF, Carlos. *Atitudes vencedoras*. São Paulo: Editora Senac São Paulo, 2003.

HOPPENFELD, Stanley. *Propedêutica ortopédica: coluna e extremidades*. São Paulo: Atheneu, 1999.

HUDSON, Clare Maxwell. *Aromaterapia & massagem*. São Paulo: Callis Editora, 2001.

INADA, Tetsuo. *Técnicas simples que completam a acupuntura e a moxabustão*. São Paulo: Roca, 2003.

JAHARA-PRADIPTO, Mario. *Zen Shiatsu: equilíbrio energético e consciência do corpo*. São Paulo: Summus, 1986.

JARMEY, Chris & MOJAY Gabriel. *Shiatsu: um guia completo*. São Paulo: Pensamento, 2008.

JEREMY, R. *Zang Fu: sistemas de órgãos e vísceras da medicina tradicional chinesa*. 2. ed. São Paulo: Roca, 2009

JOHARI, Harish. *Manual de massagem ayurvédica: técnicas indianas tradicionais para o equilíbrio do corpo e da mente*. São Paulo: Ground, 2007.

KAVANAGH, Wendy. *Exercícios básicos de massagem*. São Paulo: Manole, 2006.

KEET, Louise. *A bíblia da reflexologia: o guia definitivo para reflexologia*. São Paulo: Pensamento, 2010.

KEN, Chen & YONGQIANG, Cui. *Manual de terapia auricular chinesa*. São Paulo: Andrei, 2006.

LEDUC, Albert & LEDUC, Olivier. *Drenagem linfática: teoria e prática*. São Paulo: Manole, 2003.

LIDDELL, Lucinda. *O livro das massagens: completo guia passo a passo das técnicas orientais e ocidentais*. São Paulo: Manole, 1998.

LOPES, Cláudio. *Tuiná: medicina manual chinesa*. São Paulo: Andreoli, 2010.

LOURENÇO, Osni Tadeu. *Reflexologia podal: sua saúde através dos pés*. São Paulo: Ground, 2002.

_____. *Reflexologia podal: primeiros socorros e técnicas de relaxamento*. São Paulo: Ground, 2014.

MACIOCIA, Giovanni. Os fundamentos da medicina tradicional chinesa. 2. ed. São Paulo: Roca, 2007.

MAO-LIANG, Qiu. *Acupuntura chinesa e moxibustão*. São Paulo: Roca, 2001.

MARETZKI, Gerri. *Corpo análise – soma e psyché: construindo uma relação equilibrada*. Rio de Janeiro: Senac Nacional, 2010.

MARQUARDT, Hanne. *Reflexoterapia pelos pés*. São Paulo: Manole, 2005.

MASUNAGA, Shizuto & OHASHI, Wataru. *Zen Shiatsu: como harmonizar o Yin/ Yang para uma saúde melhor*. 9. ed. São Paulo: Pensamento, 2008.

MERCATI, Maria. *Tui na: massagem para estimular o corpo e a mente*. São Paulo: Manole, 1999.

MILANI, Juliet Jalieh & SHEPARD, Alessandra. *Exercitando o corpo e a alma: movimentos com energia e consciência*. São Paulo: Pensamento, 2007.

MILDT, Christina. *Fundamentos de acupressão*. Rio de Janeiro: Guanabara Koogan, 2009.

MINISTÉRIO DA SAÚDE. Portaria nº 971, de 3 de maio de 2006. Disponível em http://bvsms.saude.gov.br/bvs/saudelegis/gm/2006/prt0971_03_05_2006.html. Acesso em 19-4-2017.

MURATA, Jorge Jodi. *Acupuntura fácil de entender*. São Paulo: Ícone, 2010.

NAKAGAWA, Marcelo. *Empreendedorismo: elabore seu plano de negócio e faça a diferença!* São Paulo: Editora Senac São Paulo, 2013.

NAMIKOSHI, Tokujiro. *Shiatsu: a terapia dos pés descalços*. 3. ed. Rio de Janeiro: Record, 1969.

NAMIKOSHI, Toru, *O livro completo da terapia shiatsu*. São Paulo: Manole, 1992.

NEUMAN, Tony. *A massagem sentada: a arte tradicional de acupressão: AMMA*. São Paulo: Madras, 2012.

NEVES, Marcos Lisboa. *Manual prático de auriculoterapia*. 3. ed. Passo Fundo: Merithus, 2012.

NETTER, Frank H. *Atlas de anatomia humana*. 2. ed. Porto Alegre: Artes Médicas Sul, 2000.

NOLETO, Paulo. *Manual de massagem pediátrica chinesa: tuiná pediátrico*. São Paulo: Ícone, 2006.

PIN, Son Tian. *Atlas de semiologia da língua*. São Paulo: Roca, 1994.

POVO, Marta. *Energia e arte*. São Paulo: Editora Senac São Paulo, 2007.

PRICE, Shirley. *Aromaterapia para doenças comuns*. São Paulo: Manole, 1999.

PYHN, Eliana Guimarães & SANTOS, Maria Lucia dos. *Idade biológica: comportamento humano e renovação celular*. São Paulo: Editora Senac São Paulo, 2004.

REICHMANN, Brunilda T. *Auriculoterapia: fundamentos de acupuntura auricular*. 4. ed. Curitiba: Tecnodata, 2008.

RIBEIRO, Denise Rodrigues. *Drenagem linfática manual corporal*. São Paulo: Editora Senac São Paulo, 2004.

_____. *Drenagem linfática manual da face*. São Paulo: Editora Senac São Paulo, 2004.

RIGGS, Art. *Técnicas de massagem profunda: um guia visual*. São Paulo: Manole, 2009.

SAMPAIO, Mara. *Atitude empreendedora: descubra com Alice seu País das Maravilhas*. São Paulo: Editora Senac São Paulo, 2014.

SANDOR, Petho. *Técnicas de relaxamento*. São Paulo: Vetor, 1982.

SEBRAE. *Sustentabilidade*. 2. ed. Cuiabá: Sebrae, 2015.

_____. "Como montar um serviço de massagem". Em *Portal SEBRAE – Ideias de negócio*. Disponível em http://www.sebrae.com.br/sites/PortalSebrae/ideias/Como-montar-um-servi%C3%A7o-de-massagem. Acesso em 19-4-2017.

_____. "Como montar uma clínica de terapias orientais". Em *Portal SEBRAE – Ideias de negócio*. Disponível em http://www.sebrae.com.br/sites/PortalSebrae/ideias/como-montar-uma-clinica-de-terapias-orientais. Acesso em 19-4-2017.

SELLAR, Wanda. *Óleos que curam: o poder da aromaterapia*. Rio de Janeiro: Nova Era, 2002.

SENADO FEDERAL. Decreto-lei nº 4.113. Disponível em http://legis.senado.gov.br/legislacao/ListaTextoIntegral.action?id=14613&norma=29585. Acesso em 18-4-2017.

SILVA, Benedicto (coord.) *Dicionário de Ciências Sociais*. Rio de Janeiro: FGV, 1986.

SMITH, Laura K. *et al. Cinesiologia clínica de Brunnstrom*. 5. ed. São Paulo: Manole, 1997.

SOCIEDADE BRASILEIRA DE REUMATOLOGIA. "Espondilite anquilosante". Disponível em http://www.reumatologia.com.br/PDFs/Cartilha_Espondilite_Anquilosante.pdf. Acesso em 19-4-2017.

SOGESP. "O que é dismenorreia e o que fazer para enfrentar os sintomas doloridos". Em *Guia de saúde e bem-estar*. Disponível em http://www.sogesp.com.br/canal-saude-mulher/guia-de-saude-e-bem-estar/o-que-e-dismenorreia-e-o-que-fazer-para-enfrentar-os-sintomas-doloridos. Acesso em 18-4-2017.

SOUZA, Marcelo Pereira de. *Tratado de auriculoterapia*. São Paulo: Instituto Yang, 2001.

SOUZA, Wanderley de. *Shiatsu dos meridianos: um guia passo a passo*. 3. ed. São Paulo: Editora Senac São Paulo, 2005.

SPENCER, Alexander P. *Anatomia humana básica*. 2. ed. São Paulo: Manole, 1991.

SPRINGHOUSE CORPORATION. *Anatomical Chart Company – Atlas de fisiopatologia*. São Paulo: Guanabara Koogan, 2004.

TEEGUARDEN, Iona Marsaa. *Acupressão: o caminho para a saúde*. São Paulo: Manole, 2000.

TORTORA, Gerard J. & DERRICKSON, Bryan. *Fundamentos de anatomia e fisiologia*. 8. ed. São Paulo: Artmed, 2012.

VALCAPELLI. *As cores e suas funções*. São Paulo: Roca, 2001.

VERVLOET, Flávio. *Guia da saúde integral*. São Paulo: Gente, 2000.

VILELA, Túlio. "China antiga (2): as cinco primeiras dinastias chinesas. Em *UOL Educação*. Disponível em http://educacao.uol.com.br/disciplinas/historia/china-antiga-2-as-cinco-primeiras-dinastias-chinesas.htm. Acesso em 18-4-2017.

_____. "China medieval: Dinastias Sui e Tang: reunificação e explendor do império", em *UOL Educação*. Disponível em http://educacao.uol.com.br/disciplinas/historia/china-medieval-dinastias-sui-e-tang-reunificacao-e-esplendor-do-imperio.htm. Acesso em 18-4-2017.

WANG, San & AAMODT, Sandra. *Bem-vindo ao seu cérebro*. São Paulo: Cultrix, 2010.

WEN, Tom Sintan. *Acupuntura clássica chinesa*. São Paulo: Cultrix, 2014.

WERNER, Ruth. *Guia de patologia para massoterapeutas*. 2. ed. Rio de Janeiro: Guanabara Koogan, 2005.

WILLS, Pauline. *Manual de cura pela cor: um programa completo de cromoterapia*. São Paulo: Pensamento, 2012.

WU, David. "Sun Simiao: um médico excepcional para a medicina chinesa". Em *Epoch Times*. Disponível em https://www.epochtimes.com.br/sun-simiao-medico-excepcional-medicina-chinesa/#.Vt7ZMEIrI2w. Acesso em 18-4-2017.

_____. "Zhang Zhongjing: um sábio da medicina tradicional chinesa", em *Epoch Times*. Disponível em https://www.epochtimes.com.br/zhang-zhongjing-sabio-medicina-tradicional-chinesa/#.Vt7WlkIrI2w. Acesso em 18-4-2017.

YAMAMOTO, Shizuko. *Shiatsu dos pés descalços*. 2. ed. Trad. Graça de Castro. São Paulo: Ground, 1987.

YAMAMURA, Ysao. *Acupuntura tradicional: a arte de inserir*. São Paulo: Roca, 2001.

_____. *Entendendo medicina chinesa acupuntura*. São Paulo: Center AO, 2006.

_____ & YAMAMURA, Márcia L. *Propedêutica energética: inspeção e interrogatório*. 1. ed. São Paulo: Center AO, 2010.

ZHUFAN, Xie. *Medicina interna tradicional chinesa*. São Paulo: Roca, 1997.

ZORZI, Rafael & STARLING, Iriam Gomes. Corpo Humano: órgãos, sistemas e funcionamento. Rio de Janeiro: Senac Nacional, 2010.

SITES CONSULTADOS

ABC da Massagem. Quick massage. Disponível em http://www.abcdamassagem.com.br/quick.htm. Acesso em 19-4-2017.

Associação Nacional dos Terapeutas. Terapias Naturais. Disponível em http://www.terapeutas.org.br/TerapiasNaturais.html. Acesso em 19-4-2017.

Atlas da saúde. Espondilose. Disponível em http://www.atlasdasaude.pt/publico/content/espondilose. Acesso em 19-4-2017.

Aula de anatomia. Disponível em http://www.auladeanatomia.com. Acesso em 18-4-2017.

BrasilEscola. Disponível em http://www.brasilescola.com/biologia/fisiologia.htm. Acesso em 19-4-2017.

Clínica Deckers. Espondilolise e Espondiloslitese. Disponível em http://www.clinicadeckers.com.br/html/orientacoes/ortopedia/039_espondilolise.html. Acesso em 19-4-2017.

Dicas de massagem. História e origem da quick massage. Disponível em http://www.dicasdemassagem.com.br/historia-e-origem-da-quick-massage. Acesso em 19-4-2017.

InfoEscola. Disponível em http://www.infoescola.com/. Acesso em 18-4-2017.

Instituto Tocar. Disponível em http://www.tocar.org.br/inicio.htm. Acesso em 18-4-2017.

Manual MSD – versão saúde para a família. Disponível em http://www.manualmerck. net/. Acesso em 18-4-2017.

Ministério do Trabalho e Emprego – Classificação Brasileira de Ocupações. Disponível em http://www.mtecbo.gov.br/. Acesso em 19-4-2017.

Portal saúde & livros. Disponível em http://www.isabelvasconcellos.com.br. Acesso em 18-4-2017.

Site didático de anatomia patológica, neuropatologia e neuroimagem – Músculo esquelético normal. Disponível em http://anatpat.unicamp.br/musnormal.html. Acesso em 18-4-2017.

Só biologia. Disponível em http://www.sobiologia.com.br/. Acesso em 18-4-2017.

Sociedade Brasileira de Hipertensão (SBH). Disponível em http://www.sbh.org.br/ geral/faq.asp. Acesso em 18-4-2017.

Viva em equilíbrio. Disponível em http://vivaemequilibrio.blogspot.com.br/2009/12/ massoterapia.html. Acesso em 19-4-2017.

ÍNDICE REMISSIVO

Água solarizada, 256

Albert Leduc, a técnica de, 164, 165, 166-168

Alisamento, 331, 340

Alvéolos, 97, 103, 123

Amarelo, 22, 248, 249, 250-251, 253, 255, 256, 257, 258, 259, 260, 262, 273

Ambiente, organização do, 9, 139-140, 168

Amassamento, 145, 148-149, 150, 152, 153, 154, 159, 160, 161, 329-330, 337, 338, 339, 340, 341, 342, 343, 344, 345

Aromaterapia, 224-247

    conceito, 226-227

    contraindicações, 228

    cuidados especiais, 231

    formas de aplicação, 229-231

    história, 224-226

    indicações, 227

    tratamento com óleos essenciais, 228-229

Articulações e seus movimentos, 65-74

Atendimento ao cliente, instruções para o, 140-143

Atitude empreendedora, 365-368

Aura, limpeza da, 254, 255-256

Auriculoterapia, 21, 208

    chinesa, 345-357

mapa auricular, 350-352

    pontos de, 352-355

    prática de, 355

Azul, 163, 248, 249, 250-251, 253, 255, 256, 257, 260-261, 262

Baço, 106, 108, 216, 223, 233, 240, 251, 253, 261, 273, 277, 280, 281, 282, 283, 289, 290, 297, 299, 300, 306, 323, 351, 353

Bexiga, 41, 81, 118, 119, 120, 216, 222, 223, 273, 277, 280, 281, 282, 289, 290, 306, 307, 351, 353

Boca, 41-42, 53, 83, 84, 96, 111-112, 169, 217, 238, 273, 296, 301, 302, 308, 310, 315, 320, 351, 353, 358

Braços, 32, 158, 161, 169, 210, 290, 312, 333, 338, 339
  finalizando os, 161
Branco, 40, 100, 106, 163, 236, 251, 263, 273

Cabeça, 32, 34, 51, 52, 54, 60, 62, 69, 73, 77, 83, 84, 89, 94, 154, 158, 159, 162, 168, 179, 210, 222, 223, 229, 252, 255, 261, 290, 313, 323, 325, 342, 345, 346, 347
  músculos da, 83, 84
Caixa torácica, 51, 52, 58, 85, 315
Carpo, 60, 61, 65
Célula, 38-39, 40, 41, 44, 45, 48, 49, 52, 79, 80, 95, 98, 99, 100, 105, 107, 108, 115, 127, 132, 134, 135, 165, 209, 226, 233, 243, 249, 250, 262
Chacras (Chakras), 21, 155, 251-255
Ciclo
  de controle (Ko), 273, 275, 276
  de geração (Sheng), 273, 274, 276
Cinesiologia, 26, 65, 67
Cintura
  escapular, 58, 59, 67, 85-86, 213
  pélvica, 58, 62, 64, 89-90
Classificação
  estrutural, 65, 68
  por movimento, 65-67
Clavícula, 58, 59, 61, 84, 97, 324, 351
Cóccix, 54, 55, 57, 90, 216, 255, 256, 305, 322, 351
Coluna
  cervical, 54, 55, 56, 86, 159, 216, 321, 345, 351, 354
  lombar, 54, 55, 57, 89, 157, 351
  patologias da coluna e aplicação da quick massage, 157-161
  torácica, 54, 57, 89, 351
  vertebral, 52, 55, 57, 76, 86, 88, 89, 157, 158, 159, 160, 206, 255, 298, 300, 305, 321, 322, 325, 339, 340
Como é organizado o nosso corpo?, 38-42
Compressão, 75, 76, 148, 149, 150-151, 183, 184, 185, 186, 187, 190-192, 194-198, 201, 203-205, 207, 329, 331, 337, 338, 340, 341, 342, 343
Cor(es)
  estudiosos da, 250
  outras formas de usar as, 256-257
  propriedades terapêuticas das, 257-263

Coração, 40, 51, 58, 81, 98-99, 100-101, 105, 106, 110, 216, 222, 223, 233, 246, 251, 259, 273, 277, 280, 282, 289, 290, 301, 302, 303, 309, 324, 350, 351, 353

Costas e glúteos, 159-160

Costelas, 54, 57, 58, 59, 85, 89, 323, 333, 343, 344

Crânio, 51, 52-53, 89, 337, 345

Cromoterapia (ou colorterapia), 155, 248. Ver também Cor(es)

    água solarizada, 256

    aplicação da, 248, 249, 253, 254

    chacras (ou chakras), 251-253

    conceito, 248-249

    estudiosos, 250

    formas de aplicação, 253-255

    história, 250-251

    limpeza e energização, 255-256

Cuidados especiais, 217, 227, 231

Descrição das manobras, 329

Deslizamento, 75, 145, 152, 153, 154, 158, 169, 359

    profundo, 147-148, 152

    superficial, 146-147, 152, 165, 168, 325

Diagnóstico

    auricular, 350

    em medicina chinesa, 278-279

    pela língua, 279, 281-283, 288

Diferenças entre a visão ocidental e a oriental, 265-266

Divisão do corpo por zonas, 213-214

Divulgação, 211, 376

Drenagem linfática manual, 21, 163-168, 182, 231

    características da técnica, 163-166

    contraindicações, 167-168

    história, 163-164

    indicações, 166-167

    no Brasil, 164

    sequência básica da drenagem linfática manual corporal, 182-207

    sequência básica da drenagem linfática manual facial, 168-181

Emil Vodder, a técnica de, 163-164, 165-166

Empreendedorismo em massoterapia, 361-376

Equipamentos e produtos, 20, 278, 375

Escápula(s), 58, 59, 60, 61, 85, 86, 88, 160, 223, 294, 296, 305, 322, 339, 351

Esôfago, 42, 96, 111, 112, 114, 216, 222, 223, 300, 320, 351, 353

Esqueleto

    apendicular, 58-64

    axial, 52-58

Esterno, 58, 59, 106, 323, 344

Estiramento, 91, 130, 220, 331, 340, 345

Estômago, 41, 42, 111, 112, 113, 114, 115, 216, 222, 223, 233, 236, 240, 241, 243, 246, 247, 273, 277, 280, 281, 289, 289, 290, 297, 298, 299, 300, 303, 310, 320, 323, 324, 351, 353, 355

Estoques, 279, 375

Estrutura, 9, 31, 38, 9, 40, 41, 42, 43, 45, 49, 51, 54, 56, 59, 62, 63, 65, 67, 69, 75, 79, 80, 81, 92, 95, 96, 97, 98, 106, 107, 108, 111, 112, 113, 118, 120, 122, 123, 125, 128, 129, 130, 132, 133, 148, 150, 153, 214, 269, 280, 374, 375

Estudiosos da cor e da luz, 250

Extensão e flexão, 333

Face, músculos da, 83-84

Falanges, 60, 61, 62, 63, 64, 65, 215, 289, 351

Faringe, 42, 96, 108, 111, 112, 114, 222, 351

Fêmur, 51, 62, 63, 64, 77, 89, 90, 91

Fíbula, 62, 63, 64, 91

Ficha de avaliação, 140-143, 156, 218, 219, 288, 321

Formação profissional, 371-372

Fricção, 22, 23, 145, 153, 154, 330-331, 334, 336, 338, 340, 343, 344, 345, 359

Funcionários, 155, 250, 369, 370, 374

Gestão de negócios massoterapêuticos, 373-376

Glândulas anexas, 42, 111, 113

Gua sha, 357, 359-360

Identidade e prática profissional, 25-28

Índigo, 248, 249, 251, 253, 255, 256, 257, 259, 261-262

Instruções para o atendimento ao cliente, 140-143

Intestinos, 41, 42, 111, 112-113, 117, 217, 247

Investimento, 364, 375

Laranja, 232, 235, 239, 240, 248, 249, 250, 251, 253, 257, 258-259, 260, 261

Laringe, 96, 114, 294, 296, 320, 351

Legislação, 370-371, 374

Limpeza e energização, 255-256

    de aura, 255

    do sistema nervoso central e periférico, 255-256

Linfa, 105-106, 107, 149, 163, 165, 166, 200, 279, 329, 331

Linfonodos, 106, 107, 108, 164, 165, 168, 169, 170, 171, 173, 179, 181, 182, 183, 184, 186-197, 200-207, 222, 223

Localização, 79, 83-84, 85-86, 88-90, 165, 168, 208, 209, 212, 253, 288, 290, 306, 314, 350, 373

Manobras

    de percussão, 151, 331, 338, 340, 341, 342, 344, 345

    nas articulações, 65-74

Mão(s), 9, 20, 27, 28, 32, 34, 43, 60, 63, 65, 69, 143, 145, 146, 147, 148, 150, 152, 154, 158, 159-160, 161, 169, 226

Mapa auricular, 350-351

Massagem

    aplicação da, 26, 59, 102, 123, 156, 157, 158-162, 165, 166, 218, 224

    auricular, 356-357

    clássica, 21, 24, 145-155, 231

    finalização da, 162,

    Quick massage (massagem na cadeira), 21 (aparece massagem rápida em cadeira), 155-163, 374

Massagem clássica, 145-155

    contraindicações, 146

    indicações, 145-146

    manobras, 146-152

    sequência da, 152-155

Massagens

    ocidentais, 145-263

    orientais, 265-360

Massoterapia

    empreendedorismo em, 361-376

    gestão de negócios massoterapêuticos, 373-376

    história da, 22-25

    muitas técnicas, uma arte, 20-22

Medicina tradicional chinesa (MTC)

    aprofundando na MTC – substâncias fundamentais, função energética dos Zang Fu e diagnóstico pela língua, 279-283

    entendendo a medicina tradicional chinesa, 266-279

    princípios básicos da, 265-266

Medula óssea vermelha, 52, 106

Membros

    inferiores, 32, 54, 57, 58, 62-64, 67, 90, 104, 135, 149, 152, 153-154, 166, 167, 182, 192, 193, 223, 224, 289, 293, 298, 300, 302, 308, 314, 316, 318, 323, 332, 337, 343

    superiores, 32, 54, 58, 60, 82, 85, 88, 89, 149, 153, 154, 182, 184, 223, 224, 289, 293, 311, 324, 332, 337, 339

Mercado de trabalho, 25, 363-364, 366

Meridiano, 156, 209, 214, 276

    da bexiga (B), 281, 290, 291, 304-306, 307, 319, 321, 322

    da vaso concepção ou Ren Mai (VC), 277, 290, 318-319, 323, 324

    da vesícula biliar (VB), 290, 312-315, 323, 325, 337

    de circulação-sexo (CS), 277, 280, 281, 290, 309-310, 324

    do baço-pâncreas (BP), 277, 280, 289, 290, 297, 299, 300

    do coração (C), 277, 280, 289, 290, 301-302, 303, 324, 350

    do estômago (E), 277, 281, 289, 290, 297-299, 300, 320, 323, 324

    do fígado (F), 277, 280, 289, 290, 315-317, 323, 355

    do intestino delgado (ID), 277, 281, 289, 290, 302, 303-304, 319, 324, 337, 351, 353

    do intestino grosso (IG), 277, 281, 289, 290, 294, 295-296, 298, 324, 353

    do pulmão (P), 277, 281, 289, 290, 293-295, 324, 351

    do rim (R), 277, 281, 289, 290, 305, 307-308, 323, 324, 351, 353

    energéticos, 21, 214

    triplo aquecedor (TA), 277, 280, 281, 289, 290, 309, 310-312, 324, 351, 353

    vaso governador ou Du Mai (VG), 277, 290, 317-318, 322

Meridianos (Canais), 21, 156, 209, 214, 276-278, 283, 284, 285, 288, 289, 290-320, 325, 327, 329, 346, 348, 357, 359

Metacarpo, 60, 61, 65, 161, 185, 310, 324,

Metatarso, 62, 63, 64, 65, 153, 215, 223, 224, 323

Microssistemas, introdução aos, 208-209

Movimentos Articulares – Cinesiologia, 67-74

Moxaterapia, 357-358

Músculos

    da cabeça, face e pescoço, 83-84

    da cintura pélvica e região glútea, 89-90

    dorsais, 88-89

    do tórax, abdome e cintura escapular, 85-87

dos membros inferiores, 90-91

dos membros superiores, 88

esqueléticos, 81-83, 106, 132

Nariz, 53, 95-96, 169, 174, 175, 176, 217, 222, 223, 229, 261, 273, 281, 296, 306, 351,

Nódulos linfáticos, 106, 108-110

Óleos essenciais, 225, 226-227, 228-231

Óleos vegetais, 228-229

Ombros, 32, 56, 94, 154, 158, 160, 162, 169, 284, 296, 298, 301, 304, 307, 315, 317, 329, 333, 334, 337, 338

Organismo, 20, 21, 31, 38, 39, 42, 47, 67, 81, 97, 104, 105, 111, 113, 115, 117, 119, 133, 134, 135, 208, 212, 227, 228, 238, 249, 257, 276, 279, 281, 298, 325, 347, 356

Organização do ambiente, 9, 139-140

Órgão, 38, 40, 43, 49, 51, 58, 62, 65, 81, 85, 97, 98, 100, 106-109, 111, 113, 117, 118, 122, 130, 148, 208-212, 228, 248, 249, 253, 254, 258, 273, 276, 277, 279, 280, 281, 285, 290, 294, 298, 305, 311, 354, 356

Órgãos linfáticos, 105, 106-109

Ossículos da audição, 52, 54

Osso(s)

classificação dos, 50-51

hioide, 52, 54

Palpação, 20, 92, 3, 143, 278, 350, 356

Parte I – Sistemas do corpo humano, 31-135

Parte II – Prática e principais técnicas de massoterapia, 137-360

Patela, 62, 63, 64, 90, 323

Patologias da coluna e aplicação da quick massage, 157-162

Percussão, 145, 151, 152, 162, 331-332, 338, 340, 341, 342, 344, 345

Pescoço, 32, 34, 54, 56, 83, 84, 94, 96, 103, 107, 154, 159, 165, 166, 169, 170, 171, 182, 216, 312, 321, 324, 337, 340, 342, 345

músculos do, 154

Planos

de delimitação, 36

de secção, 37

Pressão, 77, 97, 98, 99, 102, 103, 106, 127, 129, 130, 133, 134, 146, 147, 150, 154, 157, 158, 159, 169, 170, 171, 172, 173, 174, 175-180, 182-186, 188-190, 191, 193, 198-199, 201

Preto, 251, 263, 273

Procedimentos legais, 373-374

Processo de respiração, 97

Pulmões, 51, 58, 85, 97, 98, 101, 103, 216, 251, 353

Qi, 214, 267, 268, 269, 276, 277, 279, 280-281, 282, 283, 287, 318, 319, 327, 329, 330, 331, 333, 356, 357, 359

Qual a importância do conhecimento da anatomofisiopatologia na atuação do massoterapeuta?, 31-32

Quick massage (massagem na cadeira), 21 (aparece massagem rápida em cadeira), 155-163, 374

Rádio, 60, 61, 247, 249

Recursos complementares da medicina chinesa, 357-360

Reflexologia, 207-223

    contraindicações ou cuidados especiais, 217

    divisão do corpo por zonas, 213-214

    duração do tratamento, 218

    energética, 214

    história da, 209-211

    indicações, 217

    introdução aos microssistemas, 208-209

    podal, 21, 208, 211, 214-224

    possíveis reações, 217

    sequência da aplicação da reflexologia podal, 218-219

    técnica de relaxamento, 219-224

Regiões anatômicas, 349

Regiões e referências anatômicas, 32-38

Relação entre as energias yin-yang e os meridianos, 290-320

Rins, 102, 117-118, 120, 133, 216, 236, 239, 251, 314, 353

Rolamento, 161, 330, 334, 337, 338, 340, 341, 342

Rosa, 232, 238, 245, 246, 251, 258, 261

Rotação, 69, 71, 73, 76, 89, 90, 94, 153, 161, 220, 333-336, 339, 341, 342, 343

Sacro, 54, 55, 57, 62, 65, 90, 253, 351

Sacudidela, 332, 338, 343

Sangue, 27, 41, 81, 95, 98, 99, 100, 101, 102, 103, 105, 108, 113, 118, 120, 122, 134, 147, 163, 232, 249, 257, 258, 261, 268, 269, 279, 280, 281, 283, 287, 300, 308, 328, 329, 333, 356, 358

Sequência

básica da drenagem linfática manual corporal, 182-207

básica da drenagem linfática manual facial, 168-181, 231

básica do shiatsu, 320-325

completa do tuiná, 337-345

da aplicação da reflexologia podal, 218-219

da massagem clássica, 152-155

para aplicação da quick massage, 158-162

Shiatsu, 21, 155, 214, 283-290, 293, 307, 320, 321, 325, 329, 357

Sistema cardiorrespiratório, 95-110

dinâmica do, 100-101

principais patologias do, 102-104

Sistema circulatório, 98-104

anatomia e fisiologia, 98-101

principais patologias, 102-104

Sistema digestório, 111-116

anatomia e fisiologia do, 111-114

principais patologias, 115-116

Sistema endócrino, 133-135

anatomia e fisiologia do, 133-134

principal patologia, 134-135

Sistema esquelético, 49-77

anatomia e fisiologia do, 49-51

axial e apendicular, 52-64

funções do, 51-52

principais patologias, 75-77

Sistema linfático, 105-110

anatomia e fisiologia do, 105-109

principal patologia, 110

Sistema muscular, 79-93

anatomia e fisiologia do, 79-80

funções do, 81

principais patologias, 91-93

Sistema nervoso, 127-132

Sistema nervoso central, 129

anatomia e fisiologia do, 129

Sistema nervoso periférico, 130-132

anatomia e fisiologia do, 130-131

Sistema reprodutor, 121-126

Sistema reprodutor feminino, 122-126

　anatomia do, 122-125

Sistema reprodutor masculino, 121-122

　anatomia do, 121-122

Sistema respiratório, 95-104

　anatomia e fisiologia do, 95-97

　principais patologias, 102-104

Sistema tegumentar, 43-48

　anatomia e fisiologia do, 43-46

　principais patologias, 46-48

Sistema urinário, 117-120

　anatomia e fisiologia do, 117-119

　principais patologias, 119-120

Substâncias fundamentais, 279

Sustentabilidade, 26, 368-370, 372

Tao, 270, 271, 326

Tarso, 62, 63, 64, 65, 91, 215,

Tecido

　conjuntivo, 39, 40, 44, 79, 80, 81, 90, 129, 259, 273, 329

　epitelial, 39, 40

　muscular, 39, 40-41, 81-91

　nervoso, 41, 127

Técnica de relaxamento, 219

Teoria do yin-yang, 267, 269-270

Teoria dos cinco elementos (movimentos), 271-276

Tíbia, 62, 63, 64, 90, 91, 323

Timo, 106, 108, 182, 183, 251, 323

Toque

　inicial, 158, 219

　princípio e importância, 26-28

Trapézios, 160

Traqueia, brônquios e bronquíolos, 96

Tratamento

　com óleos essenciais, 226-227, 228-248

　duração do, 218

Triângulo cibernético, 356

Tuiná, 21, 286, 325-345

contraindicações, 328-329

história, 326-327

indicações, 328

manobras básicas do, 329-331

manobras nas articulações, 332-334

sequência completa do, 337-345

Ulna, 60, 61, 69, 74, 88

Úmero, 59, 60, 61, 85, 88, 89

Ureteres, 118, 119

Uretra, 118, 119, 120, 121, 122, 124, 351

Vasos

linfáticos, 105, 106, 107, 110, 149, 163, 166

sanguíneos, 41, 44, 76, 81, 97, 99, 100, 117, 13, 233, 280, 348

Ventosaterapia, 357, 358-359

Verde, 248, 249, 250, 251, 253, 257, 258, 259, 260, 273

Vermelho, 40, 79, 236, 248, 249, 250-251, 253, 257, 258, 260, 261, 262, 273, 306, 350

Vestuário, 256, 257

Vibração, 54, 95, 130, 145, 161, 248, 258, 263, 331, 343

Violeta, 248, 249, 250, 252, 253, 255, 256, 257, 259, 260, 262

Zang Fu, função energética dos, 279, 280-281